完美 Perfect Ages 0~3 Childcare 育儿 0~3岁 全图典

完美孕育编委会 编著

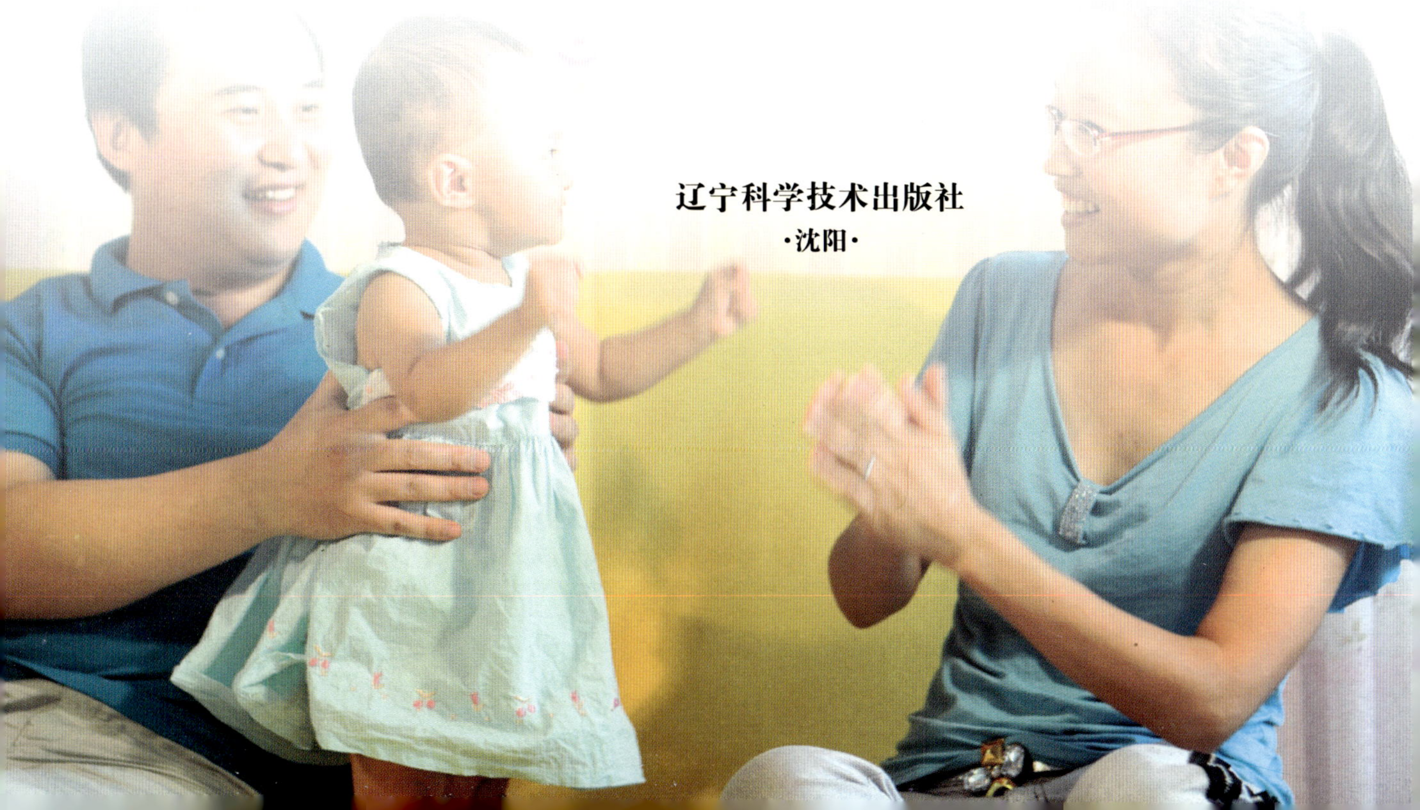

辽宁科学技术出版社
·沈阳·

编委会

曾精卫 史　丹 曾精华 许政芳 王　佳 于　洋 魏　晨 张　恒 李华艳
徐　苗 张巍耀 崔　磊 史春生 曾宪庭 徐　述 廖为兰 汤来先 白　虎
吕巧玲 贲翔南 赵桂彩 郝玉婷 苏　娜 廖国华 葛　宁

图书在版编目（CIP）数据

完美育儿0~3岁全图典/完美孕育编委会编著. —沈阳：辽宁科学技术出版社，2010.2
（健康母婴系列丛书）
ISBN 978-7-5381-6209-7

Ⅰ. 完… Ⅱ. 完… Ⅲ. 婴幼儿—哺育—基本知识
Ⅳ. TS976.31

中国版本图书馆CIP数据核字（2009）第225783号

出版发行： 辽宁科学技术出版社
（地址：沈阳市和平区十一纬路29号　邮编：110003）
印 刷 者： 沈阳天择彩色广告印刷有限公司
经 销 者： 各地新华书店
幅面尺寸： 195mm×223mm
印　　张： 10
字　　数： 350千字
印　　数： 1~8000
出版时间： 2010年2月第1版
印刷时间： 2010年2月第1次印刷
责任编辑： 陈　刚
封面设计： 黑米粒书装
版式设计： 于　浪
责任校对： 李　雪

书　　号： ISBN 978-7-5381-6209-7
定　　价： 29.80元

联系电话:024-23280336
邮购热线:024-23284502
E-mail:cyclonechen@126.com
http://www.lnkj.com.cn
http://www.lnkj.cn/uri.sh/6209

前　言
Fore word

十月怀胎，一朝分娩，是女人一生中最为幸福难忘的事情，每一位母亲都能体会到其中的苦乐酸甜。在孕育一个小生命的过程中，也体现出了母亲的伟大。

本书从策划、编写到出版，历时一年，为的是尽最大努力用我们的专业智慧，实现孕妈咪们最大的心愿：让孕产历程不留遗憾！

因为随着社会的发展和科学技术的进步，优生、优育也上升到了一个更高的台阶。站在这个新平台上看，许多内容也有了新的视点、新的理念、新的发现。为此，本书从一个新生命的孕育与诞生入手，对孕前、孕期、分娩全程关注，倾力关怀，以图解的形式，按每7天为一个小单元的方式，用通俗易懂的文字细说孕前、妊娠期、分娩期的生理特点、日常生活起居、饮食营养保健、疾病防治等。

从孕前开始，到从惊喜的第一周，我们先介绍了各种优生知识、小生命的孕育过程、建议准爸妈制定一个周全的孕前计划……这些都是为了你将来拥有一个健康聪明的宝宝做好的各种准备。

而在一直到怀孕十个月中，每一个月份都按7天为一个阶段，详细讲述了胎儿的生长情况和母体的变化，在每个不同时期为准妈妈的生活起居、饮食、衣着、休息、情绪及预防疾病等方面都给予体贴入微的指导。

愿本书成为孕妈咪们的孕期枕边书，为孕妈咪们孕育宝宝提供全方位的指导和家庭生活保健的顾问，让我们一起分享“幸孕”幸福！

完美孕育编委会

目录

Contents

Part 1 出生前：宝宝，期待你！

Part 2 0~1 个月：为宝宝筑一道保护墙

Part3 第 2 个月：让宝宝在欢笑中成长

Part4 第 3 个月：观察宝宝的小动作

Part5 第 4 个月：了解宝宝的情绪

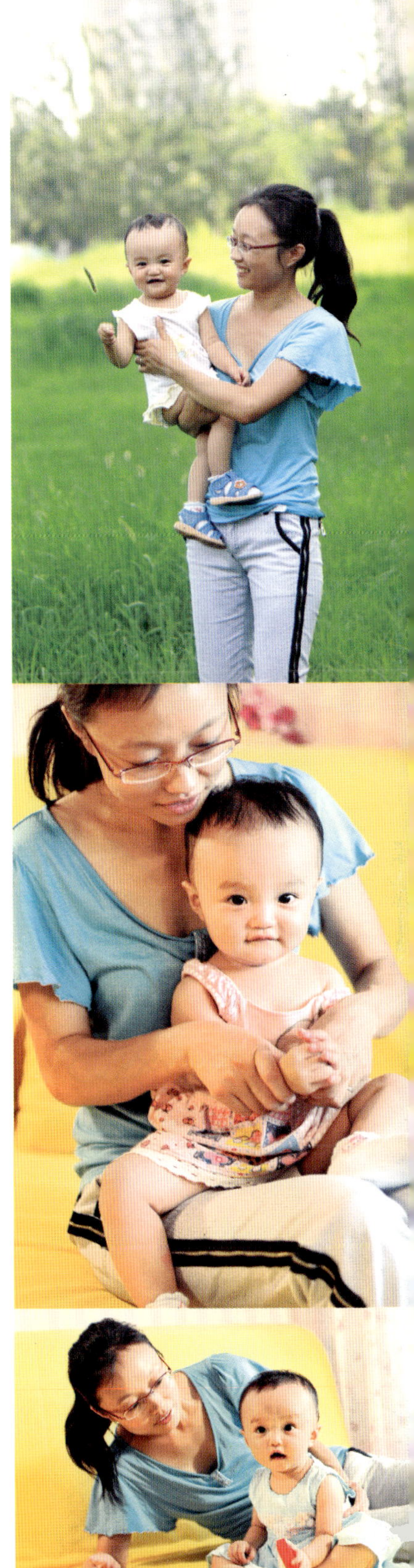

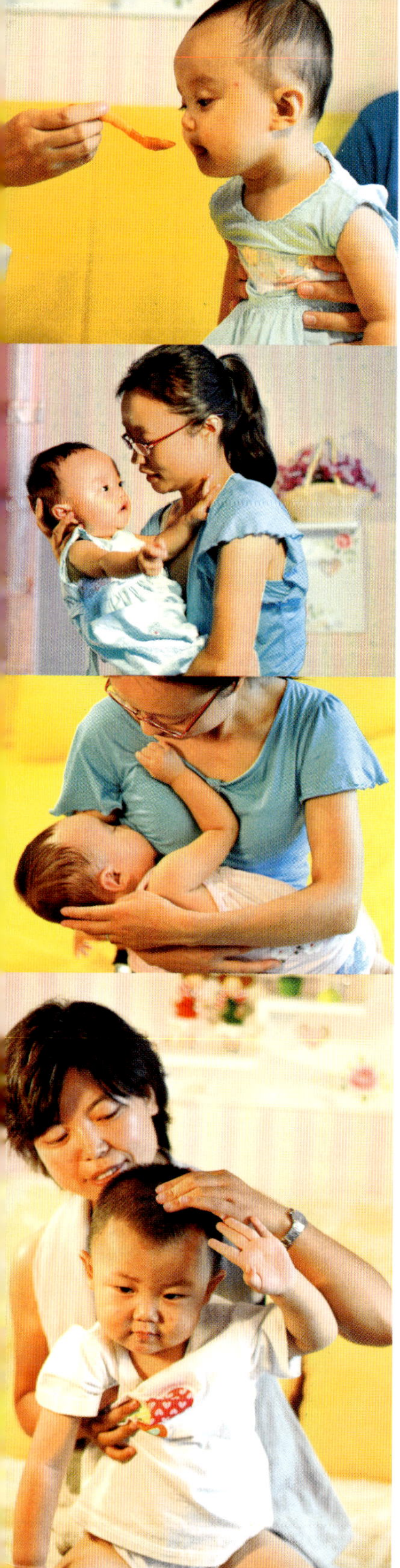

Part8 第 7 个月：强化宝宝的协调能力

Part9 第 8 个月：让宝宝在爬行中“探险”

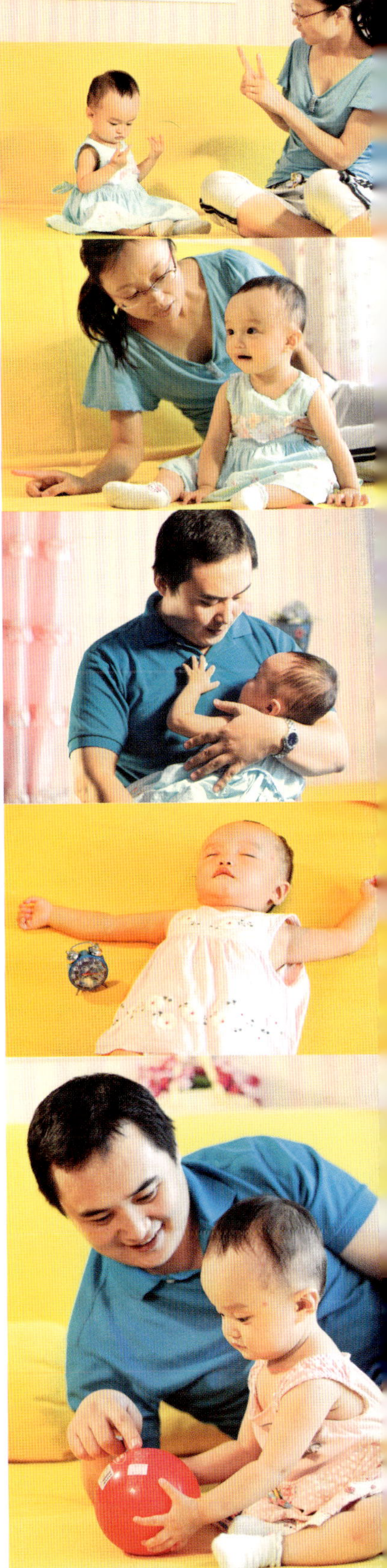

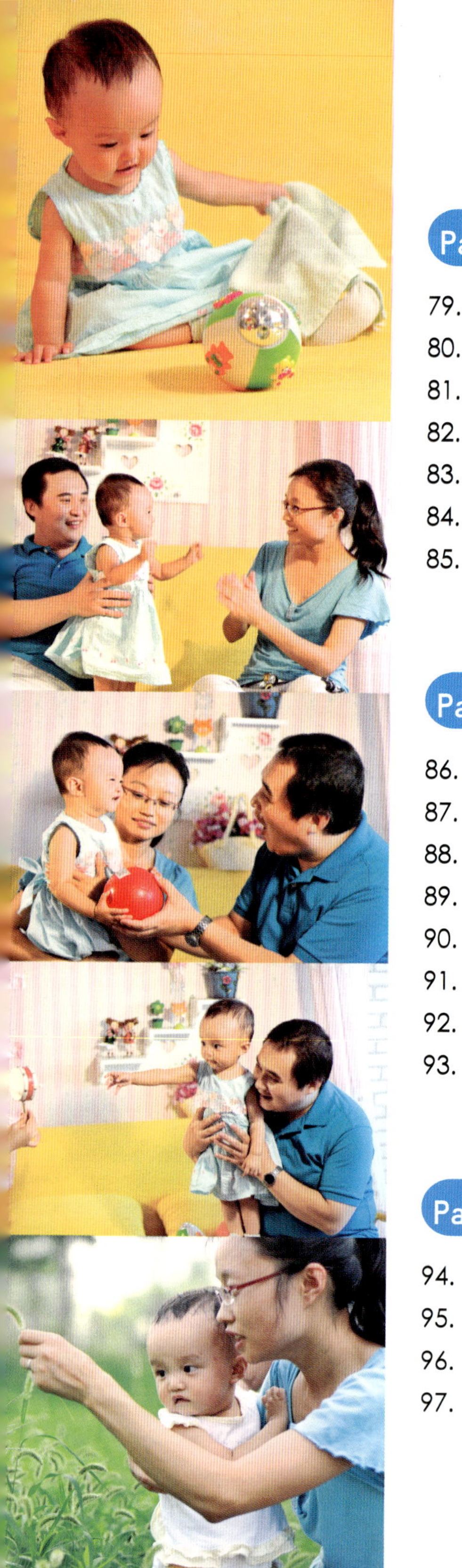

Part 10 第9个月：给宝宝更多的锻炼机会

Part 11 第 10 个月：让宝宝迈出人生第一步

Part 12 第 11 个月：增强宝宝的沟通能力

Part 13 第 12 个月：培育宝宝的好奇心

Part 14 13～15 个月：培养宝宝的自立能力

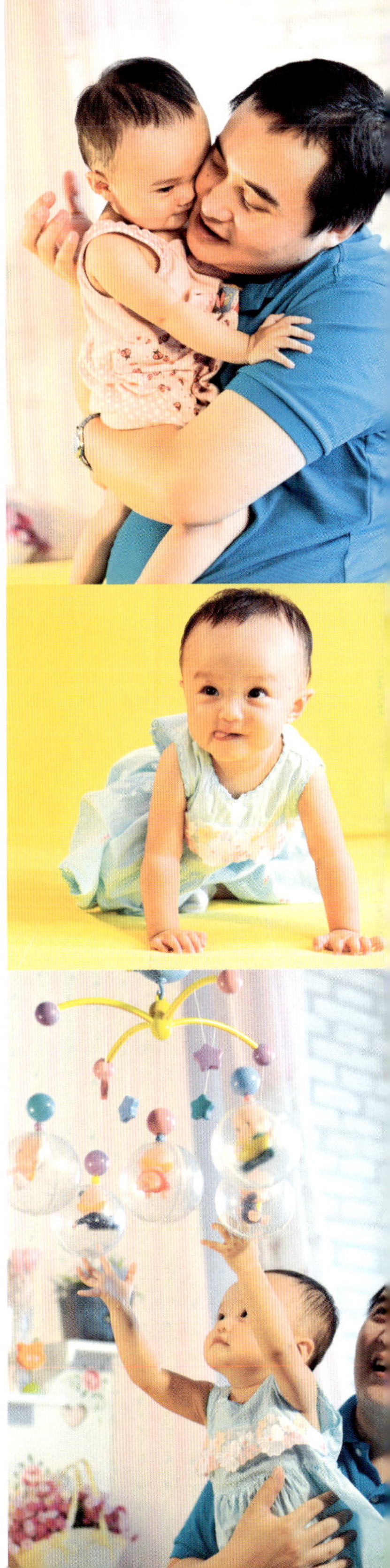

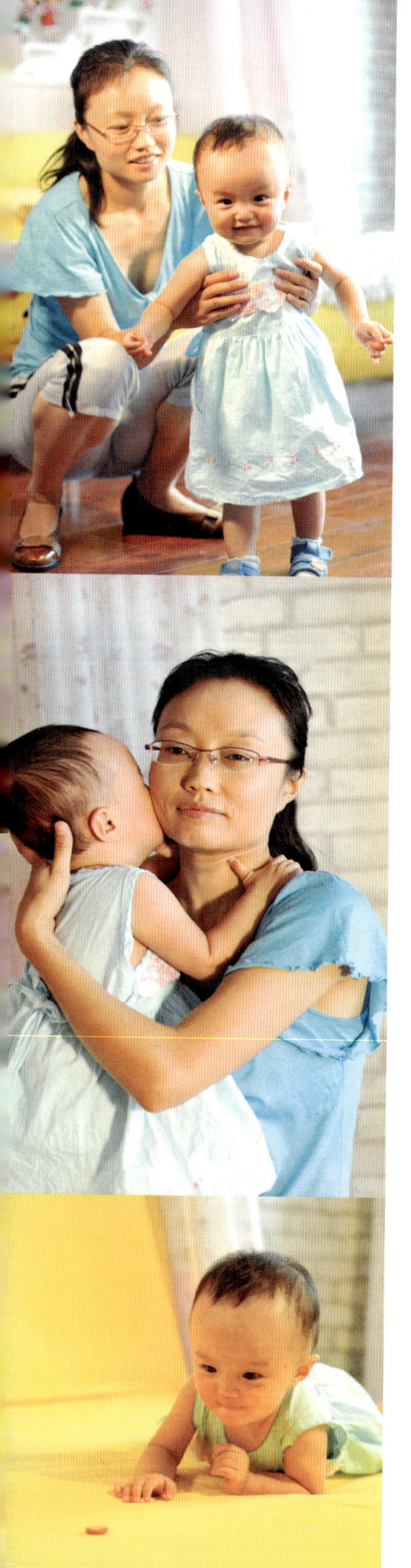

Part 15 16～18 个月：每天都有新挑战

Part 16 19～21 个月：锻炼宝宝的注意力

Part 17 22～24 个月：让宝宝成为“观察家”

Part 18 25～30 个月：塑造宝宝的健康个性

Part 19 30～36 个月：宝宝开始问“十万个为什么”

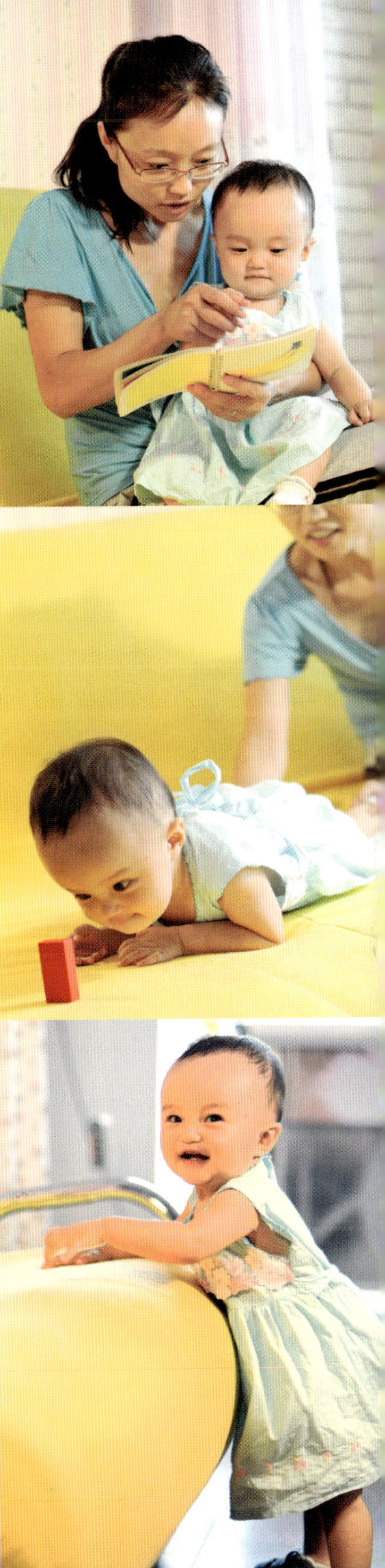

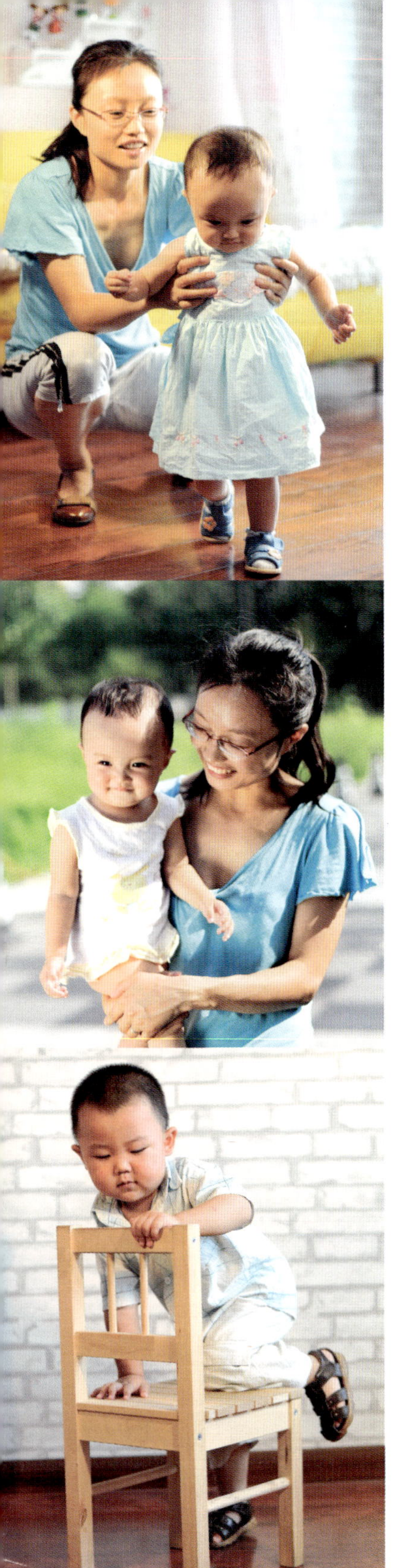

Part 1 出生前

宝宝，期待你！

“经过了近280天的孕育，天使即将降临。相信每个准妈妈都怀着激动、欣喜的心情，期待着那一天的到来。对于未来，准妈妈充满了无限憧憬，只等着宝宝出生后一一实现。但在宝宝出生前，爸妈要做好充分的物质及心理准备，让宝宝在分娩后受到全方位的照顾。”

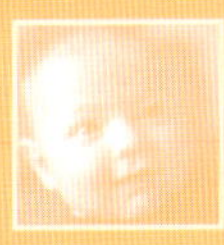

1 各种入院准备，你了解吗

经过10个月的漫长等待，分娩的时刻终于来临。在这个至关重要的阶段，爸妈要为住院做好充分的准备，宝宝与母亲要用的衣物、卫生用品、食具一个都不能少。准备工作宜早不宜晚，宜细不宜乱，只有提前准备妥当，才能避免分娩前赶往医院时慌中出错。

妈妈所需物品

妈妈的衣物：宽松、舒适的睡衣至少两件；哺乳胸罩至少两件；棉内裤至少3条；哺乳衬垫与便于哺乳的前扣式睡衣；束腹带1条；拖鞋至少1双；出院的衣服1套。春秋季节的妈妈还需准备至少3条衬裤，穿在外面的长保暖外套1件，棉袜至少3双。

洗漱用具：牙膏、牙刷、漱口杯；洗面奶、香皂；大方巾至少两条（专门用来擦洗乳房）；中号毛巾至少3条（脸、身体、下身各用1条）；小脸盆3个（洗脸、清洁乳房、洗下身各用1个）；梳子、镜子、发夹等。

妈妈的私人护理用品：卫生纸；产妇垫巾；产后卫生棉、面巾纸、加大加长的卫生巾。

食具与食品：杯子、汤匙、吸管；巧克力或饼干，以便饥饿或产时用力时食用。

宝宝所需物品

宝宝的物品：婴儿香皂；婴儿洗脸毛巾；婴儿浴巾；纸尿裤、尿片、尿床垫；婴儿睡袋或毛毯；婴儿内衣；婴儿奶瓶、奶嘴各1套；消毒器具；吸乳器；手套、脚套各2副。小方巾至少3条（给宝宝吃奶、喝水时，垫在下巴底下）。

爸爸要准备的物品

照相机、摄像机、宝宝相册、纪念印泥。这些物品可以记录下宝宝出生时的精彩瞬间，爸爸可一定不要忘记啊！

不能忘记的物品

身份证、医疗保险卡、体检材料、有关病历、住院押金、母子健康手册等。

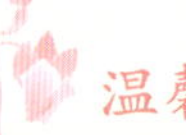

温馨小提示

上面提到的各种物品在入院前一定要放在家中醒目、方便拿取的地方，有意外情况发生时，可以随时赶往医院，迎接新生命的降临。

2 如何选择分娩医院

分娩前选择一家中意的分娩医院，可以做到有备无患。但综合性医院、妇幼保健医院都有各自的优劣势，到底哪家医院才最适合自己？下面，我们就为准爸妈对各类医院的优缺点进行盘点分析，以便做出最好选择。

妇幼保健医院的专业性

这类医院是专门为孕产妇开设的，医疗器械较一般医院齐全、先进。B超检查、唐氏筛查等方面的检查会更精确、科学。孕妇可以在这类医院得到孕期—产期—出院一系列的全程指导，它们比综合性医院做得更周到、细致。同时，还安排各种顺利分娩的辅助项目，而且专业医院的产科医师技术实力相对较高，操作熟练，可以详细解答各种孕育问题。

综合性医院的优势与劣势

大型综合性医院规模大、设施齐备，有实力处理各种突发情况，对有异常并发症的准妈妈来说，可及时在其他门诊科室得到诊断和应对。这时，选择这类医院比较理想。但是，大型综合性医院患者多，看病的等待时间长，而且这类医院都不具备完善的分娩设备，往往还需要产妇自行准备。

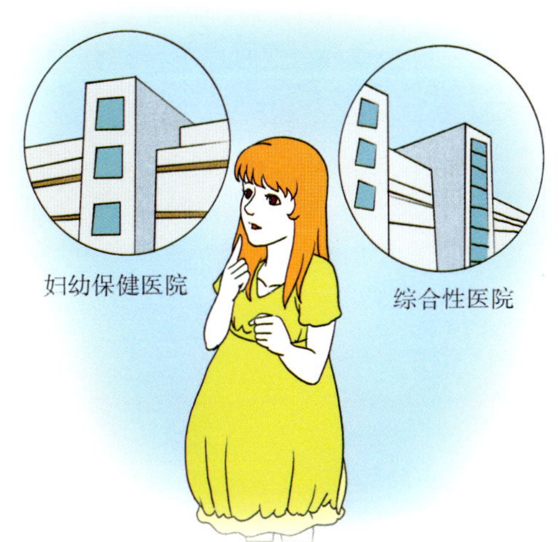

新妈妈入院的财务准备

无论选择哪家医院，都要做好入院前的经济准备。而你最需了解的就是各项医疗费用。首先考虑分娩方式，方式不同，费用也各异。分娩进程若出现意外，还会增加费用。其次，准备住院费用。还要提前考虑选择什么类型的医院、病房标准及住院时间的长短，这些情况不同，费用也有差异。另外，准备各项诊疗和检查费用。如超声波检查、胎盘机能检查、畸形胎儿检查等，而且这时的费用比产前的高。除了上面所举各项费用外，还得留出备用资金，以应对计划外的支出。

3 婴儿用品巧选择

为宝宝准备用品，本应是件欣喜的事情，但因为品种纷繁，质量良莠不齐，所以很容易因没有挑选经验而发生纰漏。在选购婴儿物品前，准爸妈最好了解一下挑选的小窍门，这有助于您挑选出最优质用品，减少宝宝受伤害的几率。

具体物品选择方法

购买婴儿用品时，父母想的要全面，产前准备一定要充足，避免在需要的时候手足无措。但是无论家长买的是新的、二手的，还是租赁的，都要确保各部分符合健康标准和安全要求。

婴儿床

让孩子从小养成自己睡的习惯，可以培养其独立性，况且与母亲睡在一起既不安全也不利于其健康成长。给婴儿挑选婴儿床最好要木制的，避免油漆中的有毒物质伤害宝宝。还要检查床身是否光滑，有无裂缝。床栏间的距离要小，保证婴儿可以安稳地躺在里面。

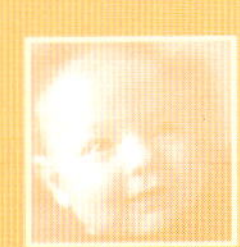

>>>

衣物

婴儿的皮肤娇嫩似水，选择衣物时要相信自己的手感，不要只一味地相信品牌。天然纤维，如纯棉、羊毛质地的衣物会贴合宝宝的身体，不给他们带去刺激。衣服的颜色要浅，可以选浅粉、淡蓝、米黄、淡绿或白色，这样可以及时发现沾在衣服上的污渍。

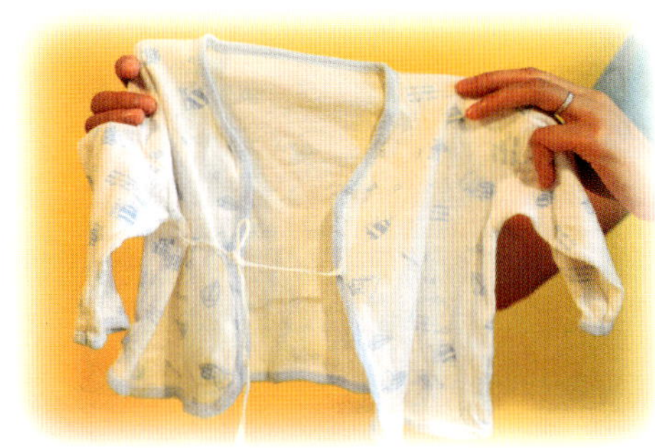

尿布

婴儿的尿布可以选抛弃式棉质尿布、合格纸尿裤或自家做的尿布。市售的尿布要选择柔软、吸水性强、易干燥的品种，这样方便家长看清婴儿大便的颜色，可以及时发现异常情况。如果是家庭自制尿布的话，可以用旧被单等浅色布料做材料，只是在制作前要保证彻底消毒，这样小宝贝的健康才有保障。

奶瓶

如果分娩过后妈妈开奶较晚，奶瓶就是必不可少的一件物品了。一般的奶瓶有120毫升、200毫升、240毫升3种规格，在这里推荐妈妈们准备200毫升容量的奶瓶，它是最实惠的。200毫升的奶瓶可以冲出120毫升或其他量的奶粉，120毫升的

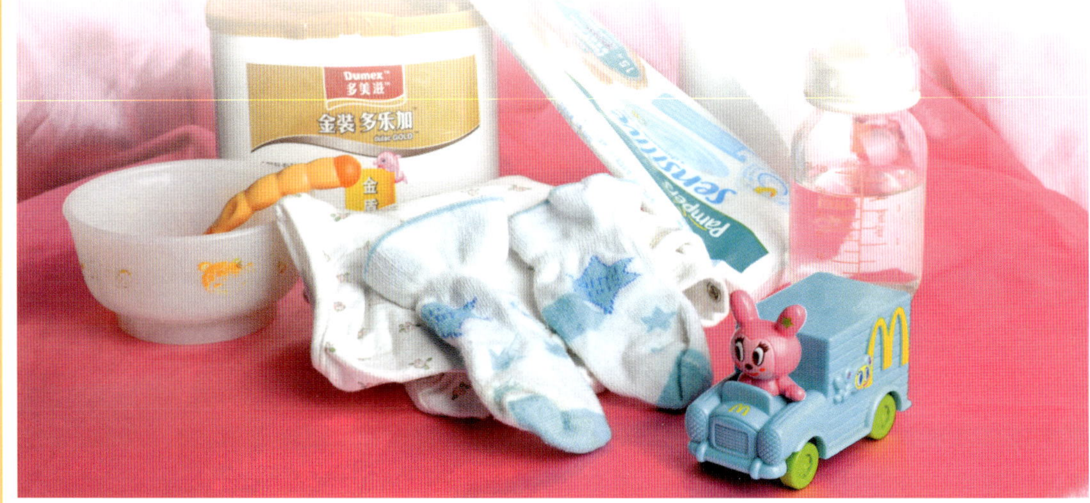

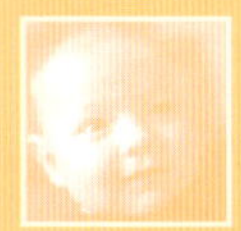

奶瓶使用时间较短，240 毫升的奶瓶量又太大，现在用还为时尚早。

选购奶瓶除了要挑大小，材质也相当重要。据试验证明，不论是塑料奶瓶还是 PC 奶瓶，其中都含有不利健康的致癌因素存在，所以父母在给孩子选择奶瓶时，最好选择玻璃奶瓶，虽然有摔坏的可能，但是玻璃材质容易清洗，还可以放心地进行消毒。不要以为颜色鲜艳漂亮的奶瓶就是好的，买的时候要选透明度高的，这样才能清晰地看到奶的容量和状态。

奶嘴

奶嘴要挑选近似母亲乳头形状的，材料结实且柔软的比较好。制作奶嘴的材料有橡胶和硅胶。橡胶奶嘴有弹性，质感柔软；硅胶奶嘴没有橡胶味，较易被宝宝接纳，即使反复使用也不易老化，而且抗热、抗腐蚀性良好。

奶嘴有不同的孔型，适合于现阶段宝宝使用的是圆孔小号 (s)形奶嘴。等到宝宝大一些，就可以选择型号大些的奶嘴，还有可以在奶瓶中添加辅食的十字形奶嘴也是不错的选择。当然，奶嘴的孔越大，宝宝越容易吃呛。

浴盆

挑选浴盆时最好选择圆形的，这样可以让婴儿充分洗浴。型号可以买稍大一点儿的，以免婴儿长大后就不能用了。洗浴时可以利用浴网，防止婴儿呛水。

4 专家教你应对分娩前的恐惧心理

有一种说法，形容孕妇分娩就像在鬼门关溜达了一圈，其实类似的说法还有很多，但无疑都夸大了分娩的痛苦。孕妇在分娩前都会有恐惧心理，这就是放大分娩痛苦的根源，只要孕妇能正视恐惧心理，分娩就会变得不那么可怕。

丈夫的疼爱

胎儿是夫妻两人爱情的结晶，如果男性在妻子分娩前给予适当的安慰和关爱，是可以起到抚慰作用的。这对于平复孕妇产前的恐惧心理具有良好的效果。准爸爸要做的就是在妻子生产前看一些分娩书籍，多了解一些当时可以发生的状况。在妻子紧张、恐惧的时候及时给予安慰，减少妻子的孤独、恐惧感。当妻子感到害怕时，哪怕是丈夫的抚摩、拥抱、拉手等细小动作，都可以缓解孕妇的紧张心情。

长辈的经历

长辈的亲身经历往往是最有效的安抚恐惧的良药，若孕妇感到不自信、害怕的时候，可以让长辈来讲述自己的经历，告诉孕妇要怎样才能更快、更好地完成分娩。因为长辈们已经有了生育经验，所以她们给的安慰最合理、有效，可以让孕妇充分建立自信心。

科学的解释

孕妇在分娩前最好掌握一些与分娩有关的知识，只有正视分娩的过程才会真正

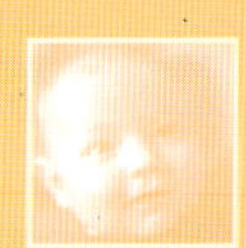

了解它。孕妇分娩前的恐惧大多是缺乏科学知识胡思乱想造成的。所以，试着用科学的解释取代恐惧的心理，这样可以增加你的自信心。

5 妊娠最后阶段要做哪些准备

马上就要和宝宝见面了，激动又欣喜的你是否真的做好准备了呢？可不要在见到宝宝后才发现自己没有做好十足的准备。迎接一个生命，只有物质准备是远远不够的，快来看看你是否真的准备好了吧。

精神准备

要生宝宝了，孕妇脑海中的畅想总是停不下。宝宝长的会像谁？身体健康吗？是王子还是公主？分娩的时候有多疼？这些问题在产前都会涌入孕妇的脑中。如果孕妇产前思想负担过重，就会伤害母子的身心健康。家人可以为孕妇营造一个欢乐、轻松的氛围，让她生活在愉悦的环境中。在她烦忧时，给予开导和支持。

身体准备

无论采用顺产还是剖宫产的方式分娩，孕妇都要流失血液，这对于处在痛苦中的女性来说是另一种伤害。在分娩的过程中，孕妇要不停用力，以缩短分娩的时间。这些都要求孕妇有一定的体力与精力，在分娩前，孕妇要积攒体力，饮食要多注意。产前最好准备一些热量大的食物，如巧克力、糖果等。这样不仅食用方便，还可以快速转化为体能，促进成功分娩。

生活准备

孕妇临近预产期时不要外出和旅行，也不要做过于劳累的工作。可以适当地散步，做做扫地、擦桌子等轻松的活动，这对胎儿还是有一定好处的。分娩前夫妻间要禁止过性生活，这样可以避免发生胎膜早破或阴道感染等病症。孕妇在分娩前还要注意身体的清洁，洗澡可以除去身上的污垢，使孕妇更清爽。只是家人要随时照顾好孕妇，以免滑倒造成危险后果。

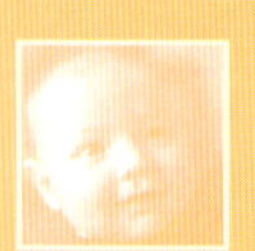

Part 2 0~1个月

为宝宝筑一道保护墙

“期待的完美天使终于顺利诞生了，面对手中的小生命，爸妈在欢喜之余还要为其设立保护墙。弱小的生命还没有能力抵御外界病菌的侵袭，一不小心就会患病。但是只要父母细心一些，从细节上多加爱护，就能为宝宝筑起一道健康的保护墙。”

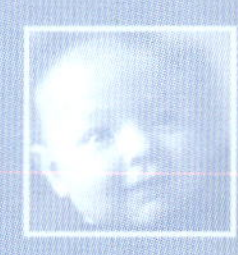

6 宝宝的发育特征

我们通常称刚出生但还未满月的宝宝为新生儿，此阶段的宝宝身体生长极为迅速，家长要把握好这个阶段，让宝宝赢在起跑线上。

身体发育特征

如果宝宝是怀孕37~41周后出生的成熟儿，其体重应该不少于2500克。在出生后的最初阶段，宝宝的体重会不增反降，在3~4天时达到最低点，但随即就会逐渐增长，到满月时男婴平均体重为4900克，女婴平均体重为4600克。

足月儿出生时身长约有50厘米，生长到第一个月时男婴平均可达到56.5厘米，女婴平均达到55.8厘米。

新生男婴的头围平均可达到33.9厘米，女婴平均为33.5厘米。满月时男婴的头围可达到37.8厘米，女婴平均可达到37.1厘米。

新生儿中，男婴的胸围平均为32.3厘米，女婴平均为32.2厘米。满月时，男婴的胸围会长到约37.3厘米，而女婴则会长到平均36.5厘米。

新生儿的头部会有前囟和后囟，他们是由于出生时受产道挤压而出现的头骨间隙。前囟约有1.5~2厘米，在宝宝长到1~1.5岁后闭合。后囟不明显，大多在6~8周时闭合。

有些新生儿的牙龈上会有黄白色、芝麻粒大小的颗粒。它们被称为“马牙”。在宝宝出生后2~3周会自然消退，父母不要用针或者用布去触碰它。

爸妈用手轻捏新生儿锁骨的中间处，会感到有一层不到1厘米厚的脂肪，满月时脂肪层可达到2厘米厚，这说明婴儿的营养很全面。

智能发育特征

妈妈拉着宝宝的手腕，他可以坐起来，小脑袋因为较软，只能竖直2秒钟。触碰他的小手时，他会紧握。听到声音会有反应，自己能发出细小的声音。眼睛会跟踪移动的物体。

7 0~1个月宝宝的反射行为

宝宝出生后，父母会发现宝宝可以自己寻找到乳头，并且不用教就知道如何将乳汁吮吸出来，这就是宝宝的反射行为。婴儿的神经系统受皮层下控制，一旦大脑皮层成熟了，某些反射现象就会被抑制，所以不是所有的反射行为都会一直延续。通过原始反射，家长可以断定宝宝神经系统发育是否正常，机体发育是否健全。

觅食反射

表现：母亲授乳前，用乳头轻碰宝宝面颊一下，宝宝就会立即反射性地转向该侧，做出吮吸的动作。如果轻触宝宝的嘴唇一下，宝宝也同样会做吮吸动作。

期限：宝宝出生后半个小时会发生此种反射，之后慢慢转变为由神经控制的动作，并在出生后3~4个月消失。

吮吸反射

表现：当婴儿的嘴唇碰到妈妈的乳头时，就会立刻张开嘴巴，自然地做出吮吸动作。

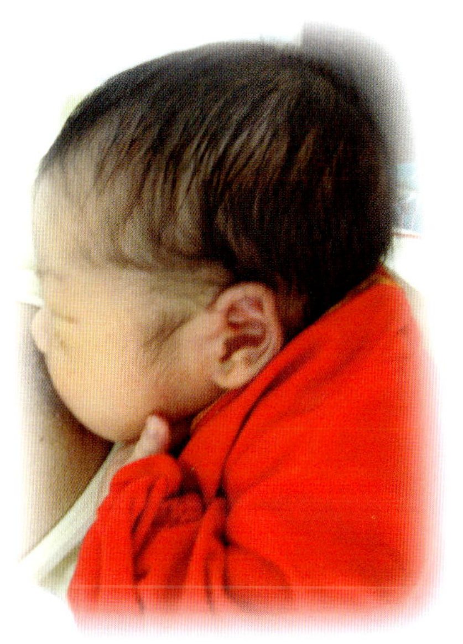

期限：宝宝长到 1 岁后吮吸反射会逐渐消失。

相关说明：如果宝宝吮吸反射消失过慢，则有可能是脑内出现病变，需要及时就医检查。

呼吸反射

表现：大多数新生儿睡觉时都会发出奇怪的声音。有些快且类似噪音，有些没有规则。

期限：当婴儿满月后呼吸就会与哭泣协调，到第 3 个月时，呼吸就会与非哭声协调。

相关说明：当孩子的呼吸系统逐渐建立起来，这种情况就会消失。

抓握反射

表现：如果家长触摸婴儿的手掌，他会握紧拳头。当宝宝紧握一根棍棒，大人甚至还可以提起棍棒让他站起来。当父母

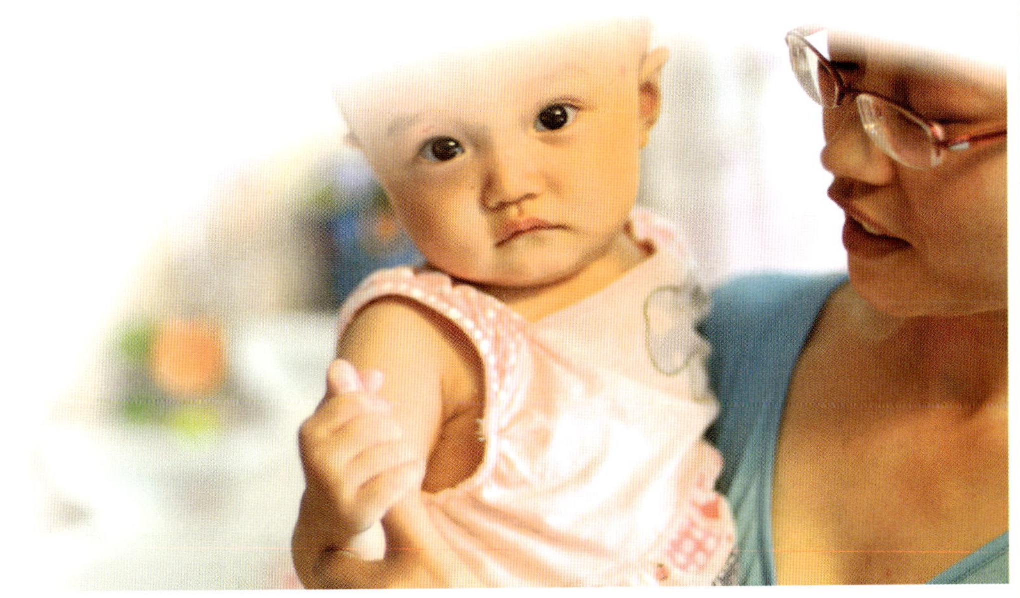

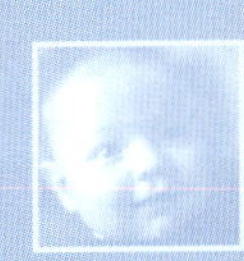

轻触宝宝脚底，就会发现他的脚趾向下弯曲，好像要抓东西。

期限：手的抓握反射在宝宝4~6个月时会逐渐消失，被随意动作取代。足底抓握反射会在6~12个月时消失。

相关说明：此种反射很可能是灵长种系发生的遗传，它通常被用来测定神经的成熟情况。

拥抱反射

表现：让新生儿的头部向颈后屈曲10°～15°角，他会做出两臂外展，屈曲向内收拢的拥抱状姿势；当宝宝熟睡时向他脸上吹口气，他也会因为受到刺激而将双手往上举。

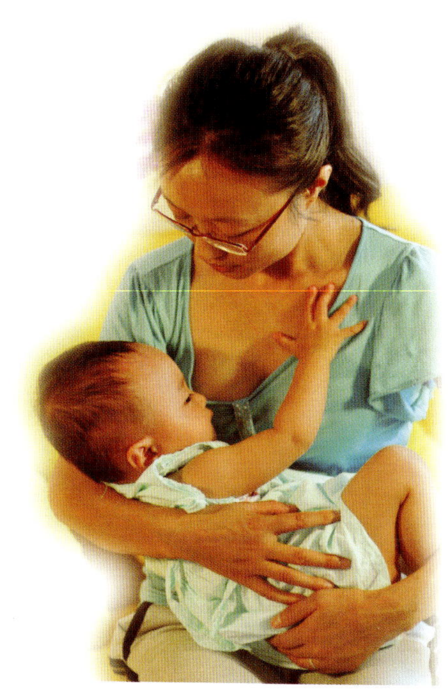

期限：这种反射行为在宝宝出生2～4个月时会消失。

相关说明：但如果宝宝只举一只手，那么就有可能患有大脑发育异常或颅内出血，家长最好带宝宝到医院检查一下。

眨眼反射

表现：婴儿睁眼时，如果突然有强光刺激，他会迅速闭上眼睛；当他睡觉闭眼时有强光照射，他就会把眼睛闭得更紧。

期限：这种反射持续终生。

相关说明：此种反射可以避免婴儿受强光的刺激，如果婴儿对光源没有反应或是反应较小，就要判断宝宝是否患有眼盲。

踏步反射

表现：如果家长将宝宝竖着抱起，将他的小脚放在平面上并向前移动他的身体时，他会做出类似迈步的动作。

期限：这一反射在新生儿出生后6～10周时消失。

差异：患有脑瘫与臀位的新生儿不会有此反应，早产儿会用脚尖与平面接触，而足月儿是用整只脚或脚跟着床“行走”。

相关说明：如果婴儿已满8个月，但仍有这种反射，则有可能患有脑性疾病。

8 宝宝更健康，洗澡少不了

给新生儿洗澡可以为宝宝清洁肌肤，让他感到舒适。此外，新生儿的新陈代谢比较旺盛，不仅容易出汗，而且每天大小便次数也很多。如果没有及时给宝宝清洗

身体，他们娇嫩的肌肤很容易受到身体排泄物的刺激，严重时还会滋生病菌，引发皮肤感染。

洗前需准备

1. 洗澡用具：澡盆、浴巾、毛巾、脸盆、纱布、要更换的衣服、尿布、大浴巾、香皂、沐浴露、棉签、脱脂棉花、婴儿油、爽身粉等。

2. 洗澡前关好窗户，以免受风着凉。室温调到 28~32℃，水温控制在 37~38℃。

洗澡顺序

1. 给宝宝脱掉衣服、去掉尿布后，用大毛巾裹住全身保暖。这时开始洗头。大人可以坐在小椅子上，让宝宝仰卧在大腿上，托住宝宝的头和颈部，再捂好耳朵以免进水。用无刺激的洗发水进行清洗。

2. 用大毛巾裹住婴儿下半身，开始清洗上半身，除了前胸、后背、双臂外，颈部、腋下也不要忘记清洗。清洗时不要让水流入脐部，洗浴完擦干后裹上浴巾。

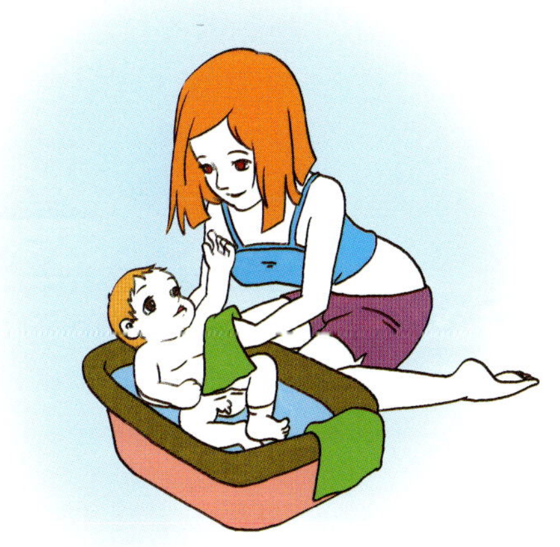

3. 清洗下半身的时候要左手托住新生儿的大腿和腹部，依据从前向后、从上到下的顺序进行。即先清洗会阴、腹股沟、臀部，再清洗双腿和双脚。

洗后要做到

洗浴后家长用毛巾擦干新生儿身上的水，如果是夏天还可以擦一点儿爽身粉（为避免宝宝吸入呼吸道，爽身粉不要直接撒在脖颈上）。最后护理一下脐部，穿尿布，穿衣服。

温馨小提示

通常新生儿在分娩 8~12 小时后就可以洗澡了。如果是夏季，每天 1~2 次，冬季每天 1 次就可以很好地保护婴儿的肌肤了。

9 七天的新生儿洗澡需注意

洗澡可以保证小宝宝的身体时刻保持干爽舒适，这是必不可少的一道工序。但是给新生儿洗澡还要视新生儿的身体状况而定。

什么样的宝宝可以洗澡

如果宝宝的体温在 36℃以上的正常值范围内，就可以洗澡。现在有条件的医院都会提供给新生儿洗澡的服务，而且还是每天至少一次。但是因为新生儿的脐带是在出生后 3~7 天内脱落，所以给脐带没有脱落的宝宝洗澡时，脐带是一定不能弄湿

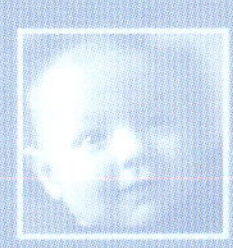

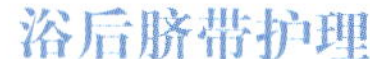

的，这样可以避免新生儿患上炎症。

七天婴儿洗澡肚脐护理

脐带没有脱落前不宜给宝宝洗盆浴，洗澡时可以用纱布蘸温开水擦拭身上皮褶处，洗浴完毕后还要对肚脐进行一系列的护理，保证不会出现问题。当脐带脱落及胎脂消失后，才可以用盆浴。

脐带消毒

宝宝在洗澡后可以用碘酒、酒精消毒。但不要涂抹龙胆紫，以免它的收敛功效导致脐部化脓，引发病症。如果在洗浴时不小心将脐带的纱布浸湿，家长要尽快用棉签蘸上2.5%的碘酒擦拭脐带残端，并用75%的酒精擦去碘酒，干燥脐带，再更换新的纱布。

消毒护理常识

如果脐孔有比较潮湿的分泌物，家长要每天用75%和95%酒精做处理，几天便可痊愈。但是家长要知道，95%的酒精起的是干燥的作用，用于脐部脱水。而75%的酒精才能起到消毒作用。

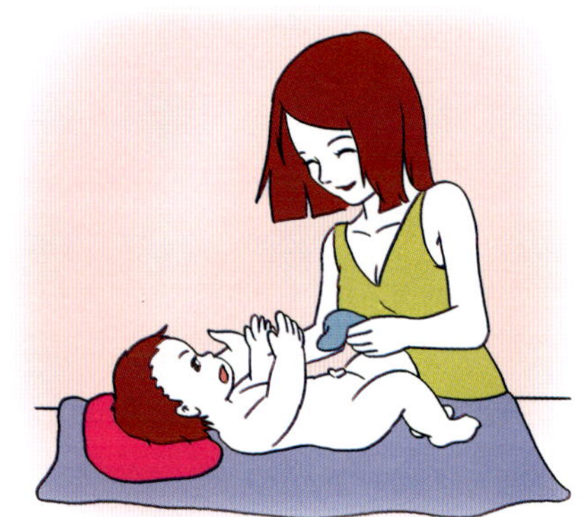

浴后脐带护理

有些家长喜欢在洗浴后给新生儿涂抹婴儿乳液、爽身粉等，这确实可以护理宝宝柔嫩的肌肤，但是一定要小心避开脐带根部，防止脐带不易干燥导致感染出现。

10 莫让保暖生疾患

父母对孩子的爱可谓是最无私伟大的，但是有些时候就是因为爱的太过火了，导致孩子出现疾病。俗话说：“要想小儿安，需得三分饥与寒。”有些父母认为新生儿娇小，需要足够的温度保护，于是在天气和煦温暖的时候，家中依然门窗紧闭，新生儿裹得里三层外三层，最终患了疾病。

保暖需适度

人体体温调节是靠体温中枢来完成的，如果身体及环境温度过高，人体就会通过排汗、皮表血管扩张等方式把热量散出去；若环境温度较低，身体就会收缩表皮血管，以减少热量的散发。但是新生儿的体温调节中枢发育还不完善，不会自动调节自身平衡体温。而且小宝宝皮下脂肪层较薄，外界温度的一点儿变化他都能感觉到，温度稍高就会身体发烫，温度稍低就会身体冰冷。对小宝宝过度保暖会使他发生高热，严重时会达到40℃，这样会对小家伙的身体器官造成伤害。即使新生儿通过排汗来散热，也会因为大量出汗而使体内液体大量丢失，出现汗疹、红斑、湿疹、脱水、酸中毒等反应。如果此时家长还是觉得没什

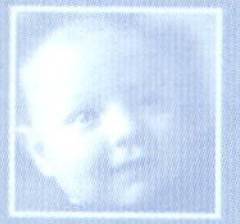

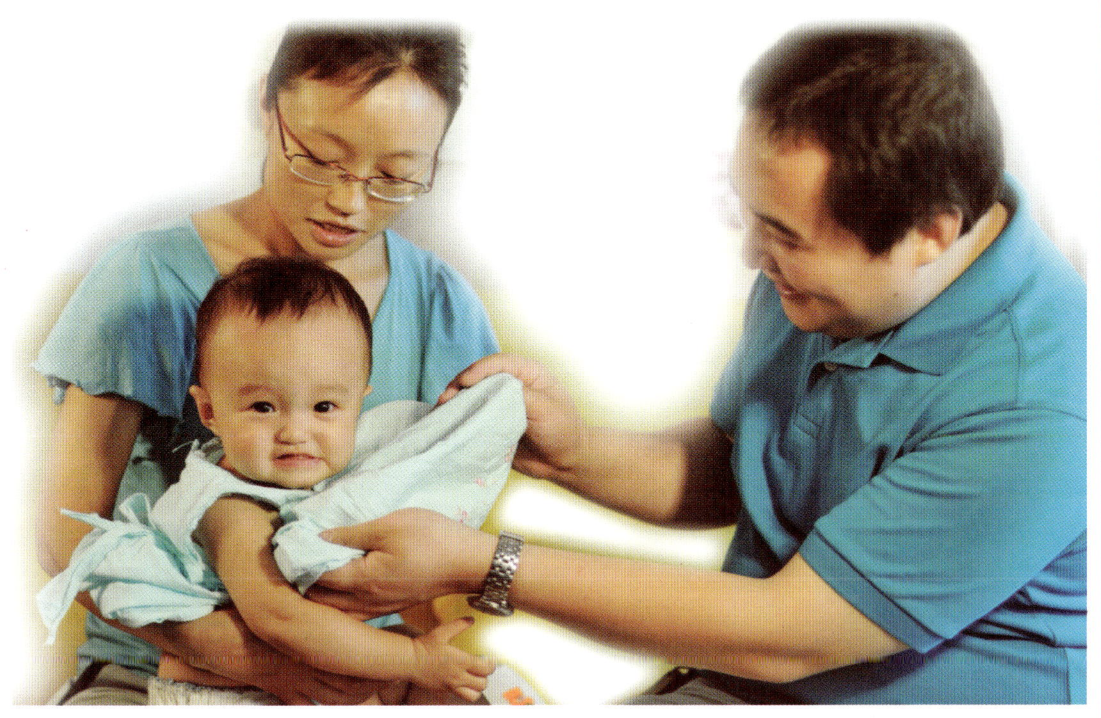

么大碍，那么孩子的病情就会进一步恶化，进而出现脑瘫、智力障碍、癫痫或死亡。

恰当的保暖

孩子的体温既然不好掌握，那怎样才能正确地判断出保暖是否恰当呢？其实家长可以根据新生儿的面色来断定。如果新生儿面色正常，且四肢温暖，全身无汗，就说明他所处环境的温度很适宜。如果新生儿面色潮红，体温超过 37.5℃，则说明保暖有些过度。这时家长应该立即松开包裹或减少衣被，以帮助其发散热量。如果家长触摸新生儿时发现其手脚冰凉，体温在 36℃以下，则说明家长的保暖工作做得不够，小宝贝冷了，需要再添加些衣服。

家长测量新生儿体温的方式有两个，一是用体温计，将其夹在新生儿腋下，3~5 分钟后取出读数即可。此种方法比较精确，但需要婴儿的配合。第二种方法就是用手亲自感觉，当然这需要家长对温度的感觉很敏锐才行。方法是抚摩新生儿的背部，

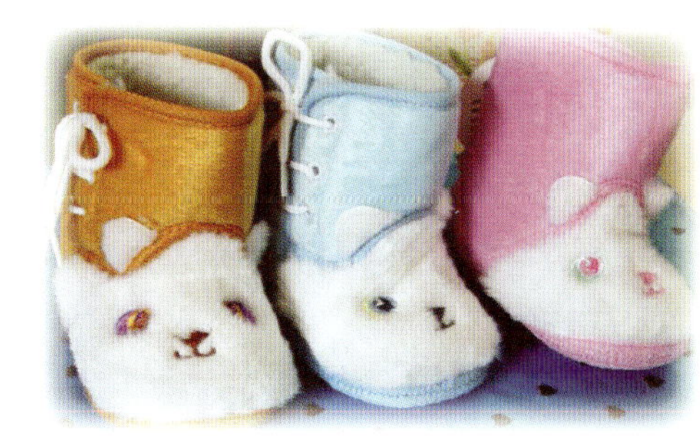

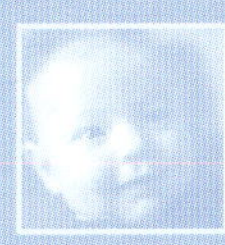

这里是全身温度最平衡的地方，最适合测量体温。

新生儿保暖讲究

新生儿身体较脆弱，尤其是在冬天里出生的宝宝更需要保暖。但是保暖时还是有一定讲究的，不能随便地使用成人常用的方法。

现在很多家庭都使用电热毯取暖，家长千万不要图省事用这种方法给宝宝保暖。电热毯的温度是变档递进的，而且温度也较难控制，往往会升高新生儿的体温，一旦严重就会导致孩子发生“脱水热”。除此之外，新生儿每天小便的次数较多，如果尿湿了电热毯，造成短路是非常危险的。所以家长不要用电热毯来取暖。

如果保暖措施不好，可以采取一些合理的取暖方式。比如给宝宝准备大小、宽松适宜的衣服。宝宝衣被的材料最好选用新棉花或柔软的棉布，这样可以保证保暖性。新生儿穿衣服时要宽松适当，过松或太紧都不利于体温的维持。

11 不再为爱哭闹的宝宝发愁

是不是面对着号啕大哭的宝宝束手无策？是不是听着无休止的哭闹感到心烦？是不是看见宝宝张开嘴就开始发怵？大多数新生儿出生后都会有一段“高音歌唱家”的经历，这种情形害苦了初为人父母的爸妈。下面就为您支几招，让您的家中安静多一点儿。

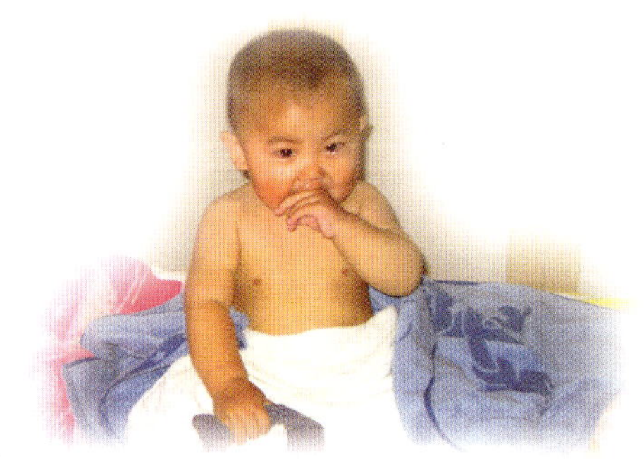

包裹

由于胎儿在妈妈的子宫里是被羊水紧紧包裹着的，所以家长可以考虑用“襁褓法”带宝宝重新回味原来的记忆，让他感觉还是安全温暖的。只是包裹时家长一定要保证宝宝的呼吸顺畅，如果因为包裹的太严实而妨碍正常呼吸，就不值得了。

侧抱

如果宝宝哭闹不停，家长可以试着把婴儿竖直抱起或是直接侧抱，这样会使宝宝尽快安静下来。让婴儿平卧在自己怀里往往对安抚宝宝没有一点儿益处。

声音

由于新生宝宝耳膜较厚，所以对于成年人来说嘈杂的声音可能刚好合适。大人可以为宝宝营造一些声音环境。比如打开吹风机、吸尘器、烘干机，让新奇的声音吸引宝宝的注意。

摇晃

据多年的经验显示，绝大多数的宝宝都喜欢轻力摇晃。如果宝宝正在哭闹，把他抱在怀里轻轻地左右摇晃就可以起到一

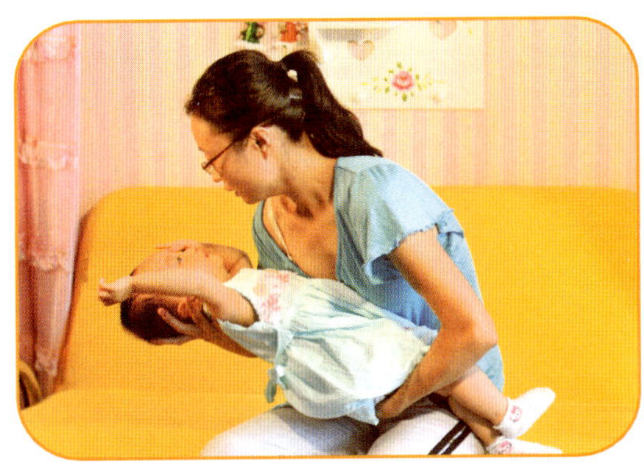

定的安抚功效。但家长要注意摇晃的幅度，用力过大、频率过快会伤害到宝宝。

吮吸

宝宝已经哭了好久，束手无策的你可以尝试解放双手，先把手洗净，然后放在宝宝的嘴里或是给他抚奶嘴，“堵”上他的嘴，相信就能够换取片刻安静了。这样能激活宝宝大脑深处的镇静神经，他将进入平静、放松、安逸的状态。

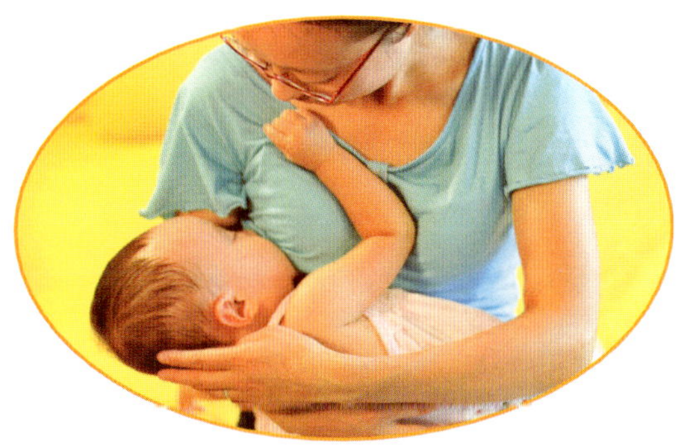

12 “呵护”宝宝的小屁屁

刚出生的小宝宝皮肤比较娇嫩，尤其是小屁屁，常常会因为长时间被尿液浸泡而患上尿布疹。本来很滑溜、白嫩的小屁屁，患上尿布疹后就会变得粗糙、发红。家长在此时要细心呵护宝宝的小屁屁，让他可以舒服地度过婴儿期。

宝宝的尿布舒服吗？

宝宝不会说话，不舒服的时候只会用哭声通知爸妈。即使每次爸妈都及时地将尿湿的尿布换掉，但过急的频率也会损伤宝宝细嫩的皮肤，给臀部带去红色的小疹子。要想让宝宝的尿布穿着舒服，首先在选择方面就要多加细心。尿布的质地一定要是纯棉的，这样可以免去宝宝皮肤瘙痒、起皮疹的痛苦。塑料、橡胶布这类材质的尿布不透气，吸水性不强，尿液会长时间浸泡宝宝的小屁股，潮湿的臀部很容易引发炎症和感染。

选择尿布其次还要注意尺寸，家长要根据宝宝的生理特点选择适合他的尿布。此时宝宝最适合选择 36 厘米×11 厘米的长方形尿布。

如果家中宝宝用的是棉布做的尿布，

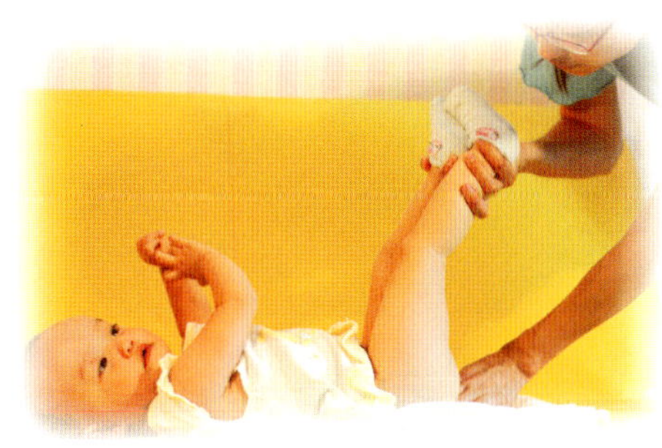

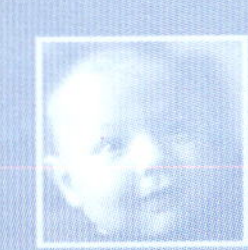

一定要注意使用前的温度。若是在夏天，家长不要把刚晒干的尿布直接给宝宝使用，要等到温度降低后再用。若是在气候寒冷的冬天，使用尿布前最好把尿布烘烤至温热再使用，以免宝宝在换尿布时冰到小屁屁。

小屁屁的清洁

清洁屁屁是艰难而繁重的一项任务，每天父母都要干很多次，有些家长都已经轻车熟路。但是不同性别的宝宝，清洁时注意的方面是不同的，来看看你都注意到了嘛。

在说明注意事项前，首先要提醒广大父母。婴儿皮肤上原本有一层带有屏障作用的“保护膜”，但是每天过频繁的擦拭会消耗掉这层保护膜，所以在给宝宝清洁屁屁时，最好选用带有润肤作用的湿纸巾，给宝宝的皮肤多一层呵护。

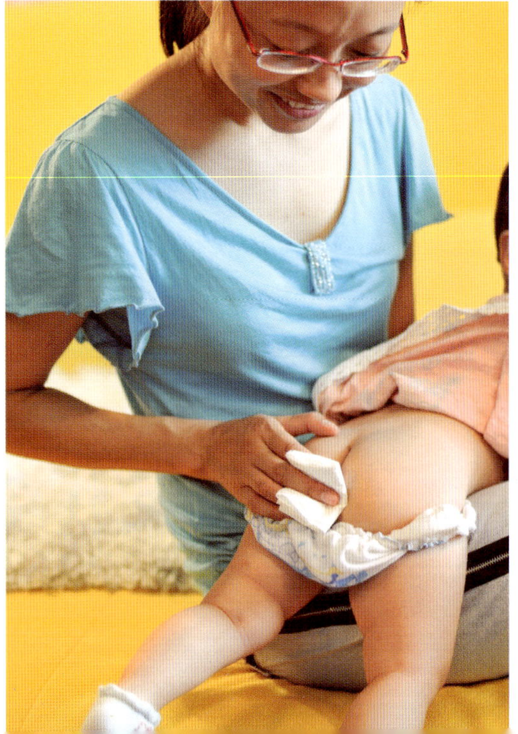

男宝宝清洁注意事项

1. 清洁时可以举起婴儿双腿，擦拭他的肛门、屁股及大腿根儿背面。

2. 清洁时用湿纸巾轻力擦拭宝宝大腿根儿部及阴茎部的皮肤褶皱，要由里向外顺着擦。

3. 清洁婴儿睾丸时，要照顾到各处。阴茎下面会藏有尿液或大便，需要格外注意清洁。

4. 清洁新生儿阴茎时，要从上往下，不要把包皮向上推，也没有必要清洁包皮下面，只需清洁阴茎本身即可。

异常情况

如果父母在给孩子换尿布时发现宝宝的小屁屁有发红、皮疹、水疱、糜烂、渗液等异常情况。首先要洗净患处，力度要轻，然后用3%的鞣酸鱼肝油膏或蛋黄涂抹患处，如果情况严重就要去就医诊治。

女宝宝清洁注意事项

1. 家长将手放于婴儿双踝之间，抓住脚抬起双腿，用湿纸巾自上向下、由内而外擦拭宝宝大腿根儿部的皮肤褶皱。

2. 清洁外阴时要将周围各处都擦到，方向是由前向后，这样可以防止肛门处的细菌进入阴道。

3. 用湿纸巾擦拭宝宝的肛门，然后再是屁股和大腿。

4. 女宝宝的阴道不用擦拭，更不要翻开阴唇，那样反而会导致细菌进入。

13 打嗝和吐奶

新生儿出生后总会出现这样那样的问题，没有经验的爸妈会认为是宝宝患上了什么病症，急得像热锅上的蚂蚁——团团转。其实只要多了解一些新生儿的常发状况，不但可以避免着急，还能快速有效地解决难题。

打嗝

打嗝对于成年人来说是再平常不过的事了，但是小宝宝不停地打嗝，是不是就不正常了呢？新生儿打嗝是因为小儿神经系统发育尚未完善所致，属于比较常见的现象，并不代表患病，家长在发现自家宝宝不停打嗝的时候，最好查究清楚具体的原因，并用适当的办法进行控制。

新生儿打嗝是因为小宝宝神经系统发育不完善，没有办法良好控制体内膈肌的收缩。当外感风寒、饮食不当、着急号哭就会促使膈肌突然收缩，使宝宝迅速吸入气体，诱发打嗝。随着新生儿的成长，神经系统会逐渐发育完善，打嗝现象也就会自然减少。

如果宝宝没有其他疾病而突然打嗝，而且嗝声高亢有力，连续不断，就有可能是因为受凉导致的。缓解这种嗝可以给宝宝喝点温水，并在他的小肚子上盖一层衣被，帮助保暖。如果宝宝还是不停地打嗝，家长可以泡一点儿橘皮水给宝宝喝，它能疏畅气机、化胃理脾。

如果宝宝是因为饮食不当、乳滞不消导致的打嗝，家长可以闻到酸腐异味。处理这种情况的打嗝可以用消食导滞的方法。家长可以在宝宝的胸腹部轻柔按摩，帮助他引气下行，缓解打嗝。

如果新生儿打嗝是因为进食过急或号哭之后进食，处理的方法就简单多了，只要杜绝这种情况的发生就可以减少宝宝打嗝的频率。家长要记住，不要在小儿啼哭气郁时喂奶，要等他情绪逐渐平复后再喂食。

吐奶

很多爸妈都会发现，宝宝吃完奶后，常常会再从嘴角流出，这种情况被叫做吐奶。新生儿吐奶的量和时间每次都不尽相同。一般情况下，新生儿在吃奶后吐出少量的奶属正常生理现象，它不会影响婴儿的生长发育，家长可以不用担心。

引发宝宝吐奶的很大一部分原因是喂养不当。如果宝宝在吃奶时过急、量过大、

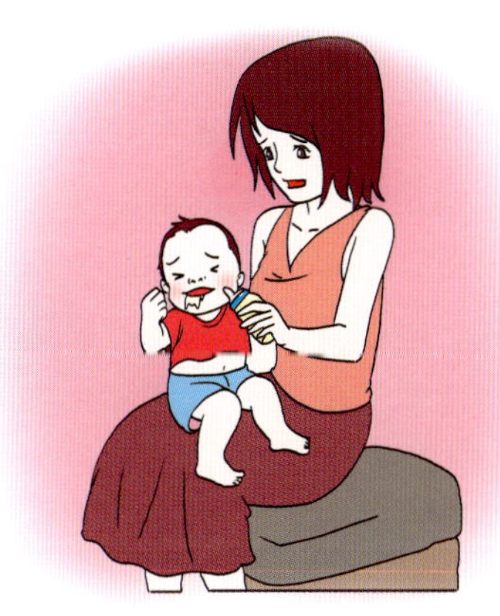

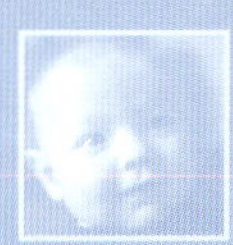

胃里进了空气、喂奶后宝宝姿势有较大改变都会引起吐奶。有些宝宝吐出的奶像豆腐脑一样，这就说明奶液在宝宝的胃里停滞的时间太长，只要奶中没有胆汁、血液等液体，家长大可不必担心。但如果新生儿呕吐时呈喷射状，且呕吐物颜色与奶不一样，家长就要提高警觉，当宝宝伴有高热出现时，就要及时就医诊治了。这时家长最好不要将呕吐物清理干净，可以留着让医生鉴定宝宝的病情。

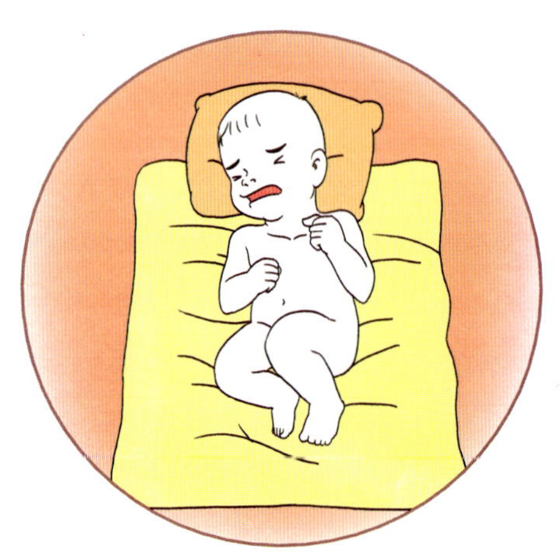

宝宝在喝奶时，嘴角流出些许奶液，说明是吃进了空气。只要宝宝在喝奶后立起身来，拍拍后背，把嗝打出来就可以了。家长可以少给宝宝吃 1~2 次母乳或牛奶，用白糖水代替，这样就可以很好地缓解吐奶。

通常情况下，新生儿 1 周左右是吐奶最严重的时候，家长要记得在喂奶后，要将婴儿上身竖直，拍出嗝后再放手让他躺着。为防止奶块进入气管发生窒息，宝宝熟睡时家长要让其保持侧卧。

14 关注小宝宝的呼吸

每个人生存都要依靠呼吸，新生儿也不例外。但是由于他们的鼻腔及呼吸系统发育不成熟，所以有时会有发生意外情况的可能性。这就要求家长在陪护新生儿的同时多注意他们的呼吸，在发生呼吸异常反应时应及时就医治疗。

节律不齐

胎儿娩出后开始呼吸是因为受缺氧、外界温度改变、产道挤压等多种因素的刺激。因为新生儿胸廓呈圆桶形，肋间肌薄弱，所以呼吸时主要靠腹部膈肌的升降来完成，再加上呼吸中枢调节机能不完善，所以只好通过提高呼吸频率来增加呼吸的气量。新生儿的呼吸频率每分钟可达到 35～45 次，而且呼吸较浅，节律不匀。

呼吸困难

新生儿身体器官发育尚未成熟，鼻腔中几乎没有下鼻道。含有丰富血管及淋巴管的鼻黏膜一旦发生轻微的炎症就会变得更狭窄，从而引发呼吸困难，有些宝宝还会因此拒绝吃奶，诱发出烦躁情绪。要想杜绝宝宝发生此种异常情况，就要保证宝宝呼吸道的卫生，减少患发炎症的可能。

呼吸窘迫综合征

早产儿及发育不良的胎儿因呼吸中枢及呼吸肌发育不完善，会有呼吸暂停及吃奶后脸色发青的表现。早产儿肺泡表面活

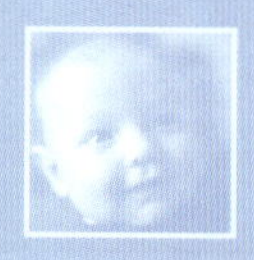

性物质少，肺泡壁黏着力大，有促使肺泡萎陷，患呼吸窘迫综合征的可能。

异常情况

新生儿呼吸频率较快是正常现象，家长可以通过观察宝宝肚子的起伏来断定。但是如果这时新生儿每分钟呼吸次数超过60，则有患上肺炎的可能。家长发现后应及时带宝宝到医院检查。

15 抚抱宝宝，大有学问

给新生儿进行全身的抚摩不仅可以加快孩子生长发育，让他的肌肤得到舒展、心理得到安慰，还能够促进孩子神经系统、消化系统、淋巴系统功能的发育。抚抱宝宝虽然好处甚多，但也要求爸妈掌握一定的技巧。

抚摩宝宝的准备

抚摩宝宝最方便的处所就是在浴室，时间段也最好控制在洗浴过后，因为那时室内的温度在25℃左右，湿度也比较合适，宝宝会感到很舒适。但要注意的是，浴室内一定不能太闷，否则会影响到宝宝的呼吸。如果条件不允许，家长也可以在室内温度、湿度合适的时候给宝宝进行抚摩。房间内要安静、舒适，不要有嘈杂的声音及刺眼的强光。抚摩前家长要准备好用到的毛巾、尿布、干净衣服及婴儿按摩油（或润肤霜）。抚摩时将按摩油倒入掌心，双手搓热后给宝宝进行全身的按摩。家长只需轻力地滑动双手即可，新生儿身上的褶皱处要尤其重点护理。抚摩时，爸爸也可以参与进来，让新生儿有不一样的身体体会。

抚摩宝宝的方法

给宝宝做按摩，要遵循从上到下的顺序。当然，如果宝宝的情况需要调整顺序也是可以的，只要宝宝不会感到不舒服就可以了。下面我们就来介绍一下具体部位的抚摩方法。

头部：家人按摩宝宝头部时双手用力要轻。先用两拇指在头顶画圈，要注意避开囟门；再按摩宝宝脸的侧面，用两手指腹从鼻翼两侧向脸颊推按；最后从额部中央向眉毛和耳朵处按摩。

胸部：家长在给宝宝按摩时可以把双手放在宝宝两侧肋骨的边缘，右手向上滑推至右肩，推回来；左手再用同样方法做按摩。

腹部：家长双手可以按顺时针方向按摩宝宝的腹部；也可以用指腹在宝宝腹部画圈揉动。注意：力度一定要轻。

手部：按摩手部时先让宝宝的手下垂，用一只手捏住他的胳膊，从上到下轻轻挤捏，然后用手指按摩他的手腕。

腿部：按摩时用双手按捏宝宝大腿、膝部、小腿，再挤捏大腿至踝部的部分；脚踝及足部按摩即可。

背部：按摩背部时家长要将宝宝竖直抱起，把双手平放在宝宝背部，由颈部向下按摩，再用指尖轻轻按捏脊柱两边肌肉。

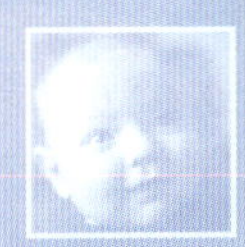

抱宝宝的专业方法

感受过天使降临的激动后，爸妈面临的是如何将宝宝养护好，摆在面前的第一个问题就是如何能让宝宝在自己怀中舒服地躺着。现在就教你几种专业的抱宝宝方法：

怀抱法

将宝宝的头部放在家长的肘窝与肩膀下方连接处，然后双手分别托住小宝宝的两个小屁股蛋，再将宝宝抱起即可。

坐抱法

家长要先取坐姿，一手托住宝宝的头，另一只托起他的小腿，将他的小屁屁放在家长的双腿上，这样宝宝就能与家长面对面了。

直抱法

这个抱宝宝的方法比较适合在他吃完奶之后。拍嗝时你可以用双臂搂起宝宝，一手托他的头部，一手托起小屁股，让宝宝竖直地趴在你的肩上，然后用托头的手轻拍宝宝背部。

16 宝宝睡觉不踏实，怎么办

宝宝睡觉总是不踏实，很容易被吵醒。您家的宝宝是不是经常在睡着后不久会再次醒来？是不是经常到了晚上还兴奋得不肯睡觉？如果这些情况已经困扰您好久了，就让我们为您分析一下宝宝哭闹的原因，帮助您解决问题吧。

喂奶或喂水

饥饿是导致宝宝啼哭的一大重要因素，新生儿感到饥饿后就会用啼哭来通知爸妈。如果爸妈没有忘记给宝宝喂奶，就要考虑是否是宝宝的饭量增加了，解决这一问题的方法就是立刻给宝宝喂奶。有时宝宝也可能因为口渴而啼哭，只要给他补充点儿水就能让他安然入睡了。

换尿布

宝宝尿湿了会感到不舒服，小屁屁总挨着湿湿的尿布怎么行呢？这时，小家伙就会用哭声引起爸妈的注意。如果你及时地给他换了新尿布，他就会再次安然入睡。

补　钙

宝宝睡不安稳，缺钙是诱导因素之一。若宝宝体内缺钙、血钙低，会提高大脑植物性神经的兴奋度，使宝宝在夜间烦躁不安，睡不安稳。解决这一问题的方法就是给宝宝补充钙质和维生素 D。但补充时不要过量，以免产生不利反应。钙质每天补充 300~500 毫克，维生素 D 每天补充 400~800 国际单位。

减少穿盖

有些妈妈总怕宝宝冻着，给他盖很多衣被，殊不知过厚的衣被也会导致小宝宝哭闹。如果室内温度高，宝宝又盖着棉被，就会被热醒。小家伙哭时家长可以摸摸他的背，如果温度过高，减少穿盖即可解决问题。

新生儿的大脑神经尚未发育成熟，还没有建立好固定的生物钟，日夜颠倒也属正常情况。只有等宝宝慢慢长大，才能逐渐改善这种情况。

17 娇嫩的宝宝身体也会有不适

宝宝的身体如出水莲花般娇柔，需要细心保护。因为身体的抵抗力还没有建立起来，所以很容易被病症所困扰。家长在此时要细心观察小宝宝的身体反应，以及时发现异常情况。

湿 疹

有些小宝宝因为对奶中的蛋白质不耐受，导致面颊出现小红疹，情况严重时红疹更是波及整个面部甚至颈部、四肢等处。病症发作时患处会有痒感，宝宝会因此哭闹、烦躁。这种情况被称为湿疹，随着宝宝月龄的增大，逐渐添加辅食，此种情况就可好转。宝宝身上的小红疹会变为小水疱，破溃后会有液体流出，进而结痂。

预防此病，妈妈可以减少宝宝接触不耐受食物的次数，避免宝宝周围的环境过于潮热，以免加重。还要常给宝宝清洁身体，保持卫生。

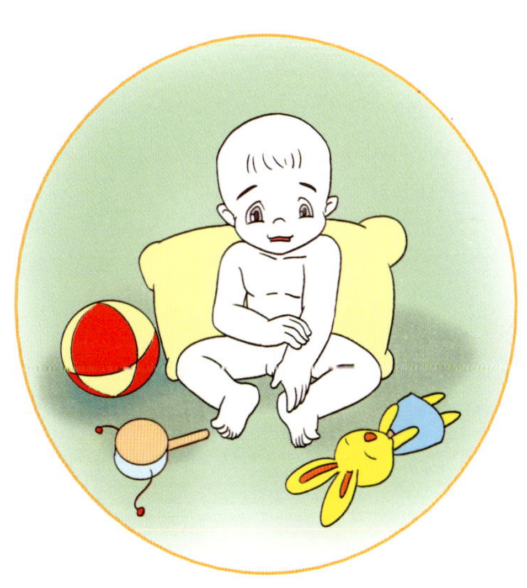

治疗此病可用消疹、止痒方法，若宝宝病症处于急性期，可在医生的指导下使用1%～4%的硼酸溶液湿敷患处，红疹渗出液减少时用药膏涂抹即可。如果宝宝将患处挠破，发生感染，需要使用抗生素治疗。

脂溢性皮炎

此病多发生在宝宝出生后不久，于满月时慢慢消失。若宝宝头顶、眉间、耳后等皮脂腺丰富的部位先是出现小丘疹，后扩大为表面覆盖灰黄色油腻鳞屑或痂皮的红色斑片，就表示患上脂溢性皮炎了。此病不会给宝宝带去不良的影响，只是妈妈要多费些工夫将痂皮去掉。可用维生素 B_6 软膏涂在患处，软化痂皮后去掉。

如果宝宝身上的患处不断增多，向身体四处扩散。家长可以带宝宝到医生处询问治疗，用含有激素的软膏涂抹患处。

尿布疹

尿布疹是新生儿较易患的皮肤疾病。若小宝宝的屁股总是接触尿湿的尿布，臀部和后腰就会因尿素被细菌分解，产生刺激皮肤的氨，出现红疹。患有尿布疹的小宝宝会有烦躁、哭闹、睡不踏实等表现，小屁屁上的那些红斑就是“罪魁祸首”，它们有渗出、表皮剥脱、溃疡及脓疱病变。

预防患上尿布疹最有效的方法就是让宝宝的臀部保持干燥、清洁，潮热的环境

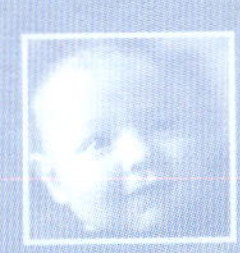

往往是形成尿布疹的导火索。在宝宝二便后，家长要及时清理干净，更换尿布，并擦净宝宝的屁屁，以免浸湿皮肤。家长在选择尿布的时候应选用柔软、纯棉的，以保证尿布有良好的透气性。

如果宝宝的尿布疹出现水肿或水疱时，最好就医诊治，让医生推荐最有效的治疗方法。使用抗生素类的软膏涂抹患处。如果患处没有水肿，只是起疹，有鳞屑、痂皮，可用激素类冷霜涂抹。

脐炎

新生儿出生后，脐带会经过一段时间后自动干燥脱落。在脐带脱落前，如果细菌侵入创面，就可能在那里繁殖，进而引起炎症。患上脐炎的宝宝，肚脐周围的皮肤和脐轮会有红肿表现，严重时患处还会红肿发硬，出现带有异味的分泌物。

预防此病，妈妈可以每日用 75%的酒精擦拭脐带残端和脐轮，做消毒处理。若脐带被尿布浸湿，也要做消毒防护，以免病菌由此而入，引发疾病。脐炎是一种会扩散的炎症，一旦病症转重，就要及时送往医院治疗。

18 宝宝同步喂养方案

新生儿出生后的第 2~ 第 4 周，身体各个部分生长最快，每天体重大约都能增加 30 克。因此，妈妈们就要把握好宝宝生长的黄金阶段，给他提供充足的营养供给，喂养出一个健康、强壮的好宝宝。

母乳喂养

母乳是小宝宝最理想的食物，它能够提高宝宝的免疫力，减少被病菌侵扰的机会。而且母乳中的营养元素比例恰当，更易于婴儿消化吸收。如果没有特殊情况，我们建议所有的母亲都进行母乳喂养。

新生儿母乳喂养最需要掌握好的就是喂奶的次数。宝宝诞生后初期，大多需要每隔 2～3 个小时喂 1 次奶。因为新生儿胃容量大约有 30 毫升，但他每次只能吮吸到 20 毫升的奶水，所以喝奶的次数会比较频繁。通常白天要喂 8 次，晚上可能还要喂 2～3 次。但是每个孩子的情况不同，有些新生儿可能进食 1 个小时后就又饿了，有些则能等到 3~4 个小时后才要奶吃。因此，妈妈哺乳时就要按需授乳。只要宝宝想吃了，就可以提供给他母乳，不必要拘泥于特定的“喂养时间”。随着宝宝日龄的增加，每次喝奶的量也会有所增加，慢慢地喝奶的次数就会减少了。

人工喂养

如果妈妈产后开奶较晚或是乳量不够，就要采用人工喂养的办法。人工喂养时要挑选好代乳品，最贴近母乳配比的才是最适合婴儿食用的。

人工喂养时喂奶量也要好好把握。因为婴儿个体差异较大，所以根据自家宝宝的情况定制就可以了。不同日龄宝宝的需乳量与需水量不同，下面就给父母一个表，希望能起到参照的作用。

新生儿日龄	奶、水比例	每次喂奶量(毫升)
1~2	1∶1	20~40
3~7	2∶1	40~80
8~15	3∶1	80~100
16~28	全奶	不少于 100

19 亲子 online

资优教育

此时虽然宝宝还小，但是一些感官的知觉是可以通过锻炼来强化的。下面就来教父母如何强化宝宝的感官知觉。

新生儿大多对带有条纹、波浪的图形感兴趣。家长不妨在宝宝的睡床周围放置一幅图片，在宝宝刚睡醒或情绪较好时引他注意，锻炼他的视觉能力。当然，宝宝对熟悉图片的兴趣会减弱很多，所以家长可以更换图片，以引起宝宝的好奇。家长还可以一边指给宝宝看图片，一边给他讲解这是什么，不要认为此时与宝宝说话是对牛弹琴。频繁的对话可以促进宝宝的听觉和发声器官的成熟度，使他尽早掌握听说技能。此外，家长还可以通过不断摆弄宝宝的小手、抚摩宝宝的身体，提高他的触觉能力。

适合孩子的玩具推荐

满月的宝宝很爱哭，但只要一看到不停转动的玩具就可以让他安静下来。对！此时宝宝的小眼睛对移动的物体很关注，如果它还能发出声音，则更能吸引宝宝的眼球。

家长可以在婴儿床上方挂一些颜色鲜艳的小铃铛、彩色气球、充气玩具、摇铃、可发声的橡胶玩具等。这些玩具对宝宝的身心发育具有良好的促进作用。当玩具晃动的时候，宝宝的眼睛会随着玩具移动，无形中锻炼了视觉能力。在看的同时，宝宝的小脑袋也会随之转动，这就锻炼了他的头颈部肌肉。

家长要注意，摆放的玩具不可过多，每次放一两件就可以，每周更换不同样式的玩具更能激起宝宝的好奇心。摆放的位置要恰当，距离宝宝眼睛 20 厘米左右即可。

给宝宝按摩的方式方法

给新生儿按摩可以拉近他和母亲的距离，肌肤向来是传递感情的最佳纽带，通过按摩，宝宝可以充分体会到母亲的疼爱。

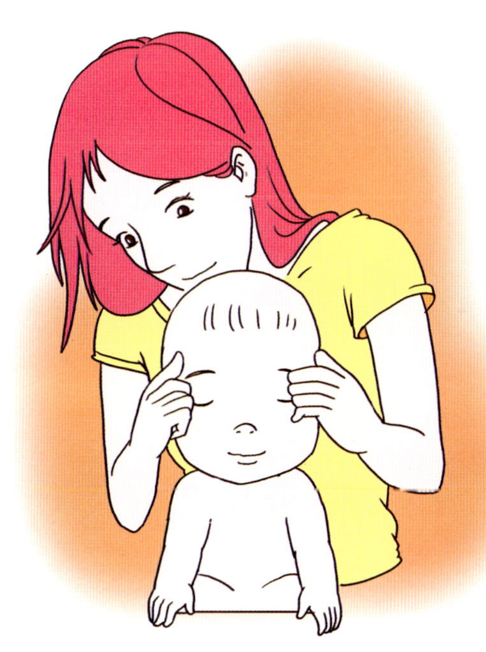

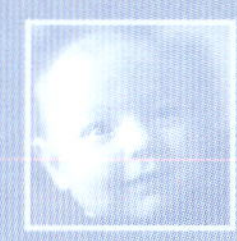

按摩时大可不必强求特定的时间和顺序，只要宝宝不反抗，家长就可以尽可能地多做。

按摩脸部时用两拇指按揉宝宝的太阳穴，再用手指平滑按抚他的前额。按摩耳朵时要用手指由上至下捋顺耳垂。按摩前胸时要用双手的大拇指并拢放在胸中间，向左右两侧推送。宝宝的小胳膊需要家长温柔的按摩，只需从上向下按捏即可。腿部按摩要由大腿至脚踝用揉捏法。按摩背部需要宝宝趴在床上，家长两只手分别向相反的方向按摩，一个向上，一个向下，反复10~15次即可。

专题：免疫程序表

年龄	疾病疫苗名称								
	卡介苗	乙肝	脊灰	百白破	麻疹	乙脑	流脑	麻风腮	甲肝
出生时	初种	第1针							
1足月		第2针							
2足月			第1针						
3足月			第2针	第1针					
4足月			第3针	第2针					
5足月				第3针					
6足月	第3针								
8足月					初免				
10~12月							初免2针		
1岁						初种		初免	初免
1.5~2岁			加强		加强	加强			
4岁			加强		加强		加强		

注意：注射乙脑灭活疫苗，6~18月龄基础2针，第2年和第5年再分别加强1针；甲肝可以在6岁时加强1针。

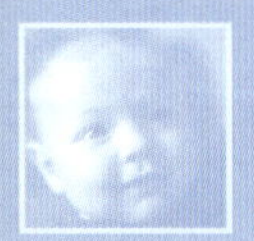

Part 3 第 2 个月

让宝宝在欢笑中成长

"宝宝已经 2 个月了，身体逐渐强壮的他开始熟悉这个世界。此时宝宝的身体已经开始逐渐伸展，不久后他将开始最初的'探索之旅'。父母在这个时候要给孩子多一些呵护，让他从身体到智能全面发展，只有全面的培育，才能使宝宝更优秀、健康。"

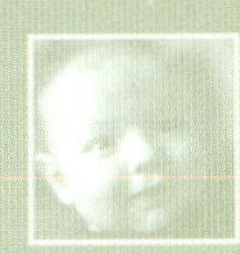

20 宝宝的发育特征

新生儿时期结束后，宝宝就满月了。出生后的第2个月是婴儿时期发育速度最快的一个月，因此家长要把握好这一机会，让宝宝掌握更多本领，轻松踏上成长的起跑线。

身体发育特征

满2个月的宝宝体重会增加大约1000克，男宝宝平均为6100克，女宝宝平均为5700克。当然每个宝宝的“起点”不同，喂养条件也不同，体重增长的程度不一样也是正常的，家长不用因为孩子与平均值有出入而担心。

此时宝宝的身长可以增加约2厘米，月末时男宝宝平均可达到60.4厘米，女宝宝平均可达59.2厘米。

男宝宝的头围经过一个月的发育可以达到39.6厘米，女宝宝也可以达到38.6厘米。

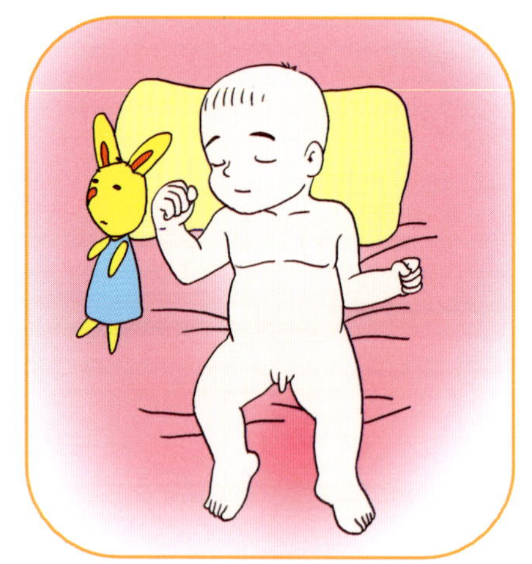

胸围也是有所增加，男宝宝在这方面可以达到39.8厘米，女宝宝能达到38.7厘米。

前囟在此时还不会有闭合现象，有的宝宝的后囟门开始逐渐闭合。

此时的宝宝的牙齿还没有长出来。

2个月宝宝的皮下脂肪开始逐渐增厚，比刚出生时更为丰满，通常不会少于1厘米。

从外形上看，2个月的婴儿比前期更“壮实”，身体各个部位开始向协调发展。身上的皮肤红润，肌肉张力日趋正常。胸部、肚子呈圆鼓形，四肢喜欢呈屈曲状态，两只小手也总是握着拳。

智能发育特征

此时宝宝的头可竖直大约5秒，过后还是要爬在妈妈的肩上。当他俯卧的时候头可抬离床面，如果有吸引人的大玩具出现，小宝宝也可以立刻注意到。有欣喜的玩具他也可以用小手握留片刻。语言方面宝宝已经可以发出“a……e……”等音调，听到陌生的声音也会有所反应。

21 宝宝的睡眠也有科学

宝宝在睡眠时会分泌出大量激素，促进其生长发育，保持充足的睡眠对宝宝的生长十分有利。但是睡眠也要讲求科学，科学睡眠会让宝宝更加健康地成长。

“裸睡”更健康

很多家长都喜欢让宝宝穿衣睡觉，有时甚至怕受风还给穿很多。其实这种方法反而对孩子的成长不利。经常穿衣睡觉会影响血液循环，不仅有损休息的效果，在一定程度上还会影响宝宝的身体发育。宝宝不一定要裸睡，只穿单薄的一件盖住小肚子就可以了，这样会使小宝宝睡得更加安心、舒适，在好梦的伴随下茁壮成长。

规律睡眠更有利

2 个月宝宝一天中大部分时间都是在睡眠中度过的，很多宝宝都会出现昼夜颠倒的情况，这不仅影响了身体发育，父母、邻居的作息也会受到打扰。规律的睡眠对宝宝的成长十分有利，宝宝熟睡 1 小时后，开始分泌生长激素，每天 22 点至凌晨 1 点间进入高峰期，若宝宝睡的过晚或没有规律，就会错过分泌时间段。

睡后熄灯护眼睛

有些家长为了能时刻看清婴儿的情况，即使在睡眠时也开着灯。这种习惯会对婴儿的眼睛产生影响，只有在黑暗中睡觉，人体的生理机能才会协调，代谢才会平衡。

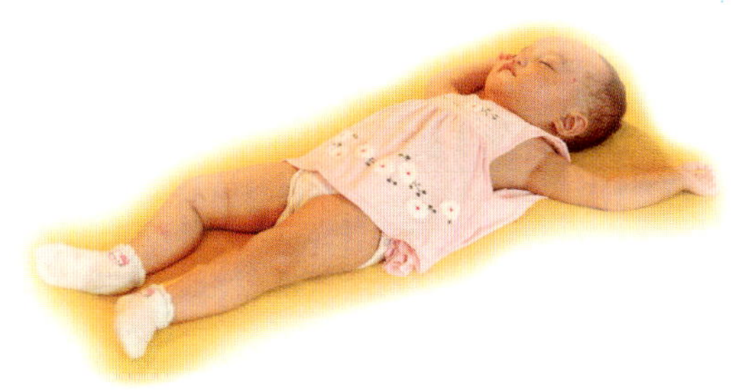

如果将宝宝长时间置于灯光照射下，会产生微妙的“光压力”。它不仅会对视网膜的调节产生干扰，使眼球和睫状肌不能得到充分休息，而且还会减少钙质的吸收，间接影响宝宝的视力。

22 丰富宝宝的肢体语言

随着月龄的累积，小宝宝可以做一些表情或动作了，因为不会说话，所以宝宝只能通过表情或动作来诠释自己的意思。父母可以在一定基础上教宝宝一些肢体语言，让父母与宝宝有沟通的平台。

面部表情

肢体语言不仅包括肢体的动作，面部表情也是不可或缺的一方面。2 个月的宝宝一般都会笑了，家长可以在宝宝刚睡醒或吃饱后与他玩耍。拿出他最喜欢的玩具逗一逗，或者做个鬼脸，让宝宝脸上绽放出灿烂的笑容。这会在宝宝的大脑中烙下愉快的印记，久而久之，只要宝宝感到高兴或兴奋，他就会报以灿烂的微笑。家长在这个时候就可以懂得了这是宝宝高兴的表现。

手部动作

此时宝宝的小手大部分时间都是紧握的，只偶尔才会松开。当有喜爱的玩具出现在宝宝面前的时候，他会很兴奋，甚至发出“啊……啊……”的声音，仿佛在向妈妈要玩具。此时妈妈可以握着他的小手做“拍手”状，并把玩具放到宝宝手里。不久之后你就会发现宝宝看到感兴趣的东西就会自己伸手索要，小腿还会往四处乱蹬。当妈妈以后再看到宝宝做这个动作的

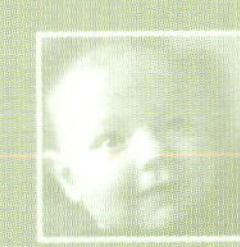

时候，就表示他又看到喜欢的东西了。

当宝宝做了什么不对的举动时，父母可以用撅嘴表示不满。宝宝耳濡目染就会懂得在自己不满意时用撅嘴或哭喊来表达了。等宝宝长大一点儿，头部可以灵活转动时，他还会用扭头来拒绝。那时家长就可以清楚明了地知道宝宝的想法了。

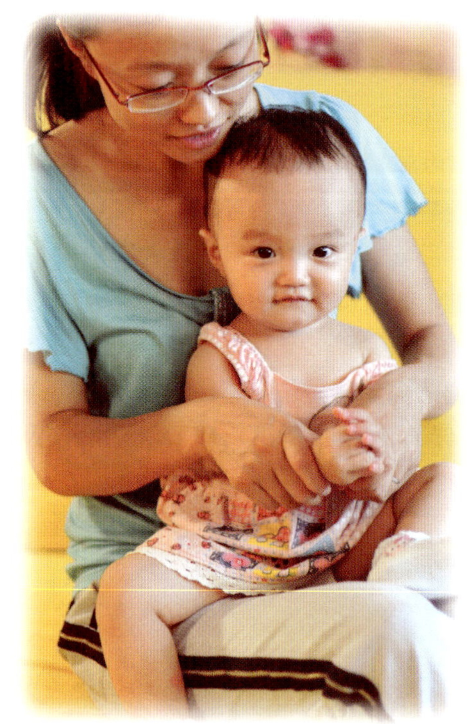

23 如何给宝宝做体格锻炼

宝宝的体格不但与先天因素有关，也可以通过后天的补充营养和锻炼逐渐加强。爸爸妈妈不要认为体格锻炼就是动胳膊动腿。利用自然、日常习惯也可以刺激宝宝触觉，加强他肌肉的活动，协调大脑的综合功能。通过简单的方法也可以促进宝宝体力与智力的发展，达到强化体格的目的。

户外活动

如果户外的温度在零摄氏度以上，家长就可以带着宝宝到室外走一走。在宝宝不受风、受凉的前提下，多呼吸新鲜空气，多晒晒太阳，既可以增强呼吸道的免疫力，又可以强壮身体体质，提高抗病力。家长可以每天带宝宝出去 1~2 次，每次 15~30 分钟。若户外温度较低，可以在室内，但要开窗通风。

享受日光

在户外尤其要让宝宝接受到阳光的照射，享受日光浴的宝宝会更加健康。太阳光对宝宝的生长发育及新陈代谢都会起到良好的促进作用。但在照射时一定要掌握好时间，2 个月的宝宝每次只要照射 3~5 分钟就足够了，家长还要注意变换角度，让宝宝不同部位都接受到阳光。如果是夏天，阳光较猛烈，最好在有树荫的地方或是给宝宝戴上遮阳帽，保护眼睛。时间最好选择在上午 10~12 点间进行，此时阳光和煦，不猛烈。

温水洗浴

用温水刺激宝宝的皮肤，可以提高他皮肤的温度调节作用。当水流从上方冲到皮肤上，由于水的压力，还会起到一定的按摩作用，让宝宝的身体得到放松。温水浴的时间要控制在 7~12 分钟，水温固定在 37.5℃左右即可。炎热季节每天可洗浴 1 次，天冷时可视宝宝情况而定。冲洗时要不断加入温水，保持温度不变。此外，还要避免直接用水冲击宝宝头部。

全身按摩

对宝宝进行抚触按摩可以放松肌肉、促进血液循环，并在增加母子交流的同时，宝宝也被动地接受体格锻炼。全身按摩的时间最好固定在洗澡后或穿衣服的过程中。按摩力度要轻，时间以 5 分钟为宜，过程中还要防止宝宝着凉。

婴儿被动操

婴儿被动操是针对宝宝不能自行运动而设计的“运动”方法。因为宝宝身体各部分的协调能力还没有构建起来，所以家长要帮助宝宝做动作，使他的肌肉、骨骼和关节得到锻炼，从而达到强健体格的目的。

宝宝做被动操最好是在换完尿布后或刚睡醒时，此时宝宝的精力比较充沛，能够很好地配合锻炼。做操时还可以配合音乐，妈妈有节奏地摆动宝宝的肢体，让宝宝在愉快情绪中“运动”。

做操时，家长将宝宝的双臂放直，再向身体方向弯曲，然后将两手在胸前反复交叉。如此动作可以锻炼宝宝的双臂肌肉，加强肌肉的力度。锻炼下肢时，要握住踝关节，将两腿轮流伸屈，以此加快腿部的血液循环，强壮肌肉组织。

通过以上 5 种体格锻炼，可以提高宝宝全身机能。家长可以每天变换不同方法给宝宝进行锻炼，提高对外界温度的适应能力，增强身体抵抗力，降低患病的几率。

24 多与宝宝交流，促其健康发展

与宝宝交流不单单只能通过言语进行，对视、倾听、拥抱甚至抚摩都能传递父母与孩子之间的感情。新生儿不会说话，他们与父母交流大多采用的都是动作、眼神、表情等，当家长看到宝宝有所表现的时候，不要漠视，给予相应的回应吧。多与宝宝交流，满足他最初的感情交换需要。

眼神交流

眼睛是心灵的窗口，宝宝就是通过这个窗口观察世界的。当宝宝看到让他感兴趣的东西，他的眼睛不再东张西望，而是会好奇的睁大，仔细地观察。这时妈妈可以将物体拿到宝宝面前，让他更仔细地看。妈妈还可以用温柔的语言和宝宝交流，告诉他这是什么，是做什么用的。这时宝宝

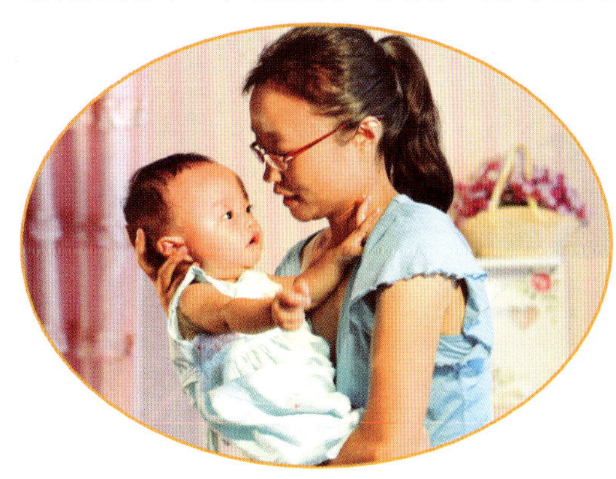

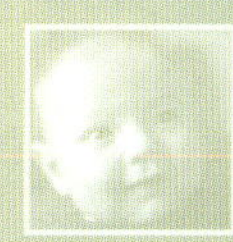

可能会很专注的注视着你，听你说话。在这一瞬间，通过充满爱意的眼神，母爱便源源不断地流淌到孩子的心中。不要认为这时的宝宝什么都不懂，在他幼小的心灵中，你的言语和动作都是一种启蒙，促使他熟悉身边的一切。

在与宝宝用眼神交流时，最佳距离最好固定在 20～30 厘米。妈妈还可以一边和宝宝说话，一边转动自己的头部，让宝宝的视线跟随你移动。这个动作对于大人来说虽然没有重要意义，但它可以有效锻炼宝宝的专注程度，开发他的智力，促进感觉神经发育。

语言交流

宝宝在腹中时就能听见妈妈及外界的声音，分娩出来后，对声音一样比较敏感。家长可以抓住一切与宝宝接触的机会与他交流，在传递爱意的同时，让宝宝熟悉亲人的声音。家人给宝宝喂奶、洗澡，甚至跟他玩耍的时候，可以把他当做一个特定的对象与之交流，跟他说“大宝贝，来，我们喝奶了……”“宝宝洗完澡就舒服了，身上滑溜溜、白嫩嫩……”虽然宝宝现在还不会说话，但是通过家人的语气，他一样可以感受到母爱的温暖，体会家人给自己的爱。

相对应的，在妈妈与宝宝交流，宝宝接受你感情的同时，他还会发出“啊……啊……”的声音，高兴时甚至还会发出尖尖的叫声。这些都是“宝宝国”的语言，家长不要无视，这是他与你的一次交流。你可以学着孩子的声调与之“对话”，宝宝会因为得到回应而感到高兴的。这就间接地提高了他的语言能力，激活他说话的本能。多和宝宝说话吧，他将有可能比别的小宝宝更伶牙俐齿。

身体交流

宝宝的肌肤吹弹可破，光滑细嫩之余对外界的接触也十分敏感。家长可以通过肌肤接触传递对宝宝的爱，让他感到母爱的温暖，培养其良好的性格。

2 个月大的宝宝离不开乳汁或奶粉的喂养，在喂奶的时候，母亲可以抓住这个机会抚摩宝宝，让宝宝感受妈妈怀抱的温暖。喂奶时，妈妈要让宝宝保持一个比较舒服的姿势，一手搂住他的背部和屁股，另一只手抚摩他的小脑袋，让他感觉到安全。此外，母亲还可以在给宝宝洗澡、玩耍时进行身体交流。爸妈抚摩宝宝的身体，不仅可以让宝宝的皮肤感受到触动，提高灵敏度，还有利于宝宝心理发展，对其形成良好的人际关系有深远影响。

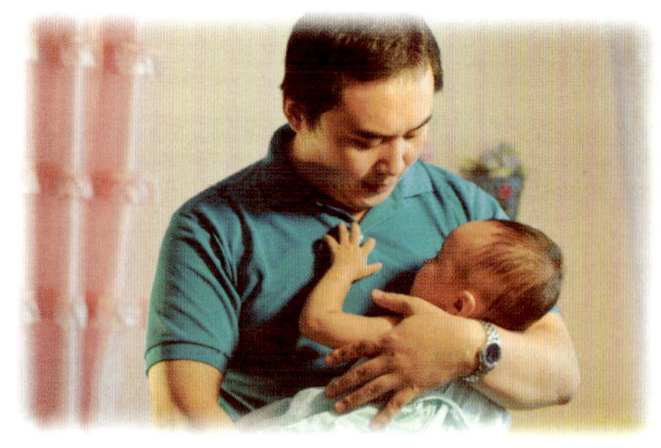

25 抱宝宝学问真不少

搂抱是爸妈与宝宝亲密联系的一种方式，它可以通过身体接触传递浓浓爱意。但是对于只有2个月大的宝宝，怎样的搂抱才是最适宜的？不要认为只要宝宝不哭就是舒服的表现，多了解一点儿抱宝宝的学问，你的宝宝才能更健康地成长。

交流感情

在把宝宝抱起来之前，父母要做一些准备工作，这样有助于你们与宝宝感情的交流。准备抱起宝宝前，可以面对着宝宝说话，也可以用温柔的眼神注视宝宝或抚摩他，然后再把宝宝抱起。搂抱之前通过这样的感情交流，宝宝会得到更多的感应刺激，对他大脑、精神及身体的生长发育都有益处。

抱起前进行感情交流是抱宝宝的第一步，对宝宝身心发育十分重要。

适宜横抱

抱宝宝要讲求一定的方法。此时宝宝的头占身体总长的四分之一，而且重量较大，再加上2个月宝宝身体骨骼的胶质多，肌肉发育尚未完成，颈部力量较弱，颈椎就会禁不起头部的重量。为防止宝宝颈椎的肌肉损伤，家长最好采用横抱的方法。

抱起宝宝时一定要先托住头，让宝宝平躺在家长怀里，然后一只手托住宝宝的臀部和腰部，另一只手扶住宝宝的小脑袋，当孩子脸上显露出舒适的表情后，爸妈可再轻拍宝宝的背部，哄他、逗他。

如果宝宝易吐奶，还可以采取斜抱的姿势，让宝宝斜躺在家人的怀中。这个姿势可以减轻吐奶的程度或防止吐奶。

贴近心脏

宝宝横躺在妈妈怀中时，最好让他的小脑袋靠在左侧心脏处，让他听到妈妈的心跳声。在宝宝还未分娩出来时，他在子宫中听到最多的声音就是母亲的心跳，当出生后再次听到熟悉的声音时，会倍感安全、踏实。

如果小宝宝总是哭闹，在排除患病的可能性后，家长可以尝试用这种方法让他安静下来。相信在熟悉的心跳声和妈妈的安抚中，再调皮的小家伙都会安静下来。

拉近距离

抱宝宝时不仅要顾及姿势、方位，与家长的距离也要拿捏得恰到好处。此时宝宝的视力可以看见眼前20~30厘米内的事物，为了母子感情交流更加顺畅，抱宝宝时距离最好也控制在这个范围内。这样可以保证家长的面部表情映入宝宝的视野，让宝宝感到自己是被爱的。

当父母两人要换着抱宝宝时，爸爸要靠近妈妈的身体，双手放到妈妈胳膊下接过宝宝，防止宝宝接托不稳。

限制时间

抱宝宝可以让孩子感到母爱，增强他的安全感。但是抱宝宝的时间一定要有所限制，不可剥夺孩子与床“亲密无间”的机会。

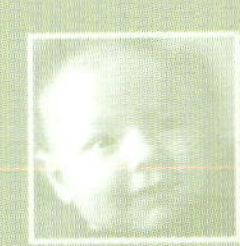

宝宝困了，那就让他躺在自己的小摇床中做个甜甜的美梦。小家伙需要足够的睡眠，这是保证他生长发育的必备条件。家长不要总是抱着不放手，尤其是老人，一定要掌握好抱宝宝的时间。2个月的宝宝每天抱2个小时左右就可以了，宝宝被抱在怀中时，身体的肌肉会得到一定的锻炼，但是长时间的搂抱就会影响孩子的身体发育，严重时还会诱发脊柱弯曲等不利情况。

26 宝宝同步喂养方案

宝宝2个月时仍需要以乳汁或配方奶粉为主，在餐间还可以添加一些其余营养物质。但妈妈要记住，不论给宝宝吃什么，都要保持好一定的规律，每天定时定点给小家伙进餐。

宝宝喂养，我们提倡母亲亲自授乳，乳汁中营养物质的比例是奶粉无法企及的，即使再高级的奶粉也无法和母亲的乳汁相提并论，妈妈也要注意饮食的多样化，保证乳汁的质量。当母亲的乳汁充足时，可以每隔3小时喂1次奶，从早上6点到晚上12点间共喂7次，每次的量在70~150毫升即可。在两餐中间还可以添加温开水或鲜橙汁，增加宝宝体内摄入的营养。若宝宝夜间也常因饥饿啼哭，可以在睡前给宝宝加喂1次牛奶，让宝宝吃得饱饱的去睡觉。

为了宝宝各方面可以得到全面的发展，妈妈除了给宝宝喂食母乳，还可以再多添加一些营养元素。比如维生素D、DHA、AA，它们可以促进宝宝骨骼及大脑的成长发育，为宝宝聪明、健康地成长打下良好基础。

温馨小提示

人工喂养宝宝时，妈妈一定不要用沸水冲泡奶粉。100℃的水会使乳清蛋白产生凝块，宝宝的肠胃尚未发育完全，消化吸收功能不好，很容易造成消化不良。冲调奶粉的水保持在65℃就可以很好地溶解奶粉，过高或过低都不适宜。

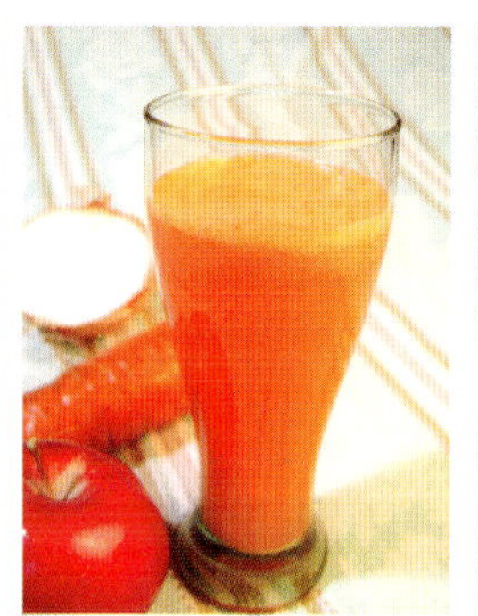

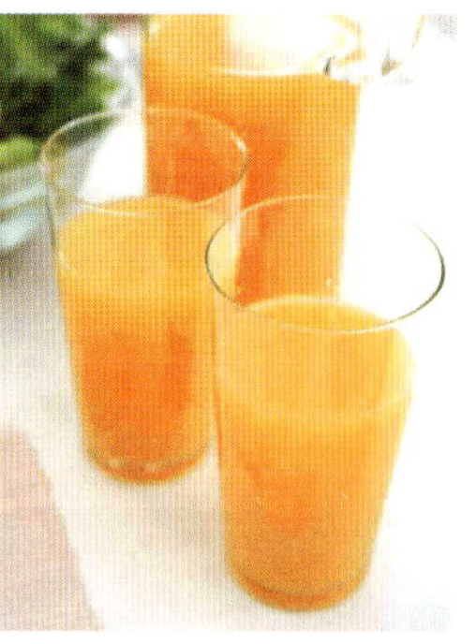

	食物举例	食用方式
主要食物	母乳、配方奶粉等	每隔3小时进食1次(若母乳不足，可以采用混合喂养的方式)
辅助食物	蔬菜汁、果汁或温开水	中午两餐之间添加食用

27 亲子 online

资优教育

对于 2 个月大的孩子来说，家长不必忙着进行深入的家庭教育，只要让孩子不断接受外界信息的刺激，就可以很好地形成各种神经回路。若对不同事物都留有印象，宝宝的大脑就会不断发育。所以，此时爸妈只要多让宝宝接触新鲜事物，并不断刺激他的感知神经就可以了。

为宝宝提供各种感官刺激，可以促成建立丰富的神经回路，这对于 2 个月的宝宝来说是至关重要的。家长可以通过每天给宝宝做按摩，提高身体的感触能力；通过给宝宝听轻柔音乐、为宝宝唱摇篮曲、与宝宝轻声对话，提高他的听觉能力；通过看照片、图画和自然景物，提高他的视觉能力。

此时，妈妈还可以将任意两者相结合，给宝宝双重的“体验”。比如妈妈可以在抱宝宝到户外时，给他介绍周围的景物，“宝宝你看，那个是大树，这个是小草……”让宝宝在看到大树、小草的同时知道它们的名字。当然，妈妈也可以让宝宝用手去触摸，知道不同物体的触觉。在宝宝接受户外阳光照耀的同时，建立关于大自然物体的神经回路，使大脑更加活跃。

适合孩子的玩具推荐

音乐转铃。这个时候的小孩子对会动、颜色鲜艳、有声响的玩具特别感兴趣。打开音乐转铃后，小物件随着音乐声不断旋转，小家伙的眼睛也会随之转动，在这一过程中，小宝宝的视觉、听觉能力都会得到锻炼。

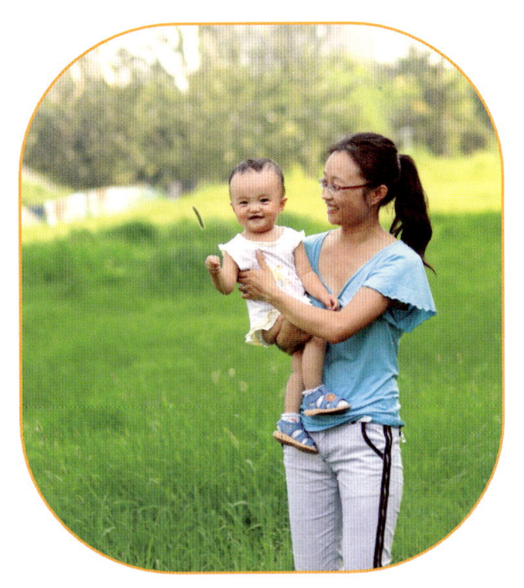

充气大塑料球。家长可以挑选颜色鲜艳的球，把它吊在摇床上方，不时触动一下，让里面的铃铛发出声音，吸引宝宝的注意力。

给宝宝按摩的方式方法

2 个月宝宝的身体在一点点地强壮起来，父母可以利用洗澡穿衣前的 10 分钟给他进行全身按摩。这有助于促进宝宝肌肉、淋巴、血管的发育。

给宝宝按摩时，要顺着血液流动的方向，即从躯干至四肢。按摩力度要轻，在移动按摩部位的同时，轻力按捏身体。按摩前还要找一个自己和宝宝都舒适的姿势，

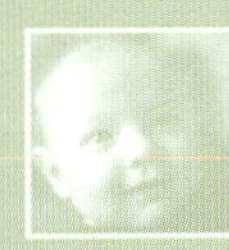

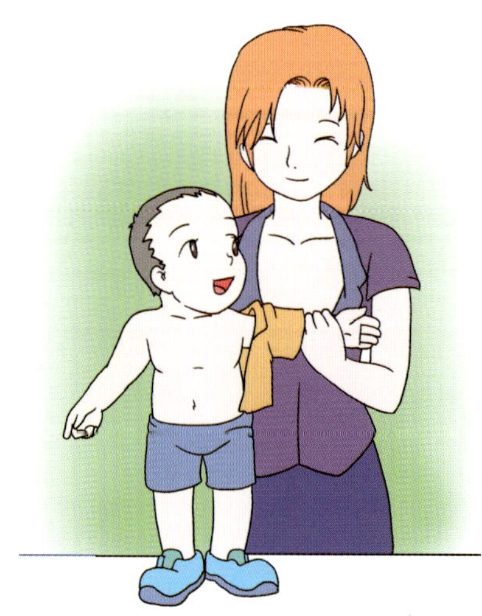

然后再开始按摩。

给宝宝全方位的按摩前文已有叙述，此处不再赘述，家长只要照做就可以了。2个月的宝宝正是练习“昂首”的最佳时刻，家长可以具有针对性地给宝宝多按摩颈部，在放松的同时有效地加强肌肉的力度。

专题：常见问题及处理办法

宝宝在给爸妈带去欢乐的同时，顺便带去的还有一丝忧虑。小儿不会说话，有了不舒服只会用哭来表示，爸妈看后心急如焚的心情自不必多说。若提前知道2个月宝宝常见问题及处理办法，相信这些忧虑就会烟消云散。

有痰

宝宝2个月时，有时嗓子会发出“呲、呲”的声音，这是宝宝喉咙里有痰的原因。若除此之外宝宝身体情况一切良好，就可以不必就医诊治。积痰是因为支气管分泌比较旺盛，多接触外界新鲜的空气就能够较快地恢复。

厌食

人工喂养的宝宝在此时或许会出现厌食的情况，这是因为小宝宝消化系统功能逐渐完善，对于牛奶中蛋白质的增多会产生“疲劳”，也就是肝脏、肾脏的压力加大，需要休息。这时家长可以调节宝宝的消化功能，将牛奶稀释或加入淀粉类食品。

1~2个月宝宝鼻中的分泌物较多，常常会造成鼻塞，导致呼吸困难。如果宝宝鼻塞严重，可以用消毒棉签清理，也可用婴儿吸鼻器吸掉鼻垢。此时的宝宝不适宜使用滴鼻药。

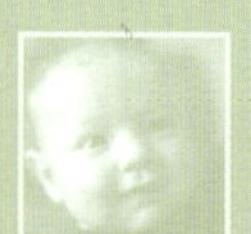

Part4 第 3 个月

观察宝宝的小动作

“宝宝已经 3 个月了，马上就要过百天的小家伙已经逐渐接受了身边的一切。他的感官、记忆力、生理功能开始成长，生物钟也形成了一定的规律。此外，他还可以做出一系列让父母惊喜的小动作，多观察你的宝宝吧！你会有意外发现哟！”

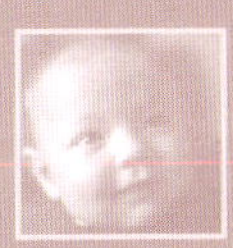

28 宝宝的发育特征

宝宝出生后的前3个月是发育比较快的时候，过后的发育就会相对较慢了，身体发育特征是衡量宝宝健康成长的指标，如果你家宝宝的发育特征与平均值相差较大，就要注意加强营养管理了。

身体发育特征

满3个月的宝宝身长可以比出生时增加四分之一。月末时男宝宝的身长可以达到62.4厘米。女宝宝的身长平均为61.1厘米。

“百日宝宝”的体重较出生时可以增加1倍，男宝宝平均为6700克。女宝宝的平均体重为6200克。

3个月宝宝头围的增长速度比胸围要稍慢些。男宝宝头围的平均值为40.8厘米。女宝宝可以达到39.8厘米。

此时宝宝胸部器官发育较快，所以增长的数值会达到甚至超过头围。男宝宝胸围此时可以达到37.4~45厘米，平均值为41.2厘米。女宝宝胸围能够达到40.1厘米，大多数女婴为36.5~42.7厘米。

3个月宝宝的前囟基本没有太大变化，只是家长要注意时常更换宝宝睡眠姿势，以免重力只压在宝宝一边头上。

此时宝宝的皮下脂肪一般比较丰满，测量腹部的厚度会超过1厘米。

此时宝宝的体形已经有大致模样了，正常健康的宝宝体形均匀、丰满、壮实。

智能发育特征

此时小家伙在俯卧时已经可以将头抬高45°角，努力地看着更多没有见过的事物。当妈妈把宝宝抱直时，他的头也可以比较稳当了。这一阶段宝宝可以将两只手握在一起，看到喜欢的玩具也可以在手中留握。此时宝宝的眼睛可以跟随移动的物体转动180°角。在别人逗他的时候，他还会以笑声回应。

29 宝宝感官系统与记忆力的发育

此时宝宝已经比上个月有了突飞猛进的发展。感官系统正在全面的发育，小脑袋也开始对一些事物有了些许记忆。总之，此时小宝宝比前2个月更像个小大人了。

感官系统的发育

感官系统包括视觉、听觉、触觉、嗅觉、味觉5大类。3个月宝宝的视线最易跟随黄颜色的物体移动，其次是红颜色，鲜艳颜色的物体总能吸引到宝宝的注意。而且这时他的小脑袋已经比较稳当，可以在肘部的支撑下从45°角看世界。此时宝宝的眼睛可以转动180°角，所以不论看到什么令他产生兴趣的物体，他都会自如地移动视线进行“观察”。此时宝宝的视力已经可以看到1米以内的所有物体，即使比较细小，只要是移动的物体就会吸引宝宝的注意力。所以家长可以把握好这一机会，对宝宝的视觉进行全面锻炼。

听力方面，通过妈妈与宝宝3个月的

“对话”后，宝宝已经可以区分不同人的声音，当他听到妈妈的声音时，会表现得很兴奋。若妈妈在宝宝背后弄响玩具，他也会回头寻找声音发出的地方。当他听见家人逗自己时，还会以笑声或叽里咕噜的“话语”回报。此时宝宝听见悠扬的音乐会表现得很惬意，面部表情很满足，当听到节奏强烈的音乐时，就会比较抗拒，露出不快的神色。在这一阶段，妈妈仍要继续保持与宝宝的沟通，轻柔、温柔的声音会让宝宝微笑，甚至出现摇晃手脚的兴奋反应。

3个月时，宝宝的小手已经可以在胸前相互触摸到了，在“无聊”时，他也会靠吮吸或玩弄自己的手指打发时间。看到感兴趣的玩具时，宝宝也可以拿在手里，虽然时间不长，但着实说明了他已经有了抓握的能力。在宝宝触碰物体时，他的触觉就会得到很好的锻炼，爸妈可以把软硬、干湿、冷热、大小不同的物体拿给宝宝，让他通过亲身体会来丰富触觉体验。

若爸妈经常给宝宝“尝试”各种味道的食物，到此时宝宝就能辨别不同味道了。如果现在把酸味的食物放到宝宝嘴中，他就会表现得很抗拒，咧开小嘴放声大哭或是向一旁摆头拒绝。宝宝的嗅觉和味觉在此时已经初步建立了，妈妈可以用筷子蘸取菜汤等让宝宝继续品尝“人间百味”。

记忆力的发育

3个月宝宝的大脑皮层逐渐发育，对于常见到的事物开始有了记忆。做父母的你是否发现，固定在摇床旁边的图片已经不能引起宝宝的兴趣，他的眼睛开始向其他方向张望？宝宝对挂在床上方的玩具已经没有那么浓厚的兴趣，经常对新奇玩意喜爱由衷？如果答案是肯定的，那就说明你的宝宝已经有了一定的记忆力。因为此时宝宝只对新奇的事物有浓厚兴趣，当他发现这个事物很熟悉时，就会把目光转向别处。为防止这种情况发生，家长可以定时更换新的玩具或图片，让宝宝了解更多的新鲜事物。

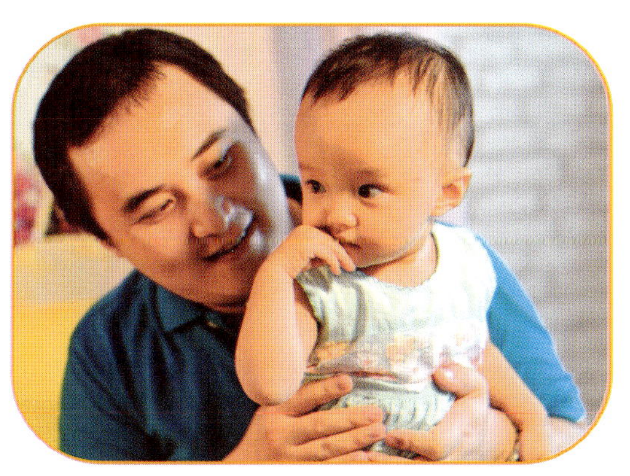

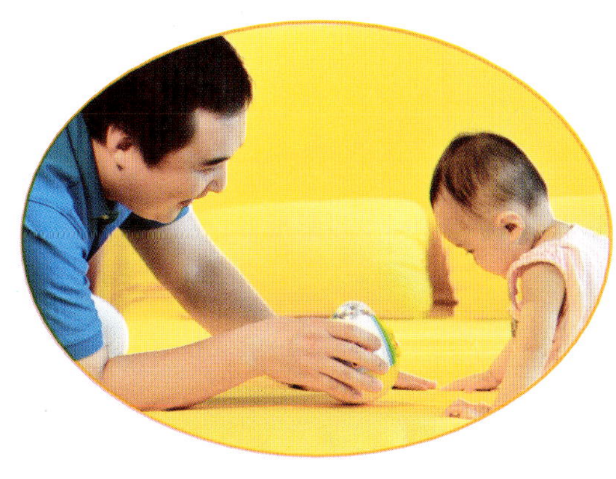

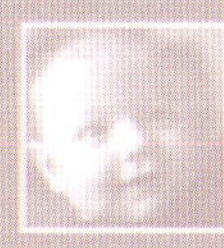

温馨小提示

宝宝的感官系统在此时已经开始全面发展了，他可以用眼睛和耳朵配合着寻找声音的出处。此时父母可以不断地变换宝宝的位置，让他的视野中总能出现不同的物体，感受不同的视觉刺激。

30 宝宝的小动作你一定要懂

你是宝宝的贴心爸妈吗？3个月的宝宝不会说话，只能通过小动作表达自己的意思，为人父母的你真的能准确理解吗？快来详细了解一下宝宝要向你传递的真正意思吧！

灵活的肢体语言

宝宝的肢体语言就像一扇窗户，爸妈通过这扇窗户可以了解宝宝的内心世界。简单的一个动作，就可能蕴藏着深厚的内涵。

咧嘴笑、手舞足蹈

宝宝通常是在高兴愉快的时候咧嘴发笑，在他感到特别高兴的时候，还会伴有手舞足蹈的动作。当妈妈掀开手绢露出笑脸逗宝宝的时候，他也会同样报以灿烂的笑容。这时笑容出现得比较快，停留的时间也较短。笑容消失后，家长可以用亲吻鼓励，告诉他这样表达是正确的。

瘪嘴、皱眉

当宝宝瘪起小嘴、皱起眉头时，家长要准备好，这是啼哭的征兆，片刻之后你就会听见宝宝的哭声。宝宝哭正是想向大人表示自己的不满，当他饿了、渴了、寂寞了、尿湿了……都会用哭声让家长“前来救驾”。当父母发现宝宝出现了这样的表情，最好赶快为他排忧解难。

撅嘴、咧嘴、脸红

宝宝大小便也会用不同的动作予以表达。男宝宝通常用撅嘴、女宝宝以咧嘴表示要小便。当宝宝变得脸红、眉筋鼓起，就很有可能是要大便。遇到上述情况，家长要尽快帮助孩子解决内急。

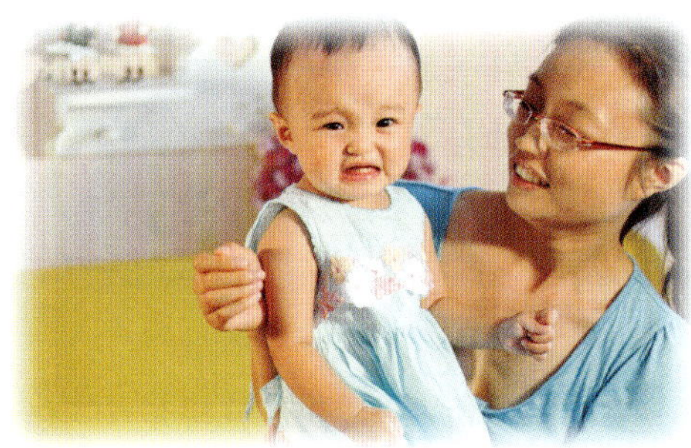

有趣的发音

3个月的宝宝可以发出“a、ai、e、ou、m……”等音，当宝宝玩兴正浓的时候，他会伴着发出“a……e……”等音，仿佛是在和玩具说话。当宝宝看到自己最喜爱的玩具时，还会发出较尖较长的声音，以此来表达他的愉悦心情。

31 哺乳和睡眠要形成规律

3个月的宝宝还做不了大事情，一天之

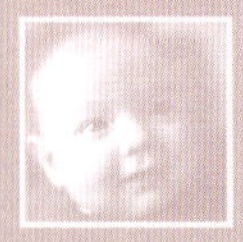

中最重要的两件事就是喝奶和睡觉。你知道吗？哺乳和睡眠在一定程度上是相关联的，良好的哺乳可以促进规律睡眠的形成，宝宝有了规律的睡眠，才能更加健康地成长。

哺乳要形成规律

建立哺乳规律是保证宝宝拥有良好睡眠的前提。绝大部分的3个月宝宝可以不间断夜晚睡眠7~8小时，能够一觉睡到大天亮。妈妈在哺乳时，一定要控制好睡前的饮奶量，以免夜间宝宝被饿醒。此时妈妈要逐渐固定宝宝的吃奶时间，先通过增减饮奶量调整宝宝的吃奶时间，再让宝宝熟悉规律，慢慢地形成固定、规律的哺乳习惯。

睡眠要形成规律

一天之中每个器官都有相应的排毒时间段，如果器官排毒时身体没有得到良好的休息，机体的运作就会受到影响，进而损伤到身体。夜间往往是身体器官排毒的最佳时期，若宝宝晚上不能得到充足的休息，既影响身体脏器的排毒，又打乱了生物钟，阻挠分泌系统的正常运行。所以此时宝宝要有固定的睡眠时间，尤其要保证晚间睡眠的质量。

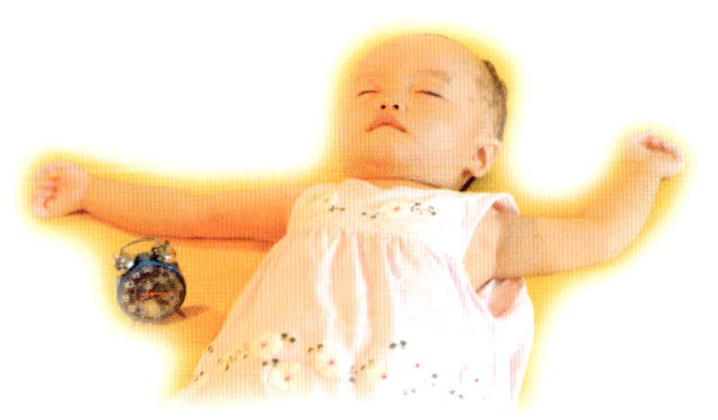

调节睡眠的方法：

1. 晚上睡觉前不跟孩子玩耍，房间内灯光不要太刺眼，声音要尽量柔和，以免影响宝宝的睡眠情绪。

2. 睡前可以给宝宝洗个香喷喷的澡，洗澡有助血液循环、安抚睡眠。

3. 如果宝宝清晨仍然酣然入睡，可以用温毛巾擦拭脸庞，帮助他快速清醒。

4. 若宝宝白天发困，家长可以带他到户外玩耍，在呼吸新鲜空气的同时调整精神状态。

32 陪宝宝做游戏促其发育

喜爱游戏是孩子的天性，这个年龄段的孩子爱玩更是无可厚非。家长可以陪着孩子一起玩，与家长的目光、声音、微笑、身体接触，对于孩子来说是一种很好的刺激，它能对宝宝身心及性格的发育起到良好的促进作用。通过游戏，拉近家长与孩子的距离，激发宝宝大脑的潜能。

用玩具来提高视觉

玩具：小汽车或颜色鲜艳的小铃铛。

游戏玩法：让宝宝俯卧在床上，两臂屈曲于胸前。妈妈或爸爸拿着玩具引起宝宝的注意，并不停与宝宝交流，再让玩具在宝宝的注视下逐渐远离，当距离有20~30厘米时，再将玩具移回。

锻炼项目：3个月宝宝的颈部已经可以

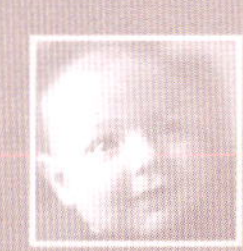

抬高45°角，转动180°角，这个游戏不仅可以锻炼宝宝的视力，加深宝宝的认识空间，还可以加强宝宝颈部的肌肉。

注意事项：

1. 玩具往来的次数不要太多，以免宝宝的视线不再追随。

2. 玩具来往的距离要掌握好，太远宝宝就可能看不清，而且抬头时间过长会导致宝宝颈部疲劳。

3. 家长口中最好不断叨念与玩具有关的话语。例如“大宝贝，快看小汽车，嘀嘀……它开过来了”等，这些话可以在宝宝大脑中形成回路，使宝宝对小汽车有形态和声音的双重记忆。

拨浪鼓开始精细动作

玩具：拨浪鼓。

游戏玩法：家长用手摇响拨浪鼓，吸引宝宝的注意，让宝宝对这面会发出声响的小鼓产生兴趣。然后试图让宝宝握住拨浪鼓，并将其摇响。如果宝宝做到了，就给宝宝一个甜蜜的吻，作为鼓励。当然，有些宝宝不能或不愿意去握住拨浪鼓，家长可以让宝宝握住拨浪鼓，再用自己的手握住宝宝的手，之后摇响它。当宝宝做到了，给予鼓励。

锻炼项目：此时宝宝小手的肌肉已经得到一定的发展了，可以独立地抓握物体。如果宝宝可以完成握住并摇响拨浪鼓，就说明他的大脑日趋成熟，可以完成一些精细动作了。

游戏时，与家长的互动可以拉近两者的距离。当宝宝沉浸在家长的爱抚和关爱中时，他的情感也在接受温暖的熏陶，长大后会有开朗、自信的性格。

注意事项：

1. 游戏时间最好选择在宝宝情绪比较高昂时，更容易配合完成游戏。

2. 拨浪鼓的颜色以红色为宜，颜色越鲜艳越能引起宝宝的注意。

藏猫猫练习转头

玩具：宝宝最喜欢的玩具。

游戏玩法：家长可以先抱着宝宝玩一会儿他最喜欢的玩具，当宝宝玩兴正浓的时候，家长可将玩具藏到身后，跟宝宝说“玩具跑了，跑哪儿去了”？过后将玩具放到宝宝右侧，一边指着一边告诉他“玩具跑到你右边去啦，快抓住它，不然又跑了”。宝宝就会向右看，用手抓住玩具。然后换左边同样进行。

锻炼项目：此时宝宝的头已经可以转动180°角，向左向右看都没问题，家长可以通过这种方式锻炼孩子转头，并加强他左右方向的意识。宝宝在看到“跑掉”的玩具时，会感到很兴奋，还会露出欣喜的笑容，这有助于他体会愉快的情绪。

注意事项：

1. 游戏时间要选择在宝宝情绪较好时进行。

2. 家长的语言要能够带动宝宝的积极性，让他觉得玩具位置移动确实很奇怪。这样在他看见失而复得的玩具时，才会露出笑容。

33 日光浴很好，讲究也不少

日光浴可以促进宝宝体内维生素D的生成，加强对钙质的吸收，使孩子的骨骼、牙齿、肌肉能够发育得更强健。除此之外，它还可以加速血液循环，增强机体抵抗力，杀灭皮肤表面的细菌和病毒。但你知道吗?宝宝晒日光浴也有很多讲究，家长需要全面了解。

循序渐进享受日光

3个月的宝宝晒日光浴时要循序渐进。不论是曝晒的地方还是时间都不要贪多求快，应逐渐增加，宝宝才能慢慢适应。曝晒于阳光下的身体可以先从手脚开始，慢慢过渡到四肢、胸腹、全身。晒全身时，家长要让宝宝保持仰卧和俯卧两种姿势，这样可以保证宝宝全身都能得到阳光的“亲吻”。当然，裸露的前提是温度适宜，如果是秋冬季节，家长可以先让宝宝在室内开窗接受太阳照晒，待温度适宜时再逐步过渡到室外。

享受日光浴的时间也要逐步累积。最初时控制在5分钟内就可以，经过1个月后延长至20分钟左右即可。家长可以每天给宝宝做一次日光浴，直到他可以自己进行户外运动为止。

享受日光找好时间

一天中太阳高度不断变化，为了防止阳光过于强烈晒伤宝宝，家长要挑选好进行日光浴的时间。一年四季中，每天的10~16点都是阳光紫外线最强的时段，夏季尤甚。若此时给宝宝进行日光浴，就会有晒伤皮肤的可能。

一天中最佳的日光浴时间是8~10点和16~17点，但具体的地区各有不同的最佳时间段。南方在上午的8~9点，北方在上午的9~10点为宜。

上午紫外线偏弱，红外线较强，宝宝进行日光浴可以促进新陈代谢；下午紫外线变强，对宝宝肠道吸收钙、磷及骨骼的钙化有很大好处。

享受进行时需注意

1. 宝宝与阳光“玩游戏”时，最好戴个遮阳帽，防止阳光强烈刺激宝宝眼睛。

2. 宝宝俯卧享受阳光时，家长可以取下尿不湿，让宝宝的小屁屁也被阳光“亲吻”。

3. 如果宝宝在春天进行日光浴，要避开人多及有花的地方。空气中含有的细菌

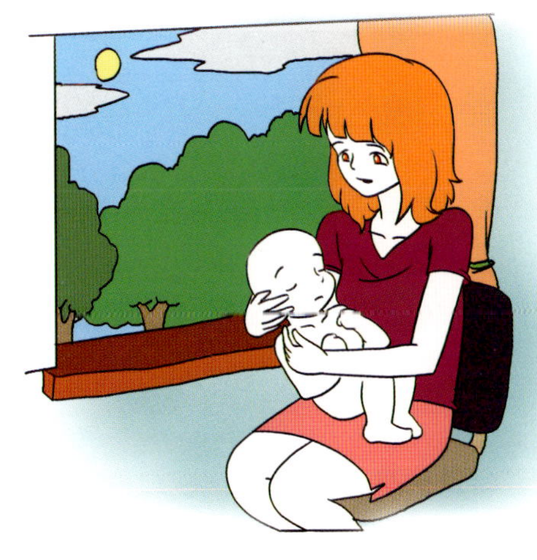

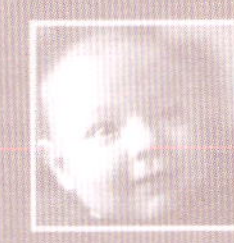

和花粉会使皮肤过敏，出现瘙痒症状。家长可以选择一个空气流通、平坦干净的地方给宝宝进行日光浴。

4. 在日光浴的过程中若发现宝宝的皮肤变红，开始大量出汗，就应立即停止日光浴，并抱到阴凉处休息。

日光浴后尽快护理

宝宝晒完日光浴后妈妈还要尽快地采取护理措施。擦汗、换贴身衣物、补充水分都是妈妈要做的事情。如果宝宝日光浴后皮肤比较干燥，还可以涂抹一些宝宝润肤霜。

这样不宜做日光浴

日光浴虽好，但它不适宜所有宝宝。若孩子患病或有严重湿疹时不可做日光浴。空腹或餐后1小时内也不宜进行日光浴。

34 关注宝宝健康，避免疾病困扰

孩子健康是父母最大的心愿。但是3个月的宝宝身体还没有发育完成，对于疾病没有强大的抵抗力，很容易患上疾病。因此家长就要采取预防措施或在宝宝患病时给予有效地治疗。

小儿麻痹

症状：患有小儿麻痹的宝宝会有发烧、多汗、咽喉痛、呕吐、腹泻或便秘等症状，有一部分患者还会出现肌肉疼痛、四肢及面部肌肉无力的表现。

治疗：在患病的前两年，患者家属可以帮助患者恢复。但两年后就要采用手术的方法矫正肢体。治疗时可选择止痛药、物理治疗、矫形鞋、手术等方法。

预防：预防此病可以通过注射疫苗来完成，平时要注意饮食卫生，宝宝的衣物、用品、餐具的都要消毒，生活环境也要整洁。

小儿惊厥

症状：若宝宝常在夜间啼哭，且出现多汗、食欲减退、手足抽搐、贫血、易患呼吸道感染病症时，就很有可能是患上了小儿惊厥。

治疗：小儿患病时要使其呼吸顺畅，注射安定等止痉剂。若患儿持续抽搐，出现视乳头水肿、瞳孔两侧不等时，要注射药物治疗脑水肿。

预防：要多到户外活动，增强抵抗力。注意营养，摄取全面的营养元素。防止宝宝撞伤头部，平时加强看护。

臀部皮炎

症状：臀部皮炎轻的患儿会有红色斑块状，重的在臀部、外生殖器、会阴及大腿内侧会有丘疱疹，甚至出现糜烂。

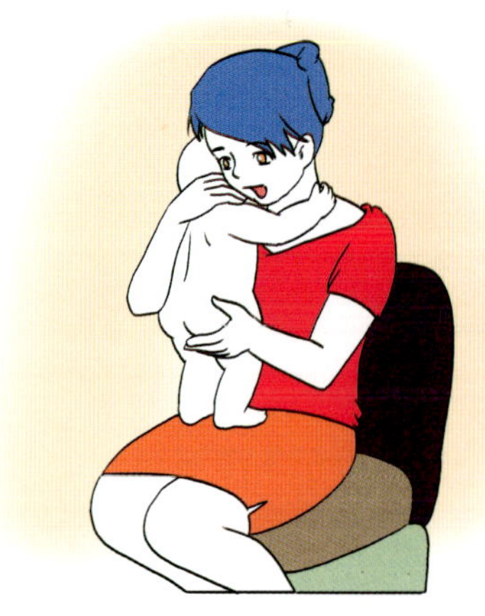

治疗：让患儿的患处保持干爽，必要时可曝晒于阳光下。清洗患处时不宜用力摩擦，用棉布吸干水分，涂抹消炎药即可。

预防：保持宝宝臀部干燥。炎热季节还要时常清洗臀部，不要用刺激性肥皂清洗患处，清洁后用爽身粉保持干燥。挑选柔软质地的尿不湿。

35 宝宝同步喂养方案

此时宝宝饮食的“主力军”仍然是母乳，但是由于月龄的增加，家长可以给宝宝提供蔬菜汁或果汁作为额外的营养添加。

3个月的宝宝进入了脑细胞和身体各方面生长发育的高峰期。这时的母乳对于宝宝来说非常重要，妈妈不但要让宝宝吃饱，还要让宝宝吃好。优质的母乳才能保证宝宝可以摄取丰富的营养元素，这样宝宝才能长得更快、更好。因此，妈妈平时在注重自己的饮食之余，还要保证有充足的睡眠时间，为宝宝提供充足而质优的乳汁。

3个月宝宝每日所需的热量是每公斤体重100～120千卡，严重过多或过少都对宝宝的发育不利。此时家长可以给宝宝添加果汁和蔬菜汁，每天2～3次，为宝宝增添维生素等有益元素。此时还应继续给宝宝喂食鱼肝油。

宝宝食谱

3个月的婴儿饮用果汁及菜汁可以补充维生素及纤维素，增补营养的同时解决大便干燥的麻烦。

苹果汁

材料：熟透的苹果1个。

做法：将苹果洗净，切成两半。削去苹果皮，挖去核。将苹果切成若干小块。将苹果放进榨汁机榨汁。滤出苹果汁，对入一定量的水，每次给宝宝饮用1~2匙。

胡萝卜汁

材料：新鲜胡萝卜1根。

做法：胡萝卜洗净，除去外皮。切成小块，放到榨汁机中榨汁。滤出胡萝卜汁，加入一定量的水，每次给宝宝饮用1~2匙。

36 亲子 online

资优教育

3个月的宝宝在抓握东西、对颜色的分辨、视觉、语言上都有了进一步的飞跃。根据他的这些特点，爸妈可以在孩子的床上系一些色彩鲜艳的玩具，当宝宝伸手或伸脚触动玩具而发出响声时，他会高兴地

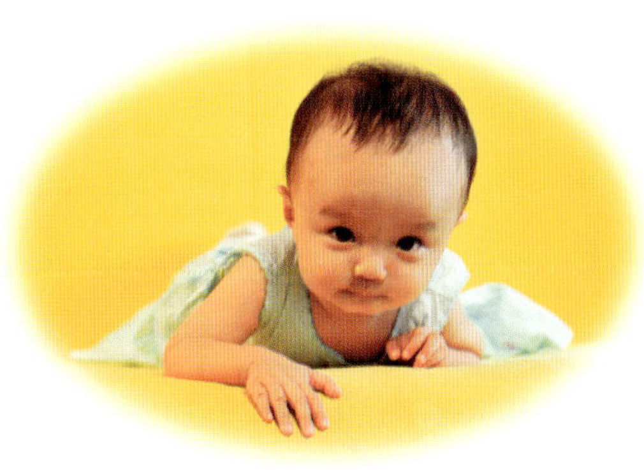

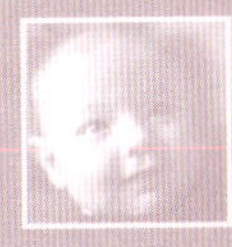

笑出声来，并乐此不疲地继续玩耍。这种“教育”方式可以锻炼宝宝眼、耳、手、脚的协调能力，是另一种教育锻炼。

此时宝宝已经可以用肘部支撑着上身，头部也能抬高一些。家长可以让宝宝经常保持这样的姿势跟他玩耍，这个动作可以促进宝宝血液循环和呼吸功能的发育。玩耍时，家长可以在孩子面前放他喜欢的玩具，当他想用手去抓时，颈部和胸部肌肉就得到了锻炼。

家长在这时仍然要不停地和孩子说话，虽然宝宝不能理解话中的意思，但他的大脑也会形成回路，为以后的发育打下基础。

适合孩子的玩具推荐

3个月宝宝适合玩的玩具是宝宝镜。当宝宝俯卧时，家长可以拿来能够移动的镜子，让宝宝看镜中的自己。当他对镜中的自己产生兴趣的时候，就会努力地撑起上身，试图靠近看清镜中人。

这个玩具可以加强宝宝颈部、上肢和胸部肌肉的力量，同时扩大孩子的视野，使他能看到更大范围内的事物。

给宝宝按摩的方式方法

此时给宝宝按摩就要有针对性地进行了，此时宝宝的脖子已经可以竖直地挺立一会儿，所以脖颈处是按摩的重点区域。家长可以由上至下按摩，并轻轻地揉捏肩颈，让宝宝肩颈处的肌肉得到放松。

除此之外，宝宝的四肢也是活动量相当大的部位，家长在宝宝睡前可以进行按摩，由上至下轻力揉捏即可。也可在按摩前涂一些润肤霜，让宝宝的肌肉在放松的同时得到滋润。

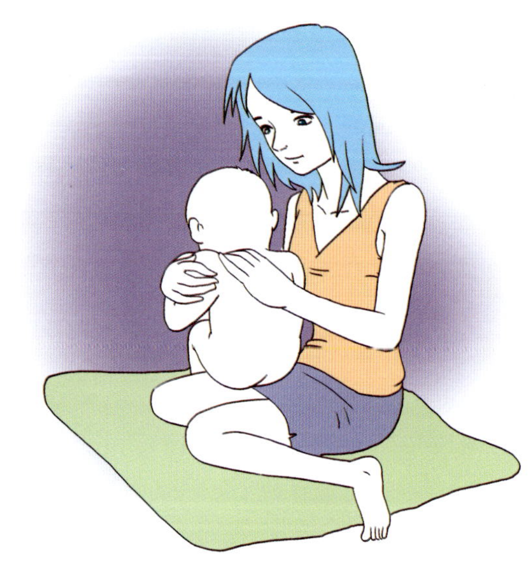

专题：常见问题及处理办法

3个月的宝宝会比从前有更多的问题，这些异常表现不仅损害了宝宝的健康，也给爸妈带来了不少烦恼。

习惯性吮吸

宝宝降临的这3个月中，与他形影不离的除了家长无微不至的呵护外，还有香甜的乳汁。这就使得小宝宝爱上了吮吸，不论是妈妈的乳头还是自己的手指，都吮吸得特别起劲。吮吸只是一种习惯，通常情况下不用纠正。但如果“上瘾”后影响了对食物的兴趣，家长就要予以制止了。可以采用转移注意力的方法，让宝宝暂时忘掉吮吸。也可以适当减少妈妈横抱宝宝的次数，防止宝宝习惯性地寻找乳头。

感染性腹泻

此时的宝宝很容易感染上腹泻，若孩子大便较稀、量减少、每天次数增多，家长就要注意孩子是否患上了腹泻，如果在出现以上症状时还伴有脓血便，出现呕吐、脱肛的现象，就一定要尽快送往医院治疗。家长不要私自给宝宝用止泻药，防止药物副作用的侵害。就医后可继续给宝宝进行母乳喂养，也可用稀释牛奶喂养2～3天，病症好转后恢复正常饮食。

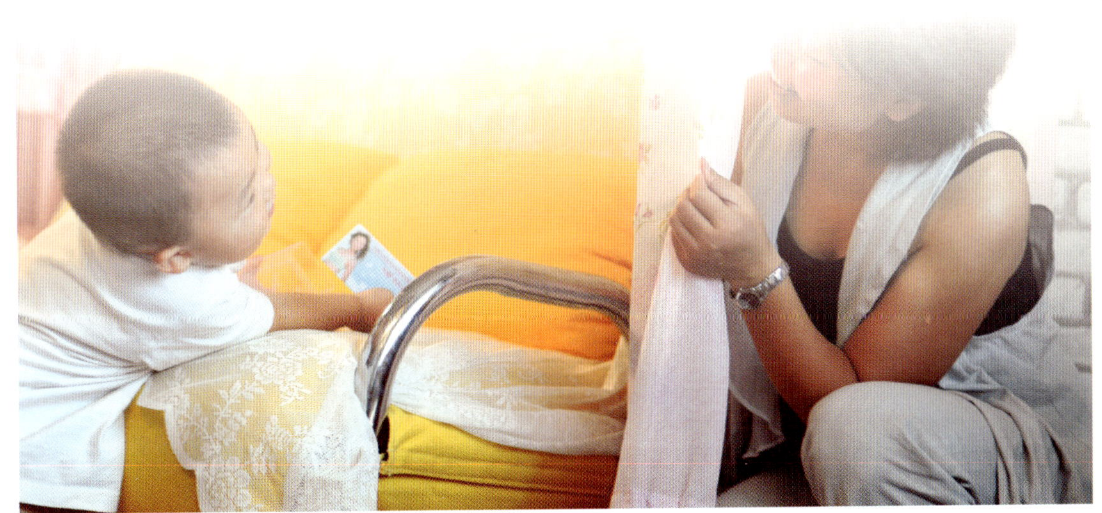

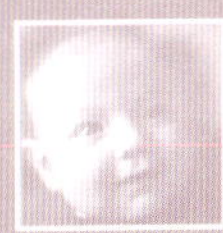

>>>

夜晚啼哭汗出

如果你发现宝宝夜间总是啼哭，经常出汗，还伴有枕秃的现象，就说明他缺钙了。此时宝宝因生长的需要，对钙质的需求量大大提高。如果宝宝缺钙，就会影响神经的稳定性，出现夜啼症。而维生素 D 是有助于补钙的最佳元素，妈妈可以通过饮食、晒太阳来增加宝宝对钙质的吸收。

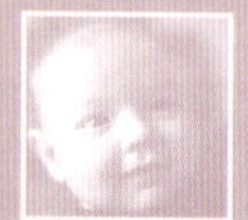

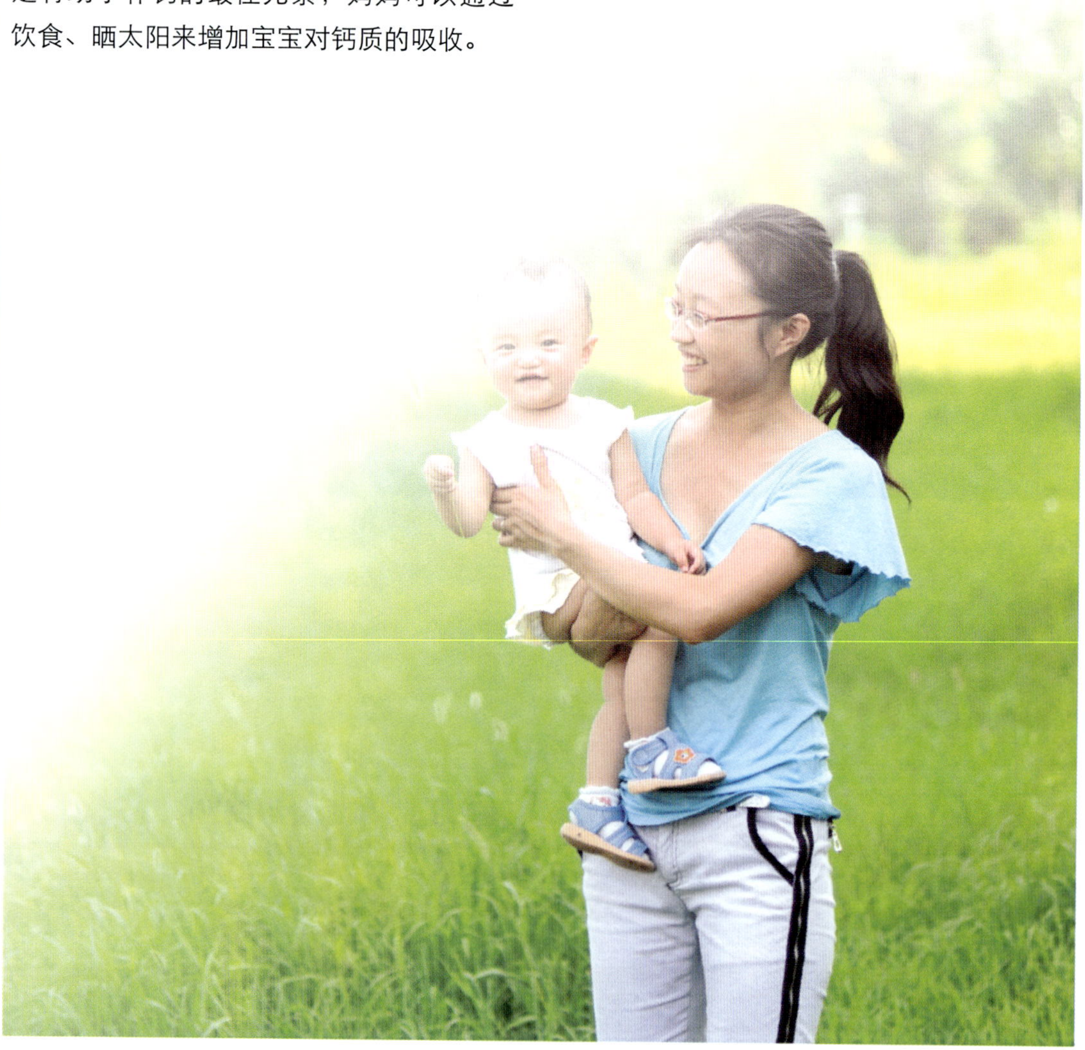

Part 5 第 4 个月

了解宝宝的情绪

“小家伙长到了第 4 个月，已经开始学会用情绪表达自己的不满了，做父母的你是否观察到这点了呢？要想更加了解宝宝，就要与其多接触，从他的一个表情、一个动作中知晓他想表达的意思。”

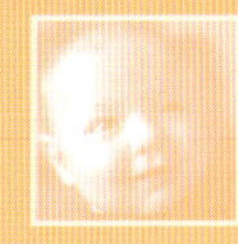

37 宝宝的发育特征

此时宝宝的生长发育速度会减慢一些，虽然没有了快速的发育速度，但是宝宝的世界里每天都可以找到充满令人兴奋的新发现。

身体发育特征

此阶段宝宝身长的增长速度开始变慢，月末时男宝宝可以长到63.35厘米，女宝宝可以长到61.53厘米。

身长增长速度变慢，体重也不例外。在4~6个月时，宝宝每个月的体重只会增加450~500克。4月的男宝宝体重可以达到6800~9000克，女宝宝可以达到5300~8300克。

此时，男宝宝的胸围可以达到41.75厘米，女宝宝大约能够达到40.05厘米。

4个月的宝宝头围增长速度比胸围要稍慢一些，男宝宝约为41.25厘米，女宝宝约为39.90厘米。

此时宝宝的牙齿大多还没有萌发出来，但是为了以后萌芽做准备，家长可以给宝宝吃一些锻炼牙床的辅食，当然食物也要是软烂的。

4个月的宝宝前囟还不会完全闭合，但是绝大部分宝宝的后囟和骨缝都应该闭合了。

智能发育特征

此时，小宝宝在俯卧时头可以抬得更高了，大约能有90°角，扶着宝宝的腋下时他还可以试着“站立”。他们对于自己喜爱的玩具可以自己拿着玩，也会把手里的东西放到嘴里吮吸。他的眼睛注视移动的物体，偶然还会注意细小的东西，就像个小侦探一样，而且耳朵还会寻找声音的来源。在发音方面，虽然还不会表达自己的想法，但是可以发出高叫声和咿呀声来表达意思。此时小家伙对亲人已经有了一定的认知，能够分辨出哪个是自己的亲人。

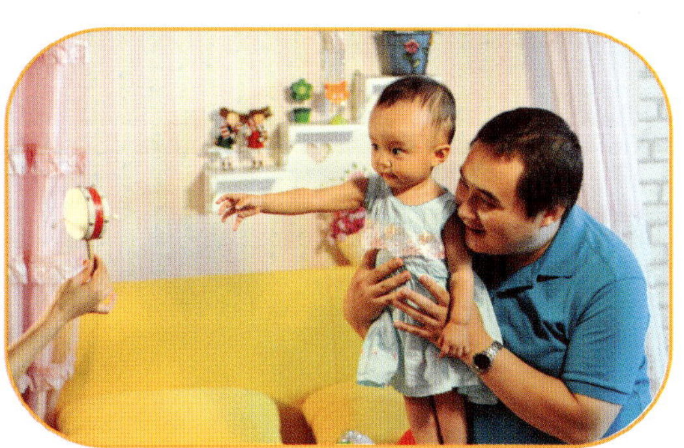

38 宝宝的枕头如何挑选

到了婴儿期的第4个月，宝宝已经可以像大人一样用枕头了。在上个月，宝宝学会了抬头，原本笔直的脊柱开始出现生理性弯曲，此时给宝宝睡枕头可以给头部定型，防止睡偏。但是枕头的选用也是有门道的哦。

枕头高度要适宜

3个月的宝宝脊柱开始出现弯曲，此时可以使用枕头。但是在选用枕头时，高度一定要适宜。如果宝宝头部被垫得过高，

会造成头颈弯曲，影响他的呼吸和吞咽功能。此外，宝宝睡的枕头过高，容易使肌肉疲乏，导致睡眠质量下降，易惊醒。而且宝宝颈胸柱的弧度也会增大，增加中段胸柱承受的力量，久而久之使宝宝出现驼背、斜肩等畸形情况。

此时，宝宝睡枕的高度以2~3厘米为宜，只有过了半岁才能睡3~5厘米的枕头。宝宝的枕头应扁小，长度以宝宝的肩膀为标准即可。这样宝宝才能枕着舒服的枕头进入梦乡。

枕套材质要合格

枕套是直接接触宝宝皮肤的层面，所以一定要选用柔软、透气性好的面料。竹纤维面料是目前比较好的选择，它吸湿吸汗、透气舒适、柔软亲和，还能防止宝宝出湿疹。其他一些较为粗糙的面料尽量不要挑选，它会伤害宝宝娇嫩的肌肤。

枕芯质地很重要

一个好枕头，枕芯起着至关重要的作用。因为宝宝囟门和颅骨缝还没完全闭合，所以为防止宝宝头颅变形，应避免选用过硬的枕头。很多人都认为绿豆、米粒、蚕沙做填充的枕头有清热解毒、祛风除湿、凉爽止汗的作用，是枕头的不二挑选对象。但是在使用时，家长要记得定时给宝宝变更睡觉的方向，防止头颅变形或两侧脸大小不一。

硅胶、太空棉等松软材料做的枕头不能有力地支撑宝宝颈椎，过大的与头皮接触的面积也不利于脑部血液循环，严重时还会影响宝宝呼吸。这些材料中有可能含有害的化学物质，挑选时应多加注意。

荞麦是比较常用的枕头填充物，它软硬适中、冬暖夏凉且透气性好，对宝宝头部血液循环也有好处。但由于宝宝新陈代谢旺盛，头部出汗较多，所以要勤晒枕芯，用紫外线消灭枕头中的细菌。

市售枕头大比拼

市面上销售的枕头种类繁多，家长挑选时要仔细比对材质及组成，选择专业、有信誉、品质有保障的厂家，保证宝宝能用上高质量的枕头。

1. 造型枕：宝宝用的造型枕材质多半为毛巾布，触感柔软，大多有可爱的图案，鲜艳的颜色。可直接清洗，造型多样。

2. 抗菌枕：枕头内有一层抗菌材质，可以抗菌、消灭残存在枕面上的螨虫。较易过敏的宝宝比较适合选择这种枕头。

3. 乳胶枕：乳胶枕较轻薄，为天然材质。可随宝宝的体型改变弯度且不易变形。此种枕头可迅速散热，调整血液循环，矫正不良睡姿，让宝宝睡好每一觉。

4. 硅胶枕：硅胶枕大多设计成波浪式，具有固定的效果，可以吻合宝宝的头形，防止颅骨变形。但硅胶为化学发泡物，家长选购时应闻闻味道，防止买到含毒产品。

39 宝宝睡袋知多少

很多宝宝在睡觉时都喜欢踢被子，这

使家长很为难。不给宝宝盖被子，怕受风着凉；将被子盖严，又不利于宝宝生长发育。解决这个问题就可以请宝宝睡袋来帮忙，它能够让宝宝在舒适、宽松的环境中安睡到天亮，解除爸妈的后顾之忧。

各式睡袋大盘点

现在市面上销售的睡袋种类繁多，每一种都有它独特的优点和特征。下面就来为您盘点一下几种常用睡袋，让您在挑选时能有所参照。

抱被式的睡袋

这种睡袋后面有短带设计，可以让大人把手伸进去，抱宝宝的时候会特别顺手，也方便用力。睡袋上部展开是一个平软的小枕头，宝宝白天睡觉时也可以在小睡袋里。拉起拉链，后面就出现了一个可以挡风的帽子。当你要出门时，可以把宝宝放进睡袋中，再在上面盖一条厚软的小毛毯，这样宝宝躺在婴儿车中就不会着凉了。宝宝在车中不会翻身、踢被子，睡袋颈部稍稍收口，也不必担心宝宝转头时颈部受风、受凉。

这种睡袋比较适合新生至3、4个月的宝宝使用。

占满小床的大睡袋

这款睡袋在使用前，要先在童床里垫好棉褥子，再把大睡袋放上去。宝宝睡觉时，穿上全棉内衣，先放入小睡袋，再放进大睡袋。即使在很冷的冬天，在大睡袋上加一条毛毯，宝宝的保暖问题就解决了。这个睡袋可以铺满宝宝的整张床，让宝宝有一个宽松、温暖的睡眠环境，它既可以单独使用，也能与其他睡袋搭配使用。

这种睡袋比较适合0~3岁的宝宝使用。

背心式的睡袋

背心式睡袋在前面有1条长拉链，宝宝穿上后可以从胸口一直向下拉到腿部。这款睡袋的优点就是给宝宝换尿布时十分方便。背心式睡袋的保暖功能很好，而且不会限制宝宝双手的活动，即使宝宝不愿意老实地待着，也不会感到寒冷。

这种睡袋比较适合3个月至2岁的宝宝使用。

挑选睡袋的小窍门

不同睡袋的优点不同，挑选时也有小窍门可寻。

1. 形状。睡袋可以分为方形和人形。

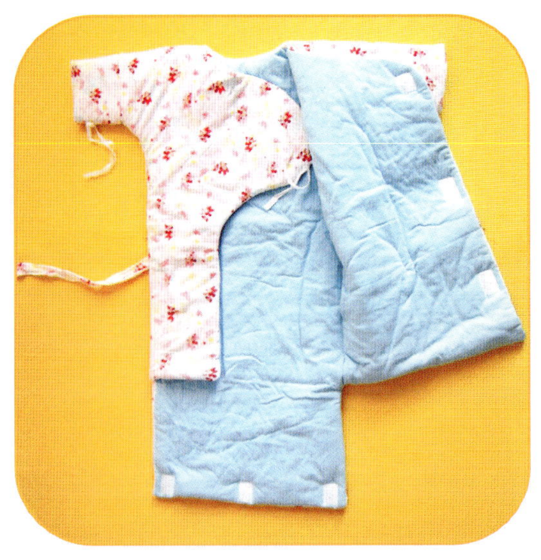

方形的睡袋内部较宽敞，宝宝在里面不会有束缚感，而且还可以打开当被子盖；人形的睡袋保暖性相对来说较好，更贴合宝宝身体。

2. 保暖。睡袋的材质可分羽绒、羽毛、人造纤维、人造羽毛 4 种。羽绒和羽毛材料的睡袋相对来说保暖性较好，人造羽毛制品中，中空棉质地保暖好，人造纤维中压克力棉纱保暖性好。

3. 柔软。挑选睡袋时，手感越柔软越好。购买羽毛睡袋时应挑选羽毛梗细且柔软，摊开越松软越好，收起越轻薄越好。

4. 材质。羽毛睡袋的优点就是可以缩小占地面积，即使压缩得很小，依然能够强效保暖。人造中空纤维睡袋的优点就是在清洗过后，仍然可以继续保温。

5. 季节。父母在购买睡袋时，还要考虑到使用的季节，以方便决定购买哪一种款式及类型的睡袋。

6. 花色。家长购买睡袋时，最好选择白色或浅色系的，这样可以避免印染过程中残留的不安全因素。

7. 气味。睡袋的气味很重要，在决定购买前，请先闻闻睡袋内是否有刺鼻的气味。如果有，一定要放弃购买，以免化学物质伤害宝宝。

8. 做工。购买前家长还要仔细地检查睡袋的做工。拉锁是否会划伤宝宝的皮肤？扣子是否会被宝宝吞下？这些小问题都是要注意的地方。

40 加强对宝宝的能力训练

宝宝的能力是通过不断锻炼来提升的。此时，爸妈要不厌其烦地对宝宝进行全面的能力训练，让他赢在人生的起跑线上。

认知能力

4 个月的宝宝头部可以自由转动，妈妈抱着他的时候，他的视野也会更加开阔。这时妈妈就要好好利用这个机会，让宝宝感知更多的事物，提升他的认知能力。

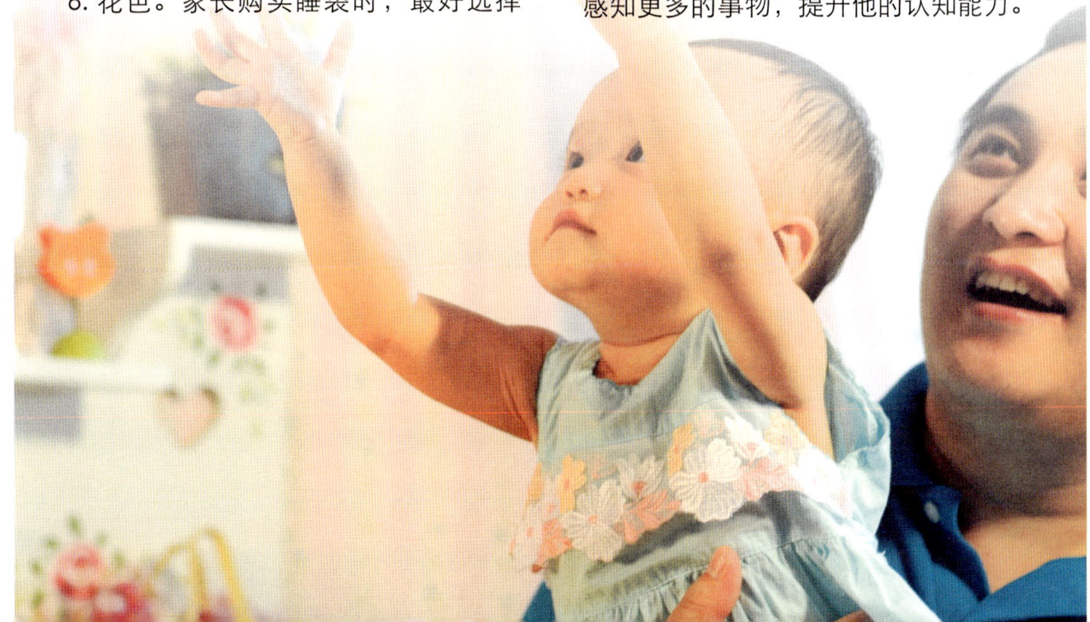

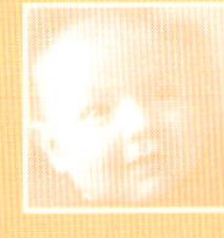

家长在宝宝精神好的时候，可以让他多接触一些生活中的事物。比如带他到公园玩耍，认识花草、树木、亭台楼阁，倾听虫鸣鸟叫，认识花鸟鱼虫。在家的时候，家长也可以让宝宝熟悉身边的事物，让他去摸、去闻、去听、去尝，尽可能多地感受事物的不同方面。

语言能力

此时，宝宝能够发出大小不同的声音，大声尖叫和轻声细语都能完美演绎，而且对家长的声音还能进行模仿。父母在此时仍要继续给宝宝语言声音刺激，多与他说话或听音乐，促进宝宝发声系统的发展，为语言能力做铺垫。

肢体运动能力

此时，宝宝会翻身了，从一侧滚到另一侧已经不是什么难事。家长此时可以试着让宝宝进行更加有难度的锻炼。比如扶着宝宝腋下，让他在地面上“弹跳”，让他体会颠簸的感觉；也可以扶着宝宝的髋部练习坐立，为即将学会的坐立做准备。

生活交往能力

锻炼宝宝与陌生人接触。有些孩子见到陌生人时会表现得很畏惧，不敢大方地面对。此时，家长不要强求他与生人接触，可以先让他在一旁观看，当他觉得熟悉了，自然会主动地和人们交往。

41 宝宝黏人怎么办

不要对总黏着你的宝宝表现出厌倦情绪，那样只会更伤害他。宝宝黏人是因为他感到孤独，没有安全感会令他不安宁，所以黏着你不想你走。如果在这时能够得到足够的关注与爱护，他就会安静地等待你回来，而不是哭闹着让你心烦。

爸妈每天都交流

驱赶孩子心中的孤独感，需要妈妈用爱心和关怀灌溉。不管工作有多忙，妈妈都应该保证每天至少和宝宝有一个小时的沟通和游戏时间。

宝宝出生后虽然脱离了母体，但却丝毫没有减少对妈妈的依赖感。只有妈妈用一些时间和宝宝相处，他才会感到满足，安全感才会建立。要提醒广大妈妈，与宝宝交流玩耍时要“专心”，不要一边忙着其他的事情，一边应付宝宝，这种敷衍同样会伤害宝宝的幼小心灵。家长要专心和宝宝玩，通过一来一往的交流，宝宝得到满足。

与宝宝交流时，父亲不要在一旁当“看客”。要知道，父爱对宝宝同样重要，甚至超出了母爱。如果宝宝可以同时与父

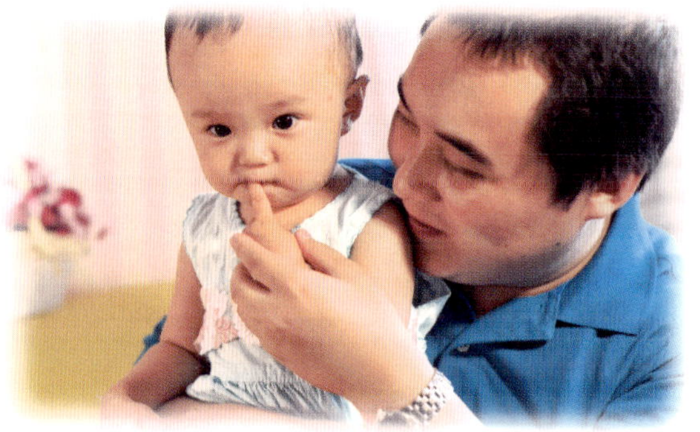

母两个人玩耍、游戏，他的安全感和被爱护感会得到进一步的提升。

多多寻找好朋友

现在绝大多数家庭都是一个孩子，与同龄人或小朋友得不到充分的接触，让他多一些知心的玩伴，将会分散一些对妈妈的依赖。宝宝渴望有人陪伴，如果你没有多余的时间跟他玩，就在邻居、亲戚中给他找个玩伴儿，孩子有人陪伴，就不会一直黏着妈妈了。

抚摩增加安全感

有些孩子需要的是肌肤上的慰藉，通过爸妈的抚摩，他们会更加真实地体会到关爱。所以父母可以在孩子临睡前给宝宝做全身的按摩，让宝宝切身体会到父母的爱护。

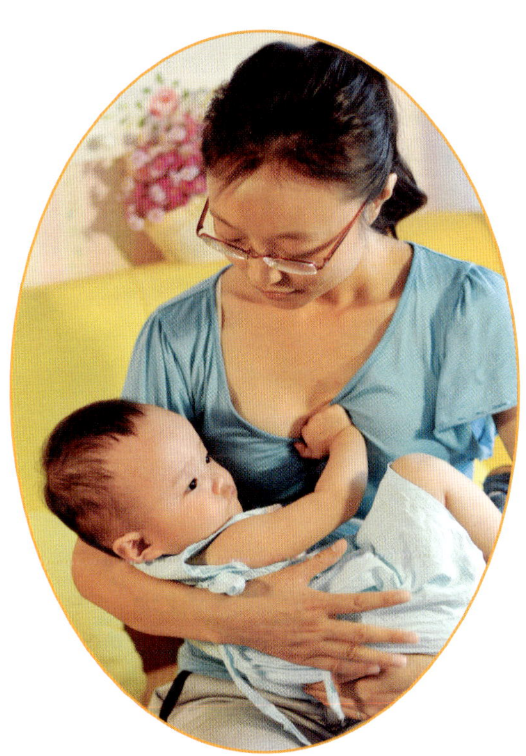

42 观察宝宝表现，了解身体不适

4个月的宝宝难免会有身体不适，因为不会用语言表达，所以家长就要仔细观察宝宝，从他的一举一动中得知他的健康状况。

婴儿腹绞痛

患有腹绞痛的婴儿大多会在傍晚到凌晨间不停地哭闹，有些患儿的哭闹时间也不是很固定，宝宝啼哭时还会发生腹胀、放屁的现象。此时，不论爸妈用怎样的方式安抚都无济于事，宝宝还是依旧啼哭。

宝宝患上腹绞痛一般认为是肠痉挛引起的，也有可能是因为宝宝哭闹吞入空气，造成的腹胀、放屁现象。处理这种情况，家长可以先试着用拥抱、轻摇、喂奶等方法让宝宝安静下来，等待症状减轻。这种病症没有特殊的治疗方法，家长唯一能做的就是等宝宝自然好转。如果宝宝哭得很厉害，家长在排除宝宝患有其他病症后，可以试着使用酸化奶，它具有促进消化吸收的功效，可以缓解腹痛，但通常只对一小部分患儿起作用。只要爸妈细心呵护宝宝，相信这段时间会很快过去的。

水痘

婴儿患水痘的数量较少，但也不排除可能性。主要通过飞沫和接触病患诱发，婴幼会有发热及出现红色斑丘疹表现，宝

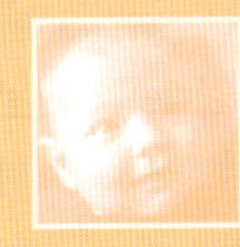

宝若出现如上症状，家长一定要细心加以护理。

宝宝患病时，水痘会先在头皮、躯干受压部分出现，进而呈向心性分布，慢慢扩散。在出疹的1～6天内，皮疹会由细小的红色斑丘疹逐渐形成圆形或椭圆形的水疱。当水疱破裂溃烂后，会渐渐变干、萎缩，然后结痂、脱落、痊愈。一般水痘的患处不会留下疤痕，只有抓破被感染后，才会留下伤疤。

护理患儿要精心，要给病儿多喝水，保证充足的休息时间，提供营养丰富、易消化的食物。保持患处皮肤清洁，衣物和餐具要清洁消毒，居室常通风，修剪指甲，防止小儿抓伤患处引起感染。

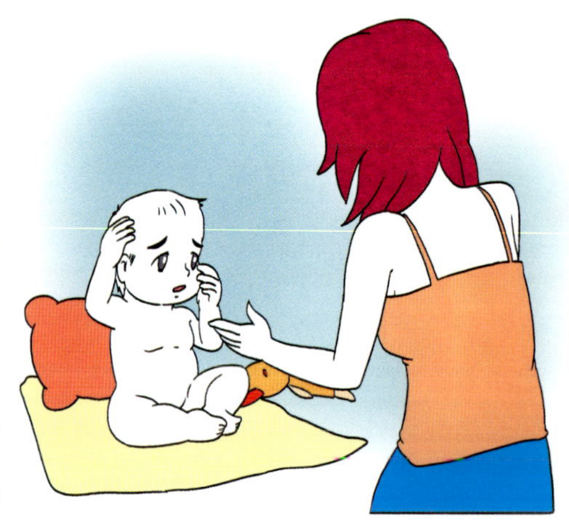

便秘

婴儿发生便秘大多是因为饮食不当造成的功能性便秘，只要经过调理就可以痊愈。只有一小部分婴儿是因为先天性肠道畸形导致频频便秘，这种情况需要经手术矫治才能康复。

婴儿每天至少要有1次大便，便质较软为好。若宝宝2~3天不解大便，而且还出现腹胀、腹痛、呕吐等反应，就有可能是患病了，要及时就医诊治。大便的性质与饮食成分有关，食物中含有大量的蛋白质，但缺少碳水化合物，大便就会干燥；如果食物中碳水化合物较多，排便次数就会增加且呈稀软状。但是现在婴儿所食用的食物太过精细，缺乏渣滓，很容易因饮食不当而导致便秘。

一般情况下，人工喂养的婴儿较母乳喂养的婴儿更易发生便秘。如果人工喂养的宝宝出现便秘，可以加入一些水果汁、蜂蜜水，帮助肠道蠕动，缓解症状。牛奶喂养的宝宝发生便秘时，家长要减少牛奶的量，并在其中添加少量糖分，餐间给宝宝喝一些水果汁、蔬菜汁，刺激肠蠕动。

夜盲症

夜盲症是一种眼部疾病，宝宝患上它后，在夜间或昏暗的环境下，视力就会变差或看不见物体。导致宝宝出现夜盲症的很大一部分原因是身体中缺乏维生素A。人眼中的视网膜杆状细胞会合成视紫红质，它能够帮助我们在夜间看清物体，而合成视紫红质需要的原料就是维生素A，缺少了它宝宝就会患上夜盲症。这种暂时性的夜盲症可以通过食用猪肝、胡萝卜、鱼肝油等富含维生素A的食物治愈。

还有一些患者是由于视网膜杆状细胞营养不良或先天遗传，这些情况就要请医生定夺要如何治疗了。

呼吸道传染病

宝宝患上呼吸道传染疾病一般会有鼻塞、流涕、打喷嚏、喉咙疼痛、咳嗽等症状表现。很多病症的前驱症状都是这样的表现，如果家中小宝宝有了呼吸道传染病的症状表现，家长为防耽误病情，最好尽快就医治疗。

预防宝宝出现呼吸道传染病的方法就是保持居室空气流通，适当带宝宝接触外界空气，提高抗病能力。按时接种各种疫苗。天气变化时及时添减衣物，饮食注意卫生，营养要全面、合理。

43 宝宝同步喂养方案

宝宝已经4个月了，随着身体的发育，仅有的食物种类已经不能满足生长的营养需求。此时，他可以开始尝试除母乳、牛奶、蔬果汁之外的食物了。

掌握4个月宝宝的辅食原则

全面的营养能够帮助宝宝健康成长，但是宝宝在接触新食物时难免会出现不适的情况。作为家长的你是否真的能让消化吸收系统未成熟的宝宝顺利接受辅食呢？来了解一下添加辅食需遵守的原则吧。

1. 添加辅食的量要由少到多，让宝宝慢慢适应没有乳汁的日子。

2. 质地要由稀到稠。此时宝宝的牙齿还没有长出来，不需喂食需要咀嚼的食物。

3. 种类要逐样添加。等宝宝习惯了一样再添加另一样，不可强迫宝宝进食某种食物。

4. 时间要适宜。给宝宝添加辅食不要过早，那样会增加婴儿消化功能的负担。添加辅食过晚会对其生长发育造成影响，身体无法形成免疫力。

温馨小提示

如果宝宝正在患病，家长暂时不要添加新的辅食。待宝宝疾病痊愈后，再给他尝试新的辅食。

宝宝食谱

4个月的宝宝已经可以食用蔬果泥了，与上个月的蔬果汁相比，这会更加有营养，起到更大的锻炼咀嚼作用。

苹果酱

材料：新鲜苹果1个，白糖少许。

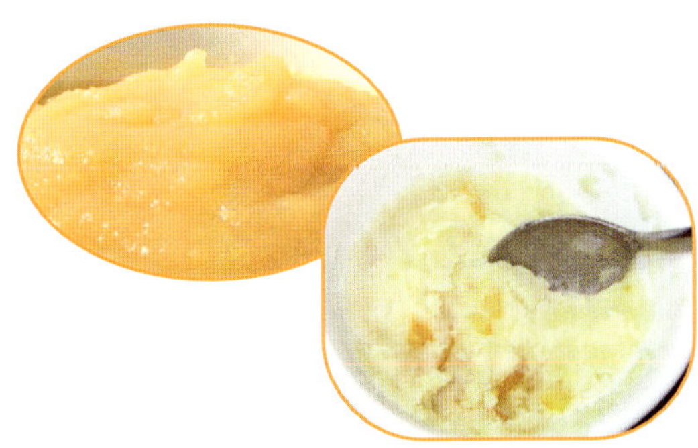

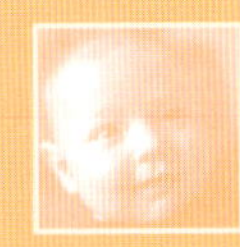

做法：将苹果洗净，去皮除子，切出1/6个。将苹果切成薄片，放入锅中加少许白糖煮开。煮开后下火用勺子碾成糊状。

土豆泥

材料：新鲜土豆，牛奶1大匙，黄油1/4小匙。

做法：土豆洗净，削去外皮。取宝宝可以食用的量，放入锅内蒸熟。取出后用勺子碾成泥状，加入牛奶和黄油搅拌均匀。

44 亲子 online

资优教育

此时，宝宝的大脑在快速地发育，家长可以抓住这个机会，锻炼他各种系统的灵活性，让他记住更多的东西。

家长在这个时候可以开始让宝宝识记身边的物品，方法就是用清晰的发音，不断重复物品的名称，让宝宝的语言中枢神经对这个物品的名称产生记忆。家长可以教孩子说一些简单的、身边的事物名称，短短的一个词语即可。这样对宝宝日后真正开始说话很有好处。

此时，宝宝已经可以寻找声源了，家长可以用铃铛等发声物品让宝宝寻找，以此来锻炼孩子的注意力及视听能力。

家长也可以让宝宝看移动的物体，例如奔跑的小狗、飞翔的小鸟、奔驰的汽车等，锻炼他的视觉追查能力。

适合孩子的玩具推荐

此时，宝宝已经可以抓握物品，在看到感兴趣的物体后，会有伸手要够取的意向。通过这个表现，家长可以在宝宝的睡

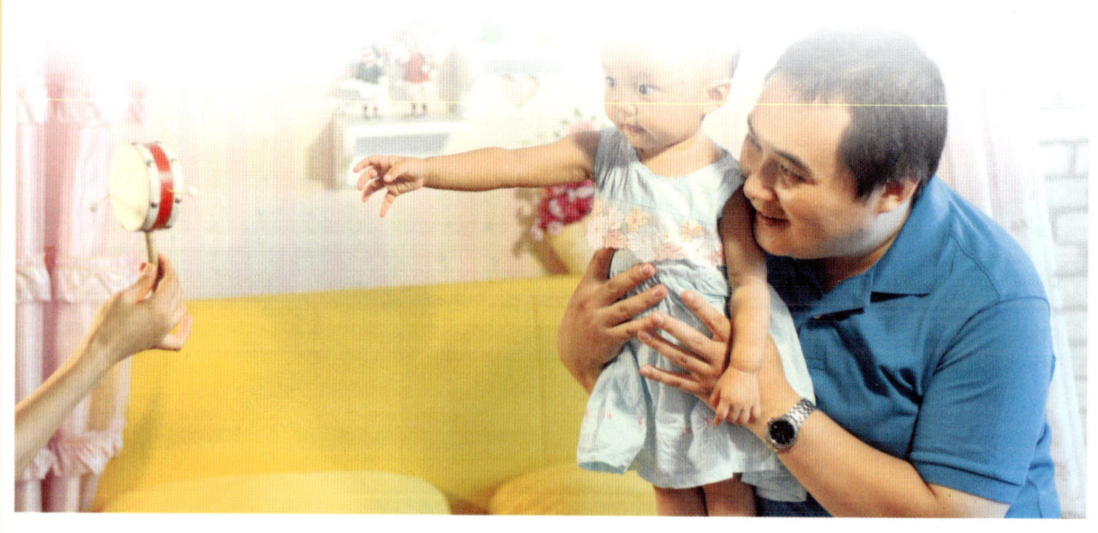

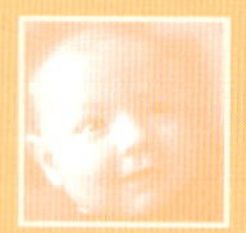

床周围放置一到两个玩具，位置一定要在安全、较近的地方。比如铃铛就是一个不错的选择，宝宝通过抓握这些物品，就能听见悦耳的声音。不仅抓握能力得到锻炼，手眼协调能力也得到了发展。

给宝宝按摩的方式方法

给4个月宝宝按摩时要注重胸部、大臂肌肉的按压，此外，肩、膝、股、肘关节及其韧带的功能也是要锻炼的部位，家长可以借助按摩体操促进手臂肌肉和脚腿肌肉的力量。

家长让宝宝取仰卧位，用双手抓住宝宝的双手，向上合并做锻炼。双手握住宝宝的小脚丫，让宝宝做蹬车状，锻炼他腿部的肌肉力量。锻炼过后，家长再由上至下按捏四肢，给宝宝做放松按摩。

专题：常见问题及处理办法

这个月宝宝开始接触全新的食物了，随之而来的除了丰富的营养外，还有“消化不良”以及口水增多。这些小麻烦都属于正常的情况，只要爸妈精心护理，宝宝是可以顺利度过的。

“消化不良”

此时，宝宝很容易出现排便异常，大便中带有颗粒状物，并混有黏液，颜色由黄变绿，而且大便多数呈水样，次数也逐渐增多。这种情况并不是指婴儿“消化不良”，只是在饮食中添加了果汁类食物造成的。

如果宝宝除了大便与往常不同，其余情况均没问题，家长可以不必担心。只要逐渐增加牛奶量，大便就会慢慢恢复正常

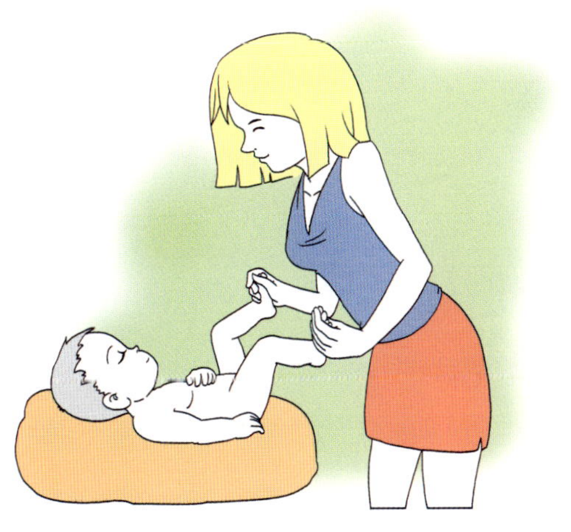

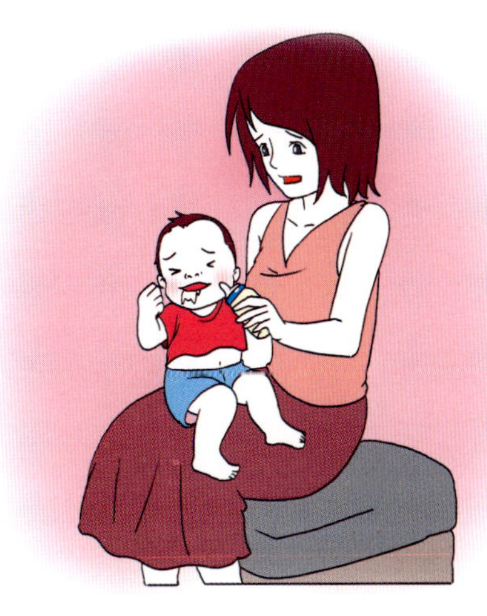

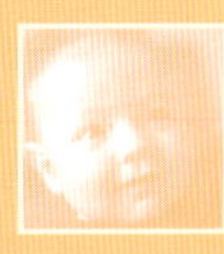

了。如果腹泻较轻，不改变原有的喂养方法宝宝也会逐渐痊愈。

口水变多

此时，宝宝的唾液腺开始发达起来，随着日龄的增加，宝宝口中消化液的分泌量也在增多。所以家长常常能看见小家伙口水量大增。这是因为宝宝口腔小，吞咽功能尚未发育完全，还不会将口水吞咽下去，所以形成了口水渐渐变多的现象。

到宝宝长到半岁左右的时候，他的口水就会“吧嗒……吧嗒……”地往下掉，所以这时家长只要护理好宝宝嘴周围的皮肤就可以了。时常用柔软的棉布擦净嘴边，避免因潮湿下巴、颈部患上湿疹。注意不要用粗糙质地的布擦拭宝宝嘴边，以免损伤皮肤。

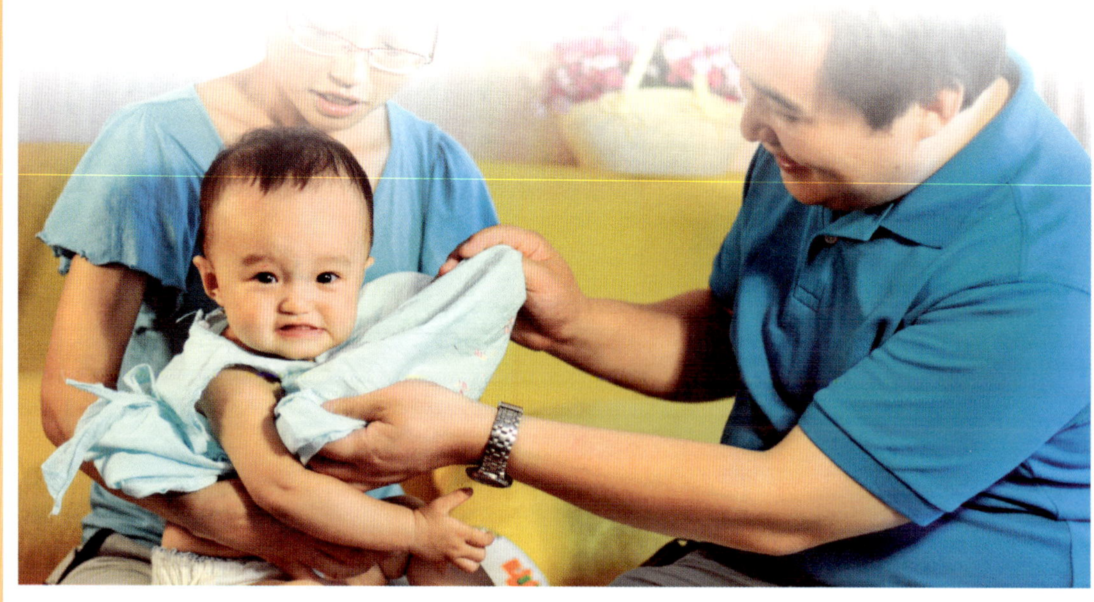

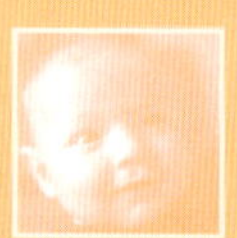

Part6 第 5 个月

让宝宝认识自我

“此时，宝宝已经快半岁了，学会了很多新的本领。从身体到智力，再到身体的协调程度都有了不小的进步。这时父母就要开始让宝宝逐渐认识自我，了解自己。”

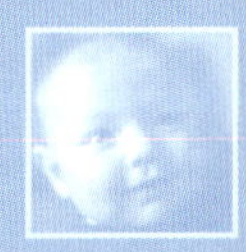

45 宝宝的发育特征

5个月的宝宝逐渐“成熟”起来，身体、智能都迈上了新台阶。看着宝宝一天天成长起来，你会觉得他是那么的活泼、可爱。但是在欣慰的同时，家长也要注意宝宝的成长雷区，不要因为大意而导致宝宝患病。

身体发育特征

此时，宝宝的身长会比上个月平均增长1.7~1.8厘米。男宝宝平均能够达到66.3厘米，女宝宝平均可以达到64.8厘米。

宝宝的体重较上个月平均可以增长400克。所以男宝宝大约能够长到7800克，女宝宝平均长到7200克。

5个月宝宝头围发育要比上个月多长0.6~0.8厘米。月末时男宝宝平均可以达到42.8厘米，女宝宝平均能够达到41.8厘米。

此时，宝宝胸围的发育状况也是比较好的，这个月可以比上个月长0.7~0.8厘米，男宝宝平均胸围为43厘米，女宝宝为41.9厘米。

此时，宝宝的前囟仍没有闭合，还需要些时间间隙才能合上。

此时，大部分宝宝还不会长牙，只有很少的宝宝有可能长出第一颗乳牙。随着宝宝乳牙的出现，小家伙会开始流口水，细心的父母要给予细致的照料才行。

此时，宝宝腹部的脂肪厚度最起码要在1厘米以上，这样才能保证宝宝是健康的。

5个月宝宝的体形比较匀称、丰满、壮实了，各个器官开始向“正规”发展。头部与全身的比例开始下降，身体下部和身体上部的比例逐渐增加。

智能发育特征

此时，宝宝已经可以用手抓住悬挂的玩具，使其发出声响，吃奶的时候知道抱住奶瓶。能够熟练地在床上180°“打滚”，即从仰卧位改变为侧卧位再翻到俯卧位。他还能用背靠着物体坐立片刻，有人跟他交流时，他还能发出“咕咕”的声音回应。当他高兴时，还会笑出声来。看见食物后会引起他的兴奋。

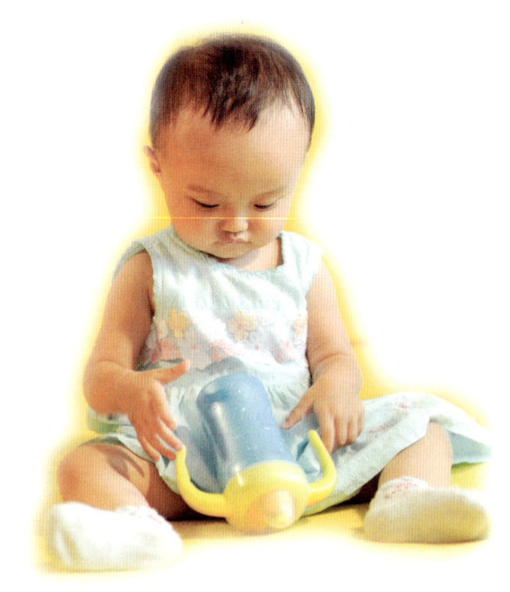

46 如何训练宝宝的听力、视觉、语言能力

随着宝宝的长大，他的听力、视觉、语言能力会有突飞猛进的发展。此时，爸妈更要抓住机会，训练他的各种能力，让他更早一步踏上成功的航班。

听力

此时，宝宝仿佛可以听懂大人在喊他的名字，作为回报，他会注视着大人微笑。他对各种新奇的声音都好奇，听到鸟叫声时，眼睛会睁大了向发出声音的地方望去。

宝宝还会寻找声源，爸妈可以在另一边和他说话，吸引他的注意力，让他转头看向你。此时，爸妈要让宝宝多聆听声音，用清楚的发音教导宝宝出声。

语言能力

当宝宝熟悉的人或玩具出现在他面前时，他会对着他们“咿咿呀呀”地说只有他自己才懂的话。此阶段的宝宝可以发出单音节，如“ba”、“ma”等，但宝宝本质上还不懂得这些音节的意思，只是无意识的随口呢喃。

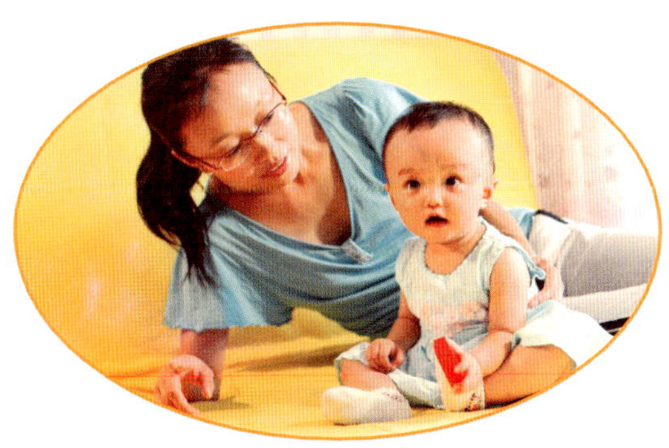

训练宝宝时，家长要用最大的爱心来关爱他。在喂奶、换尿布、玩耍等每一个细节同宝宝说话，促使他学会尽快发音。

视觉

此时，宝宝可以清楚地看到面前的物品，有时还会把玩具放在面前摆弄。他的眼睛会追随移动物体，还能看到比较远的物体。

训练宝宝的视觉可以用不同颜色的物体吸引他的注意，使其区分不同颜色。家长还可以通过他感兴趣的玩具，锻炼其远距离视物的能力。先让宝宝注意手中的物体，然后逐渐走远，直到宝宝转头不看玩具为止。如此反复，宝宝的远距离视物及注意力就会得到提高。

47 带宝宝感知周围的世界

对于此时的宝宝来说，任何事物都充满了神奇的色彩。伴随着他们与日俱增的好奇心，爸妈应该带着宝宝感知周围的世界，让他们通过触觉、味觉真正地体会周围的事物。

外出散步

5 个月宝宝白天的睡眠时间会逐步减少，这说明他的大脑生理发育逐渐成熟，已经做好接受更多事物的准备了。此时，小宝宝的脑袋也能完全竖直起来了，在家长的搂抱下可以抬起头来观察周围事物。这时家长最好常带宝宝到户外看看小花小草，认识各种建筑物和交通工具。通过散

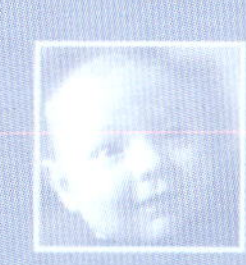

步进一步扩大宝宝的视野，锻炼宝宝的视觉灵敏度。在散步的途中大人要有意识地引导宝宝观察周围环境，同时用语言激发宝宝观察大自然的热情。相信在你的鼓励和帮助下，宝宝会成为一个积极的学习者和探索者。

家中体会

家庭是每个人的港湾，对于宝宝来说，家里也蕴涵着无穷的“珍宝”。在这场寻找珍宝的游戏中，家长一定要扮演好助手这个角色，让宝宝尽快到达成功的彼岸。

在家中时，爸妈可以利用宝宝喜欢抓和品尝的习惯，让他了解周围的世界。在宝宝精力充沛时，让他触摸不同温度的水，由温热逐渐过渡到凉爽，让宝宝用触觉体会不同的温度。此时，宝宝已经可以尝试一些辅食，对于味道的认识也要从现在开始。爸妈可以用筷子蘸取酸、甜、苦、辣等不同味道的液体让宝宝品尝，从而开启他的味觉，对世间食物有不同的感觉。玩耍时，家长也可以给宝宝听不同种类的音乐，让他感受不同的律动，激发他不同的情绪。

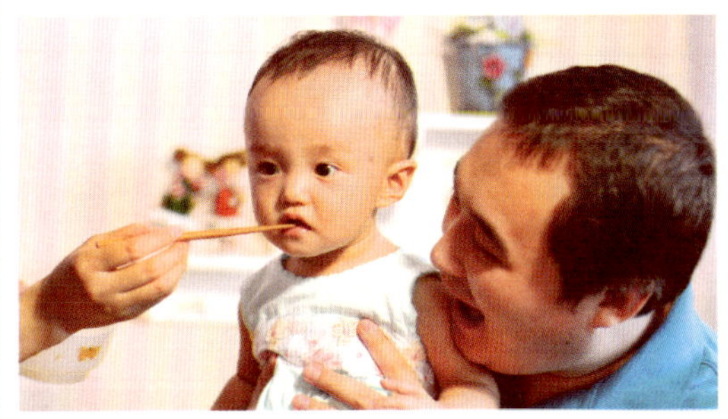

48 家中、外出安全措施全攻略

5个月的宝宝已经可以靠坐、翻身、俯卧抬头了，这些大动作虽然是宝宝能力的象征，但也是安全问题出现的前提。在家中尚且如此，外出时更是要防备出现安全问题。所以爸妈在家中或带宝宝外出时，一定要保护好宝宝的安全，防止出现意外。

家中的安全措施

家中是宝宝的“革命根据地”。一天中大部分时间宝宝都要在家，所以家中的安全一定要做到位，防止宝宝在自己的地盘受伤。

防止被砸伤

此时，宝宝已经有了伸手抓东西的能力了，如果他看到感兴趣的物体，就会想方设法地得到。这就要求父母给孩子悬吊的玩具一定要系牢，避免因拉扯而坍塌砸伤宝宝。家中桌子上最好也不要铺设桌布，当宝宝想拿到桌上东西时，就会去拉桌布，如果桌子上有尖锐或较重的物品，就有可能伤害到宝宝。

防止接触危险物品

电源插座、尖锐物品、滚烫的汤粥、电线、绳子等物品对于宝宝来说都是危险的。宝宝还小，他不懂得避开潜在的危险，只要是他感兴趣的物品，他就会勇于尝试。所以家中最好将这些有可能伤害宝宝的物品通通归纳到一起，防止危险出现。

避免宝宝一个人

你很忙吗？即使手中的事情再忙，也

不要放下宝宝去忙工作的事情。现在的宝宝已经可以自如翻身了，丢下他一个人在床铺或沙发上，无异于放置在危险的边缘，只要他稍稍翻两个身，就极有可能掉到地板上。

避免吞咽异物

此时，宝宝对家中的一切都充满了好奇，他的小嘴巴就是他认识物品的“最佳助手”。家中床上、地板上若遗落了纽扣、瓜子、小珠子、硬币等较小的物品，宝宝就有可能马上放入嘴中品尝一番。这些小物品若被宝宝吞咽下去，造成的严重后果可想而知，所以家长一定要细心清理，避免宝宝吞咽异物。

出行的安全措施

室外有充足的阳光和新鲜的空气，带宝宝到户外对其身体发育是有一定好处的。但是家长在出行前要考虑好安全问题，防止宝宝发生意外。

避免宝宝呼吸不畅

即使是冬天，妈妈也不要将宝宝捂得过于严实，要让小宝宝的脸露在外面，在他观察外面世界的同时，也呼吸到新鲜的空气。如果家中没有私车，乘坐公交车时一定要选择好出行时间，错过上下班高峰时段，以免因为太过拥挤妨碍宝宝呼吸。还要少带宝宝到车多的地方，车多汽车尾气就多，汽车尾气中含铅，对宝宝的呼吸系统非常不利。

防止蚊虫叮咬

夏季蚊虫甚多，被叮咬的滋味可不好受。对于皮肤娇嫩的宝宝来说，更是要避免蚊虫的叮咬。家长带宝宝外出时最好避开傍晚和晚上，减少与蚊虫正面交锋的机会。或是随身携带驱蚊花露水，给宝宝的皮肤设下一道保护屏障。

做好万全计划

如果家中要组织一次外出旅行，父母在出发前最好能做一个完全的计划。查询好目的地的就医位置，随身携带创可贴、云南白药、花露水、十滴水、湿纸巾等物品，以备不时之需。行车的路线、旅行的时间都要提前决定好，做到心中有数。

49 从本月开始，宝宝要长乳牙了

5~10个月的婴儿开始生出乳牙，直到2岁半，20颗乳牙就会全部出齐。乳牙对于宝宝来说很重要，咀嚼食物、发音都靠它们，所以家长此时要多加爱护他的口腔及牙齿。

如果宝宝最近出现食欲下降、轻微腹泻、流口水、吐泡泡、爱咬硬物等异常表现，就说明他要长乳牙了。护理乳牙除了要做好口腔的护理，还要做好出乳牙前的准备工作，防止因口腔不卫生而引起疾病发生的情况。

防口腔感染

因为牙床不适，出牙前宝宝会喜欢咬东西，如果咬到了坚硬的物体，宝宝脆弱的口腔黏膜就会被划破。此时，若沾染到手指上的细菌，就有可能引起口腔局部感

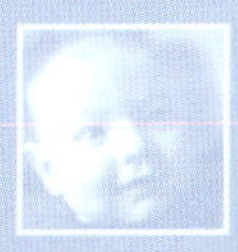

染。所以妈妈要细心检查宝宝的口腔，保护好宝宝的口腔黏膜。

漱口清口腔

最有效的保护口腔干净的方式就是漱口。在给宝宝喝完奶后，妈妈可以用干净无菌的纱布蘸点清水清洁一下宝宝的口腔，也可以让宝宝喝些白开水，这些方法可以清除一些宝宝口中的食物残渣。

改掉坏毛病

如果宝宝有含着奶嘴睡觉的习惯，在此时就要适当改改了。有些宝宝在睡前会喝一些奶，然后在奶嘴的陪伴下安然进入梦乡。殊不知在进入梦乡的同时，口腔中的细菌也会借助奶中残留的糖分制出酸性物质，腐蚀宝宝的牙床。所以妈妈要采用其他方法令宝宝安然入睡，防止将来牙齿的正常发育。

出牙前增补

出牙前，要给宝宝补充钙、磷等矿物质及多种维生素。钙、磷等矿物质是宝宝牙骨质的重要组成成分，维生素 B 和维生素 C 能满足牙釉质和骨质的形成，维生素 A 可以维护牙龈的健康。所以，适量给宝宝补充上述营养物质，可以助其乳牙发育得更健康。

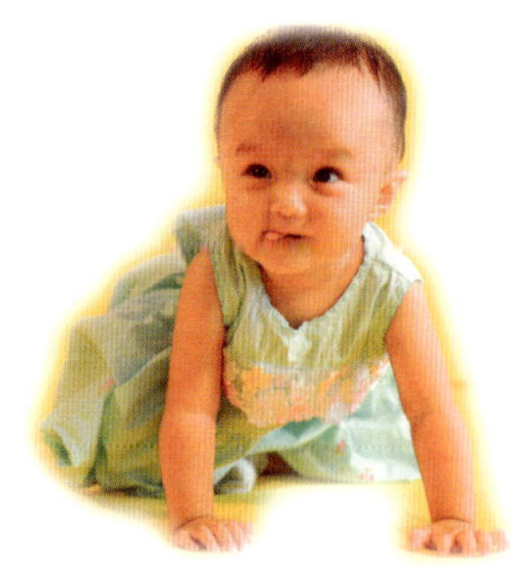

50 解决宝宝蹬被子的习惯

这个月龄的小宝宝十分好动，小脚丫总是不停地乱蹬，连睡觉时都不安分。夜间宝宝蹬开了被子，很容易受风着凉，于是很多爸妈就在夜间起床为宝宝盖被子，弄得白天毫无精神。解决宝宝夜间蹬被子的习惯，首先要找到问题的症结所在，然后“对症施治”，只有这样才能彻底解决问题。

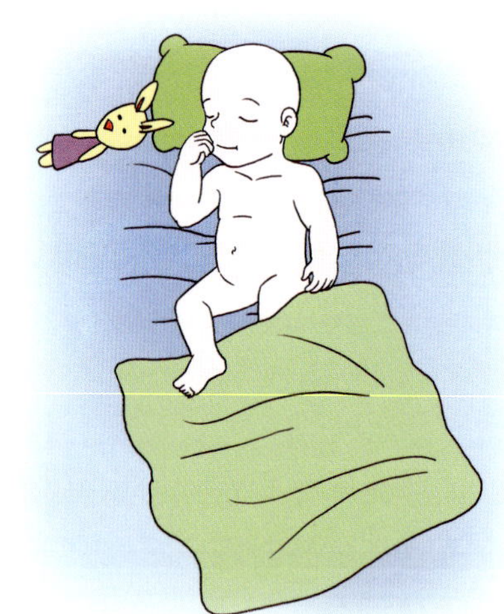

睡前过于兴奋

宝宝睡前玩得过于兴奋，会导致大脑皮层处于兴奋状态，使得入睡后兴奋不能快速消失，将被子踢开。所以，睡觉前家长要让宝宝安静下来，给他听轻柔的音乐或讲一些温馨圆满的故事，让他在安静平稳的环境中入眠。睡前不要让宝宝玩得过于兴奋，也不要在睡前批评宝宝，这会提高他大脑皮层的兴奋状态。

盖得过于厚重

有些家长就是因为发现宝宝夜间喜欢踢被子，才想到了给宝宝盖厚重被子的办法。他们认为被子厚重宝宝就不能轻易地蹬开，就不会受风着凉了。其实这是一种非常错误的做法。此时，宝宝正处于生长发育的旺盛期，新陈代谢率高，神经调节功能尚未成熟，所以爱出汗。所以在给宝宝盖被子时，只要保证宝宝不受风就可以了，不必非要盖厚重的被子。

外界因素干扰

宝宝睡觉时被外在因素干扰也会蹬被子。穿得过多、屋内光线刺眼、睡前吃得过饱等都是诱发的因素，只要睡前杜绝这种情况的发生，就能给宝宝创造一个优质的睡眠环境，让他安稳睡到天亮。

疾病因素干扰

若宝宝患有佝偻病或贫血，神经调节功能就会受到影响，进而易出现烦躁、出汗的情况，发热后开始蹬被子。如果孩子出现上述症状，就要及时到医院诊治，以免影响宝宝成长发育。

51 宝宝同步喂养方案

此时，宝宝正在经历从流质食物到泥糊状食物再到固体食物这样一个喂养的过程。对于5个月的宝宝来说，这是一个关键的启动阶段，要靠母乳及辅食完成宝宝对营养的需求，同时也可以为日后的断奶做好准备。而且这个月龄的宝宝已经准备长乳牙，接触辅食可以让宝宝学习如何咀嚼和吞咽食物，帮助乳牙的萌出。

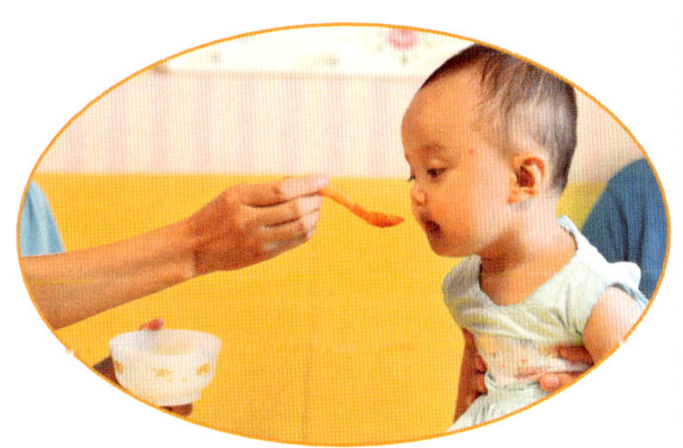

宝宝厌食牛奶怎么办?

很多爸妈会发现此时的宝宝对牛奶兴趣大减，仿佛得了厌奶症一样。遇到这种情况爸妈该如何处理呢?

宝宝出现厌奶情绪很有可能是因为添加了辅食，对于新口味的食物宝宝更感兴趣，而且他体内的乳糖酵素开始减少，味觉也开始发生变化，所以将进食的重心从奶水上移开了。父母可以改变喂养方式，把奶粉冲淡一些或是减少喂食的量，只要宝宝每天能进食100~200毫升的奶水就足够了。

宝宝厌奶也有可能是自身的一种防御表现，为了防止身体变得过于肥胖，所以

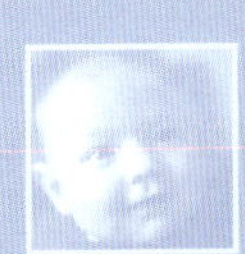

减少了进食奶水的量。此时，爸妈应该随着宝宝需求给予，过量喂食反而会加重肠胃的负担。

宝宝食谱

稀粥

材料：大米 100 克，10 倍大米的清水。

做法：将大米淘洗干净，放在网勺内沥干水分。把大米倒入锅中，加入清水，用中火煮沸。水沸后转小火熬煮 40 分钟。大米煮熟后，倒入碗中，用勺背碾烂即可食用。

蛋黄泥

材料：鸡蛋 1 个，牛奶少许。

做法：将鸡蛋放入锅中煮熟。剥开鸡蛋，只取蛋黄。放入碗中用勺背碾碎，加入牛奶调成糊状即可。

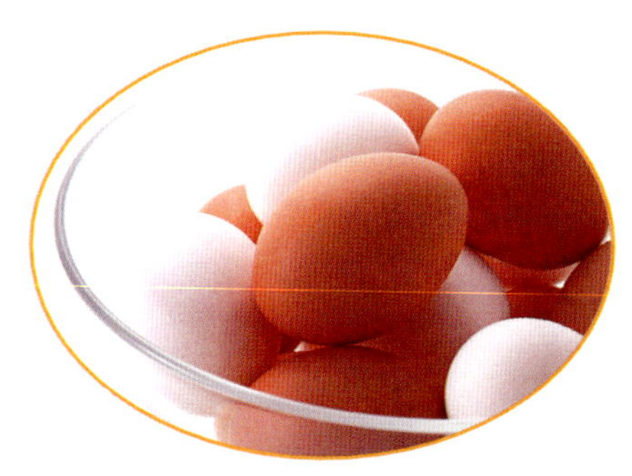

52 亲子 online

资优教育

对 5 个月的宝宝可以进行全面的“教育”了，这里的教育是指全面提高宝宝的动作、认知、语言能力。此时，爸妈可以帮助宝宝熟练翻身、靠、坐等大动作，也可以让宝宝体会站立的感觉，只要双手扶住宝宝腋下，他就能象征性地站一会。宝宝的抓握能力也有待提高，家长可以让宝宝双手各拿一个较小的玩具，当再给他一个玩具时，锻炼他用一手拿两个玩具，腾出一只手接新玩具。认知方面家长可以教孩子看各种实物和照片，说出它们的名字并且时常重复，这样有助于加深宝宝的记忆力和认识能力。爸妈平时还要多与宝宝进行语言交流，当宝宝发出了对的音节后予以鼓励，对他发出的声音要给予回应。

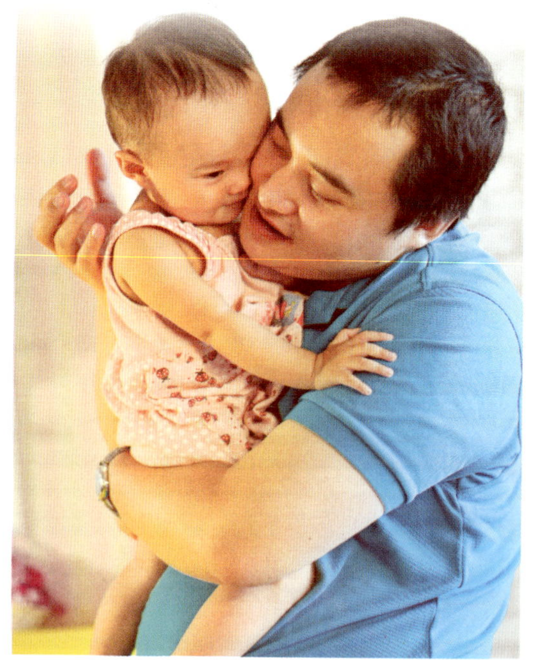

适合孩子的玩具推荐

5 个月的宝宝习惯将东西往嘴里放，小手也逐渐有了抓握能力，对周围的事物都想“插手”。此时，家长要准备一个多功能的玩具，全方位提高宝宝的能力。

此时，最适合宝宝的玩具就是手摇铃。它颜色鲜艳，可以刺激宝宝的视觉；晃动后会发出声音，提高孩子的听力；软硬质感适中，可作牙胶使用，不会伤害宝宝的牙龈。宝宝通过玩手摇铃，不仅手部的抓握能力可以得到锻炼，而且视觉及听觉也会进一步协调。对 5 个月宝宝来说，这是最好的玩具。

给宝宝按摩的方式方法

这个时期宝宝做得最多的动作恐怕就是翻身、坐立了，家长在给宝宝按摩的时候，要针对背部、颈部等处的肌肉进行放松按摩，一来舒缓肌肉，解除疲乏；二来使全身得到有效锻炼，强化身体知觉。

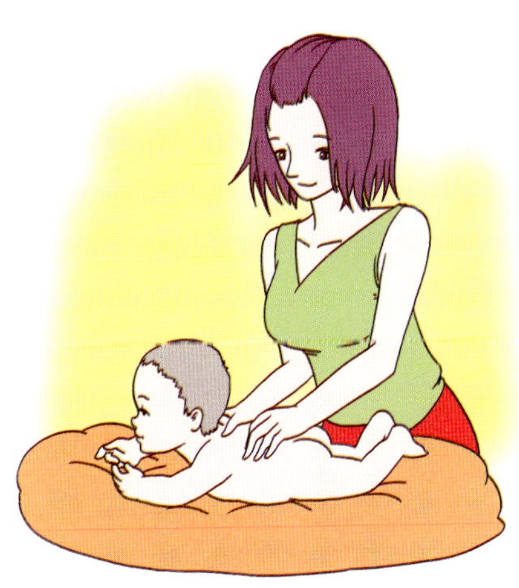

按摩时家长可以先在宝宝身上涂抹一些润肤霜，然后由上至下轻力揉捏背部、颈部、腿部的肌肉，让宝宝全身上下得到有效的放松。

专题：常见问题及处理办法

随着宝宝的长大，总会有不同的健康问题缠绕着他。就这个月来讲，宝宝有可能出现的身体健康问题就是胀气。此外，还要细心观察宝宝以及时发现其他病症，以防错过最佳的治疗时间。

胀气

如果宝宝在消化食物和吞吐空气过程中产生了胀气，就会被折磨得呜呜直哭。这让家长看在眼里疼在心里，但又不知道该怎么办。胀气是饮食或呼吸过程中产生的附属品，如果情况不频繁，可以不用特意治疗。但若宝宝常因胀气哭闹，家长就要好好检查一下平日的饮食和喂宝宝的习惯了。

对于母乳喂养的宝宝来说，造成胀气的原因极有可能是因为妈妈吃了产气类的食物。所以为了宝宝可以不再受胀气折磨，妈妈应该将餐中的豆类、菜花及辛辣食物剔除，如果宝宝的情况有所改善，就可以照此继续下去。对于人工喂养的宝宝来说，若冲调的奶粉中含有过多的糖分也会导致发生胀气，所以这时妈妈应该减少糖分的放入量。此外，如果宝宝吃奶时与妈妈乳房的位置对接不当，也有可能因为吸入过

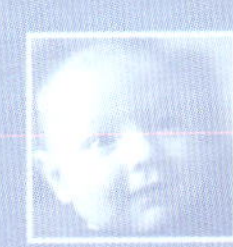

>>>

多空气发生腹胀。授乳时最好让孩子的脸正对乳房，保证他的嘴把乳头和乳晕全都含住，防止空气的进入。宝宝的饮食也是引起胀气的原因之一，玉米羹、栗子泥、豌豆泥、黄豆泥及苹果汁等含有糖分的汁水都应该适当给宝宝进食，但过多就会发生胀气。

除了从饮食方面入手，按摩也是一种缓解腹痛的好办法。爸妈可以让宝宝平躺在床上，然后顺时针轻轻按摩他的小肚子。按摩后宝宝的腹痛就会有所缓解，而且也会因为舒服而转移注意力，不再哭闹。

如果父母发现宝宝总是哭闹，而且情况比较严重，即使安抚也没有作用，就要考虑是否患上了肠套叠等疾病。最好及时就医诊治，以防错过治疗时机。

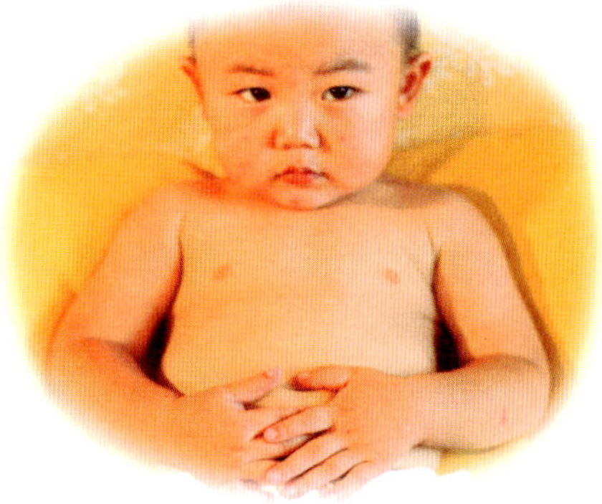

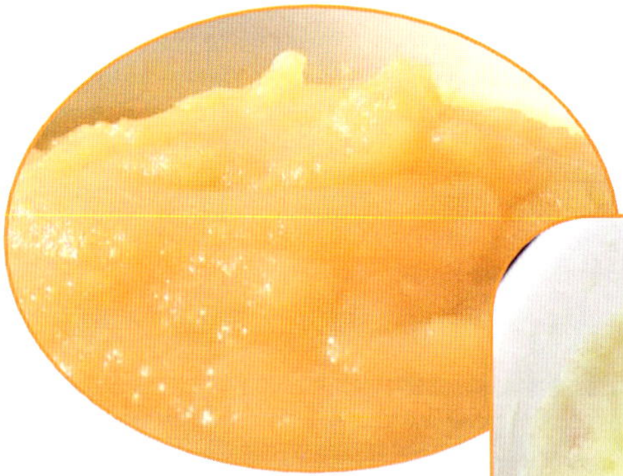

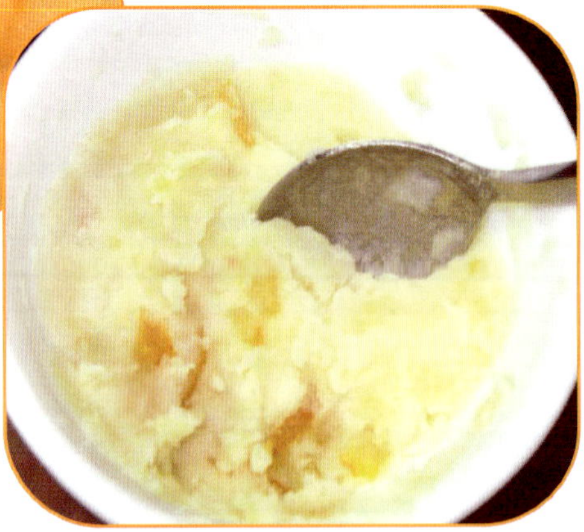

Part 7 第 6 个月
培养宝宝的自我生活能力

“此时，宝宝真的半岁了，无论从身体还是智能上都有了一个大的飞跃。家长此时也要开始添加更多的辅食，以提供给宝宝更全面的营养，帮助他快快长大。想让宝宝比其他的孩子更快成长吗？从现在抓起吧！”

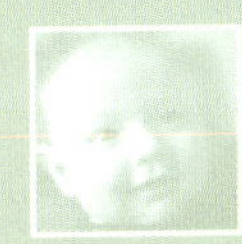

53 宝宝的发育特征

此时，宝宝的身体在不断地发育长大，马上就要度过婴儿中期的他，身体和智能、动作上又会出现什么新奇的变化呢？让我们来详细了解一下吧！看看你的宝宝掌握了多少他应该掌握的小本领。

身体发育特征

此月龄的男宝宝可以长到68.88厘米，女宝宝的身高也会有所增加，大约能够达到67.18厘米。

此时，宝宝的体重仍旧会有所上升，到月末的时候，男宝宝的体重平均会达到8460克，而女宝宝也能有7800克。如果你家宝宝的体重与平均值偏差较大，就要开始改变餐饮的量与质了。

半岁宝宝的头围。此时，宝宝的小脑袋还是会有所增大，男宝宝的头围会达到44.32厘米，女宝宝的头围平均也会有43.20厘米。

6个月男宝宝的胸围平均可以达到44.06厘米，女宝宝的胸围会达到42.86厘米。

因为很多宝宝在出生6个月后就可以坐着了，所以坐高也成了衡量宝宝健康的1项标准。此时男宝宝的坐高可以达到44.16厘米，女宝宝的坐高平均也会达到43.17厘米。

6个月时绝大部分的宝宝都开始长乳牙了。最先萌发出来的是两颗下门牙，可爱的两颗小牙更是增添了一分童趣。

智能发育特征

这个月宝宝最大的进步就是会翻会坐了，就6个月的孩子来讲，进行俯卧翻身根本就是小菜一碟，即使撕纸等精细的动作都可以做得很好。他的适应能力也一样有所进步，小家伙的两只手能够同时拿住两个物体，看到自己心爱的玩具掉了也会寻找。对于声音的反应，他可以明白家长是在叫他，就算是在背后，也会回头查看原因。宝宝此时可以和家长玩躲猫猫的游戏，最喜欢寻找被手绢挡住的脸。

54 自然度过断奶期

宝宝6个月了，此时家长应该逐渐地让宝宝离开奶水，慢慢过渡到食用辅食的阶段。当然，断奶不是一蹴而就的事情，它需要时间的累积，适时、正确、循序渐进地断奶才是真正健康的断奶方式。

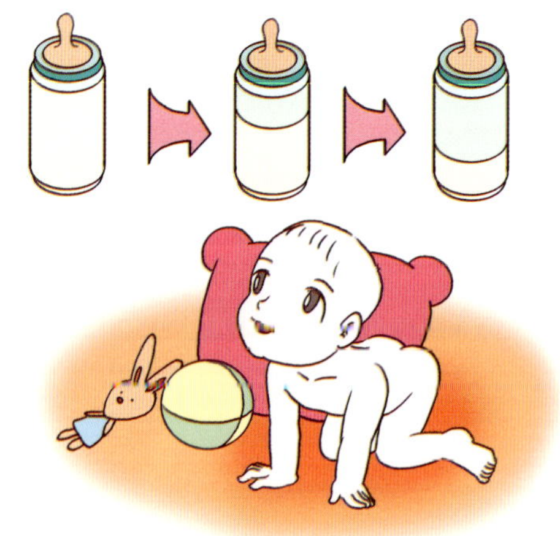

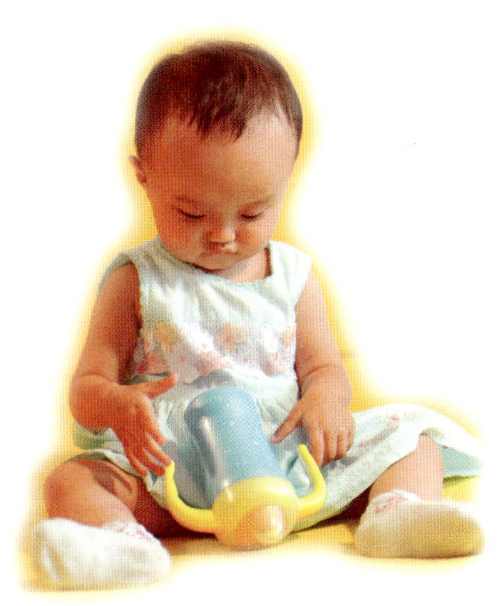

适时断奶

最佳的断奶时间应该在6个月至1岁之间，超过1岁后，母乳就不能满足宝宝的需求量，如果坚持喝下去，反而会影响宝宝的身体发育。所以此时爸妈最好开始着手为宝宝断奶。

6个月的宝宝乳牙开始萌出，消化吸收功能逐渐增强，已经可以应付流质或半固体的食物，爸妈可以放心地喂食辅食，逐渐减少奶水在饮食中的比例，让宝宝自然地度过断奶期。

断奶的时间最好避过夏季。因为夏季天气炎热，宝宝很容易出现肠胃功能紊乱。而且正在生病的宝宝也不宜进行断奶，更换饮食会降低免疫力，为避免宝宝病情加重，最好等到病愈后再进行断奶。

正确断奶

有些妈妈认为让宝宝断奶只要狠得下心来就一定能办成。确实，有些人通过往胸上涂抹辣椒水，宝宝在很短的时间内就断奶了，可那样做对宝宝的伤害也是无穷大的。

平时肠胃里都是奶水，突然要宝宝接受新的食物，肠胃也要时间适应一下，就更别提宝宝了。即使他勉强接受了新的食物，也有可能出现肠胃不适等状况。所以家长要采取科学的方法，让他对食物慢慢适应。

给予安慰

相伴了6个月的乳汁渐渐淡去身影，宝宝会感到不安。所以家长在此时要给宝宝更多的关爱，多带他到户外玩耍，多用些时间陪他，多与他交流，让他感觉即使没有了乳汁，也有妈妈的无限关爱。

55 开发宝宝的情感和记忆力

此时，宝宝会用哭和笑表示情感，当他不愿意做某件事时，会哭着向你控诉。高兴时，他又会表现得十分兴奋。对于开始出现的记忆力，爸妈也要从第一时间抓起，反复加深脑海中的印象，让宝宝快速成才。

开发情感

开发宝宝感情，需要父母先给予“投资”。只有宝宝感受到了别人的情感，才能对情感做出适当的反应。如果爸妈可以给

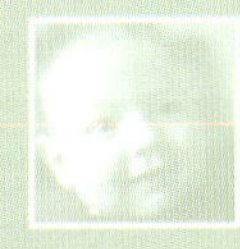

宝宝充分的爱护，他就会体会到父母的关怀。在下一次接受关怀时，宝宝的眼中就会流露出满足、安慰的神色。也许宝宝还会用小手摸摸妈妈的脸，让妈妈也感受一下自己对她的关心。

家长除了要时刻关爱孩子，在他出现不良情绪时，还要耐心给予纠正。培养孩子正确的情绪反应也是开发情感的必要内容，这样可以使孩子提早领会正确的情感表达方式。当孩子开始对你耍赖、任性时，你可以暂时不予理会，当宝宝发现自己的哭声无法达到目的时，便会自然而然地安静下来。这时，家长再给予适当的安慰，就能达到开发合理情感的目的了。

开发记忆力

培养记忆力时，需要家长不厌其烦地教导。不断重复会使孩子对面前的物体存有印象。家长也可以用联想记忆法唤起宝宝的记忆，在看到汽车时学喇叭的“滴……滴……”声，当宝宝的大脑中存有印象时，妈妈再说“滴……滴……”，宝宝就会想起小汽车了。在日常生活中家长就可以采用这样的方法让宝宝对物体产生印象，进而提高记忆力。

56 锻炼宝宝的肢体

宝宝刚出生时，由于身上的肌肉和骨头尚未结实起来，所以他们的肢体不能支撑他们做动作。但长到6个月的时候，他的肌肉发育就进入了较旺盛的阶段，家长可以在此阶段锻炼宝宝的肢体，让他做出更多的动作。

伸出双臂要“抱抱”

6个月的宝宝要学会伸手要“抱抱”，这样不仅能够提高宝宝对上臂肌肉的运用，还能增进家长与宝宝之间的情感交流。

一般孩子都会喜欢黏在家长身上，只要轻松地待好就可以看到趴在床上看不到的东西。家长可以利用这一点，在每次抱孩子前向他做伸手的动作，并且不断重复“来，妈妈要抱宝宝了”。与此同时，妈妈还可以张开宝宝的双臂，然后双手从他的腋下将其抱起。久而久之，宝宝就能够学会要“抱抱”了。当他动作做对了，家长再将他抱起，并给一个甜蜜的鼓励。

宝宝要坐稳

翻滚对6个月的宝宝来说已经易如反掌，他们可以轻松地在床上滚来滚去。这时家长可以锻炼宝宝坐稳，这要求他的腿部和臀部肌肉能够掌握整个身体的平衡，所以家长要在一旁予以帮助。

锻炼时家长可以在靠、坐的基础上让宝宝练习独坐。在最开始的时候在孩子背后放一个靠垫，当他可以坐得很好的时候，再将靠垫撤走，让宝宝真正练习一下坐立。在坐立的时候，他的腿最好是分开的，这样能够良好地保持身体平衡，更有利于他的坐立。练习坐立也可以通过游戏完成，这能够让宝宝在轻松的环境下建立新的“视野高度”。

练习时，先让宝宝仰卧在床上，爸爸妈妈一边对宝宝说“大宝贝坐起来喽”！一边轻拉孩子的小胳膊，帮助他坐起来，然后让宝宝在一个比较平衡的位置保持不动。当然，爸妈还可以在距宝宝后背一段距离的地方用手防护，防止他坐不稳倒下磕伤。在拉宝宝的时候动作要轻柔，千万不能生拉硬拽，以免拉伤宝宝。

练习匍匐前进

此时，宝宝还不会向前爬行，他能做的只是象征性的匍匐前进。你会发现，当宝宝前方放有他最喜爱的玩具时，他就会有意识地向前前进，虽然有时还会不进反退，但这至少说明宝宝已经有了爬的意识。

为了更好地训练宝宝的大动作，家长可以对宝宝进行匍匐前进练习。当家人发现宝宝有向前“爬行”的苗头时，将手放在宝宝的脚底，用力向前帮助他前进。只要坚持练习，小宝宝的方向感、下肢肌肉及大脑活动都会有很大的长进。

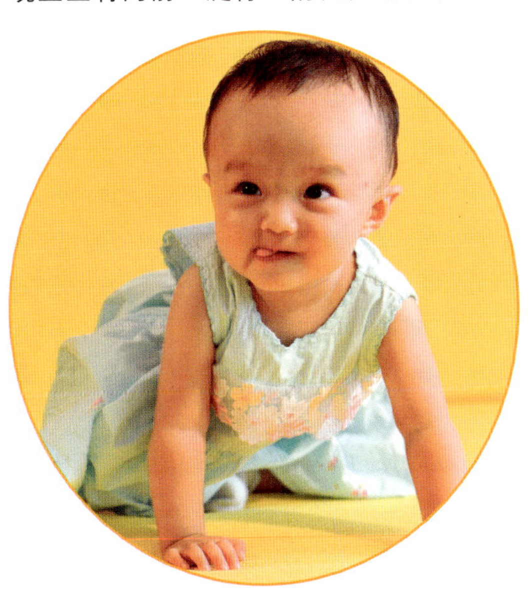

开始接触“行走”

宝宝会走要等到1岁左右的时候，但在这个阶段宝宝可以在爸妈的帮助下练习行走，这有助于其下肢的发育。

练习行走的方法是家长双手扶住宝宝的腋下，让孩子的双脚“踩”在地上，练习向前运动。必要时，家长还可以让宝宝的双腿承受一下身体的重量，让他感受重力全部压在双腿上的感觉。因为宝宝的骨骼还没有发育完好，所以这种练习不要经常做，偶尔一次就可以了，以免伤害到宝宝。

57 宝宝开始流口水了

当宝宝4个月时，他的唾液开始增多，到半岁的时候，大多数宝宝就开始流口水了。流口水属于正常现象，但只要家长照顾好宝宝，就不会发生其他问题。

宝宝开始流口水

婴儿流口水就是流涎，因为此时宝宝正处在长牙阶段，乳牙萌出会使牙龈向外长，引起牙龈组织肿胀不适，最终导致唾液大量分泌。再加上宝宝年龄尚小，还不会吞咽口水，所以口水积聚到一定程度时就会向外溢出。这种流口水的日子会在两岁左右的时候停止，只要在这期间宝宝没有口腔疾病，就可以不用到医院诊治，只需在平常给宝宝擦干口水、避免发生湿疹

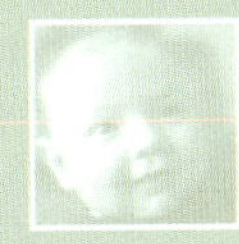

就可以了。

导致大量口水分泌的情况

宝宝在此时会流口水，但如果口水流的量过多，就不是好兆头了。以下两种情况需要家长多加注意：有些大人看到宝宝白嫩的肌肤就总想掐他的脸，久而久之就会导致宝宝腺体出现机械性损伤，从而唾液的分泌量大大超过正常范围。另一种情况是宝宝患有口腔疾病，如果孩子患有口腔炎、黏膜充血或溃疡等病症，就会导致宝宝出现大量流口水现象。有些宝宝流口水是因为患有呆小病、面神经麻痹导致调节唾液功能失调而引起的，若家长发现宝宝出现异常表现，就一定要到医院进行治疗。

处理流口水的办法

宝宝流口水时家长不要怕麻烦，弃之不管，应该及时用柔软的棉布将宝宝的小嘴擦净。擦时用力要轻柔，避免因力度过大损伤皮肤。冬季天气干燥时，可以给宝宝嘴周围涂上润肤油，维持局部皮肤时刻润滑。家长要为宝宝多准备几个围嘴，及时更换干的围嘴。

58 培育宝宝的生活能力

宝宝已经半岁了，家长该在这一阶段培养他的生活能力。让他学会一个人入睡、

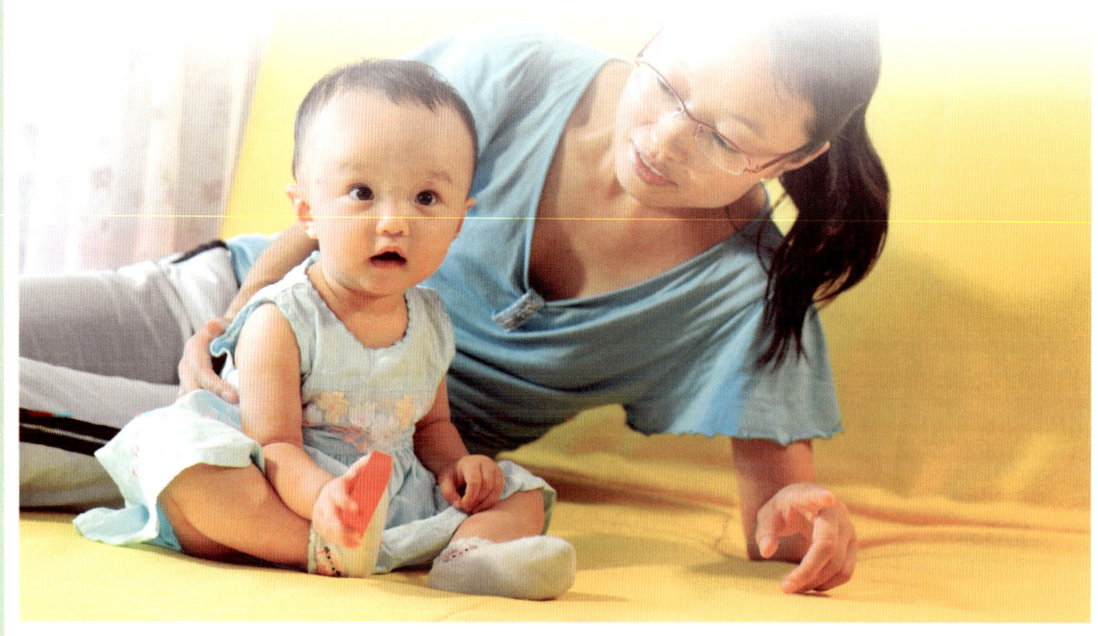

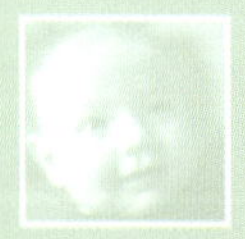

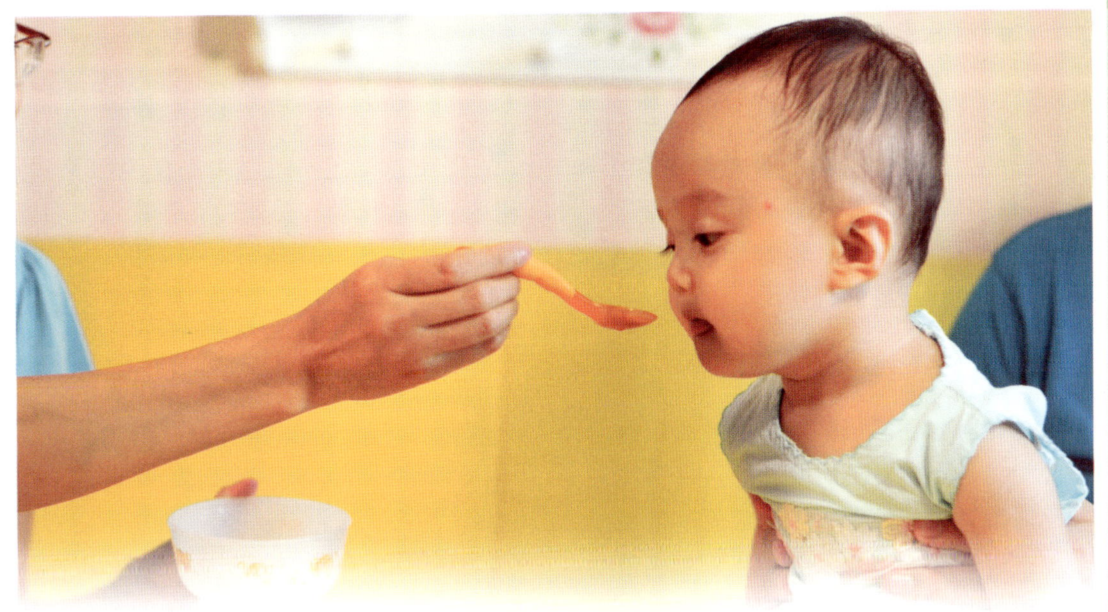

学会吃勺子里的饭。这些生活的点滴都会让宝宝慢慢长大，逐渐成长为一个懂事的好孩子。

让宝宝学会一个人睡

有些家长因为怕宝宝一个人睡觉出现安全问题，所以就让宝宝睡在爸妈的中间。其实成人和婴儿睡在一起对婴儿的身体会造成伤害。大人在外工作一天，晚上睡觉时难免睡得过沉，很有可能在翻身时压伤宝宝。而且宝宝睡在父母中间，呼吸到的也大多是爸妈呼出的二氧化碳，对他的健康有不利影响。如果现在你还是让宝宝睡在你身边，请尽快培养他一个人睡的习惯，为今后的独立性格做准备。

学会独立睡眠对宝宝来说是一种锻炼，让他在没有爸妈陪伴的时候不会产生焦虑、烦躁的情绪，这对培养宝宝将来拥有好性格很有益处。对于 6 个月大的婴儿来说，父母是安全、信赖的象征。尤其到了晚上，没有了爸妈在身旁，那更是引发孤独心理的源泉。

为了避免宝宝独睡时不适应，在最开始的时候爸妈可以渐渐让宝宝适应自己一个人睡觉。在要入睡前，爸妈可以和宝宝说“宝宝长大了，应该要一个人睡觉了”。然后抱起宝宝哄他入睡，给孩子营造一个熟悉温馨的氛围。当宝宝睡着时将他放到他自己的小床上，如果宝宝这时醒来并大声哭闹，爸妈可以先不予理会，2~3 分钟后再去哄他。就这样逐渐拉长哄宝宝的时

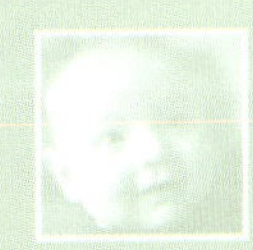

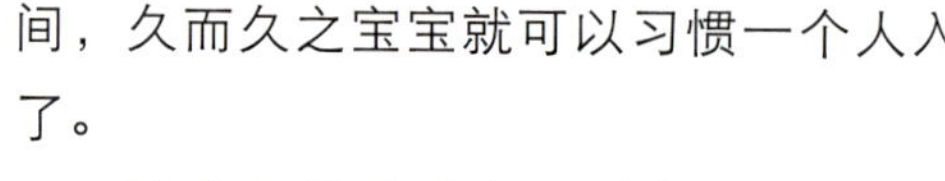

间，久而久之宝宝就可以习惯一个人入睡了。

让宝宝学会吃勺里的饭

此时，宝宝的乳牙大多开始萌发了，家长可以尝试让宝宝学会吃勺子里的食物。这样不仅有助于培养宝宝良好的饮食习惯，而且还可以促进乳牙的萌出，为日后咀嚼食物奠定基础。

让宝宝习惯吃勺子里的食物，需要爸妈逐步培养。这是一种逐渐形成的饮食习惯，父母可以针对不同婴儿的实际情况进行刺激教育。此阶段的宝宝都喜欢用嘴巴去“探索”，只要是感兴趣的东西都想用嘴尝尝味道。家长就可以利用这个机会让宝宝对勺子里的食物感兴趣，然后学会张嘴吃勺子里的饭菜。

家长可以买来颜色鲜艳、图案吸引人、不易破碎的勺子，最初时可以多买两把，先让宝宝拿在手中玩耍。他可能会拿着勺子相互敲打、丢到地上再拿起等。当他对勺子熟悉后，爸妈要在宝宝的注意下，在勺子中放上他最喜爱的食物，然后送往自己的嘴里，让宝宝看着吃进去。当宝宝表现出想要的时候，用同样的方法将食物放到宝宝口中。如果开始阶段进行得不是很顺利，家长可以多试几次，让宝宝逐渐习惯新的进餐工具。

在挑选勺子的时候，家长一定要充分考虑到宝宝嘴的大小，最小号的勺子往往最适合不过。而且勺子的头部最好能有一个小尖，这样更利于食物的送达。

59 让宝宝轻松学会排大小便

还在为宝宝不定时大小便而烦恼吗？从这个阶段开始，爸妈就要有意识地训练宝宝排大小便，让他可以在听到“命令”后自如地排便。

训练宝宝小便

刚出生的宝宝，小便都是无意识的条件反射。当他长到半岁大时，就可以接受“把尿”了。训练时，家长最好挑选宝宝刚睡醒、睡觉前或喝奶后15分钟等可能有尿的时候，将宝宝脸向外抱住，双手分开宝宝的两腿，嘴里发出“嘘……嘘……”的声音。久而久之，当宝宝再次保持“把尿”姿势、听见“嘘……嘘……”声的时候，就会自如地解出小便。如果家长在发出

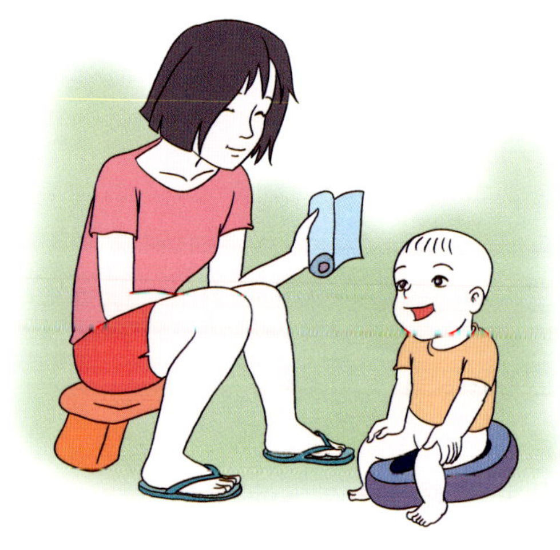

"信号"后，宝宝一时没有反应，家长要耐心等待一会儿，并且不断发出"嘘……嘘……"声，宝宝一定会在不久后排出小便。

训练宝宝大便

在此时训练宝宝大便是因为他们大多已经能够独坐了，只有这样宝宝才能坐在便盆上排便。如果宝宝发育较晚，还不能独坐，家长要等他可以坐立后再训练他使用便盆大便。

训练方法

在训练时，家长可以根据宝宝的大便习惯，定时让他用便盆大便。当宝宝突然停止其他动作，扭动两腿，小脸通红时，家长要及时让宝宝坐在便盆上。一般宝宝有便意的时间都在清晨，当宝宝睡醒后，家长可以尝试让宝宝大便。在宝宝大便时，家长可以发出"嗯……嗯……"的声音，并且告诉他要使劲儿。逐渐的，宝宝就会习惯这种大便的方式，当他听到"嗯……嗯……"的声音时，就会条件反射想要大便。

注意事项

1. 在训练宝宝用便盆大便的时候，要掌握好时间。最初时每次2～3分钟即可，然后逐步延长至5～10分钟。

2. 不要让宝宝在便盆上吃饭和玩耍，时间过长会导致宝宝产生疲劳感。

3. 不能将坐盆作为惩罚宝宝的手段，以免宝宝厌恶这种大便的方式。

4. 天气寒冷的时候，家长最好在便盆座位四周垫上棉布，防止宝宝受凉或因受凉而影响排便。

5. 便盆要放在明亮处，宝宝大便时周围最好也有阳光的照射。这样可以避免宝宝因黑暗而产生焦虑不安的情绪。

清洁排便卫生

宝宝排便后，要及时清理宝宝及便盆的卫生，保持清洁。宝宝便后擦屁屁时，家长要由前向后擦，尤其是女宝宝一定要注意，这样可以防止大便中的细菌进入尿道及阴道，引发感染。在给宝宝擦过屁屁后，家长要尽快用肥皂洗手，清洁完毕后再接触宝宝。宝宝大便后家长还要及时清洁便盆，最好能用开水冲洗，进行彻底消毒。如果宝宝生病，这点尤其要注意。

如何选择坐便器

现在市场销售的儿童坐便器有很多种，它们大多外形可爱新奇、颜色丰富多彩。家长可以根据自己宝宝的情况选择一个适合他的。

骑跨式坐便器比较普遍，它造型卡通美观，而且宝宝坐在上面很舒适，深受宝宝喜爱。但是如果宝宝长大不穿开裆裤时，此款坐便器就不是很实用了。此外，还有带椅背的坐便器。宝宝坐在这种坐便器上会比较安全，而且便盆与椅子可以拆分，清洁起来比较方便。还有一种音乐坐便器。它可以模拟水声，引导宝宝大小便。坐便器上的部分都可以拆开来使用，可谓一举多得。

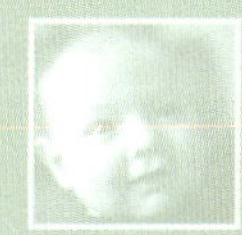

60 宝宝同步喂养方案

此阶段宝宝的饮食仍要以母乳或配方奶粉为主，辅食只是起辅助性作用，主要在于提高宝宝的饮食种类。添加辅食时应逐步增加，此时，可以给宝宝提供一些流质及泥糊状食物。

合理安排饮食，锻炼咀嚼能力

6个月的宝宝牙齿已经长出来了，当他看到爸妈在咀嚼食物时，就会伸手去要，这说明他对吞咽和咀嚼食物产生了兴趣。在这个阶段爸妈可以给宝宝提供一些半流质或糊状的食物，以提高他的咀嚼能力。

由于宝宝的牙刚长出来，出现牙龈痒痛都是正常现象，所以家长要准备一些软硬适中的固体食物，比如煮得较烂的蔬菜、去核去茎的水果、软烂的汤面等，这样既能有效帮助宝宝乳牙萌生发育，又能锻炼他的咀嚼肌，促进牙弓、颌骨的发育，帮助宝宝牙龈、牙齿健康发展。

宝宝食谱

强化米粉

材料：米粉、温水、苹果汁。

做法：将米粉放入杯中，倒入3~4倍的温水。注意不要搅拌，静置待米粉膨胀后用筷子调成糊状即可。在这基础上，向米粉中添加少量的苹果汁。

米汤

材料：大米200克。

做法：锅置火上，倒入适量清水煮沸。

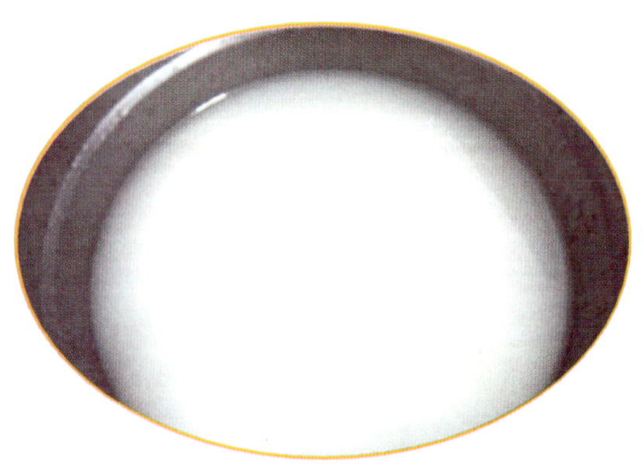

放入淘洗干净的大米，大火煮沸，沸腾后转中火煮成烂粥。粥成后取上层米汤晾温食用。

鱼肉胡萝卜泥

材料：鱼肉、胡萝卜各10克。

做法：将鱼蒸熟取肉，压成泥状。胡萝卜蒸熟，碾成胡萝卜泥。将二者混合，加入少量温水调匀。

61 亲子online

资优教育

6个月的宝宝要练习独坐、连续翻身，当这些动作他可以单独掌握后，他就可以向更远的目标前进了。这些动作需要宝宝掌握腰部的平衡，在训练时，爸妈要在一旁严加保护，防止宝宝受伤。

抓握是这个阶段宝宝的“拿手好戏”，通过抓握，可以锻炼宝宝做精细动作。爸妈在教育时，要提供一些不同的玩具，让他以各种姿势抓取，练习不同动作。

此时，还要让宝宝多看周围的事物，

扩大认知面。多与宝宝说话，为其日后的发音做准备，鼓励他发出任何声音。

多带宝宝与不同的人交流，培养他活泼外向的性格。学习辨认不同的脸，识别人的表情、语气，逐渐培养他的依恋情感。

在日常生活方面，要逐渐让他形成规律，培养良好的饮食、睡眠、大小便习惯。

适合孩子的玩具推荐

宝宝已经半岁了，家长可以给宝宝多准备些玩具，从不同方面刺激宝宝身心的发展。

1. 发展视觉的玩具：此时宝宝正处在探索阶段，对颜色亮丽、形状奇特的玩具更感兴趣，家长可以给宝宝买一些脸谱、毛绒动物等玩具玩。

2. 发展听力的玩具：手摇铃、拨浪鼓都玩腻了吗？那就准备一个八音盒或风铃吧。只要有外力的借助，就能发出悦耳声音的玩具会吸引宝宝的注意力，锻炼他的听力。

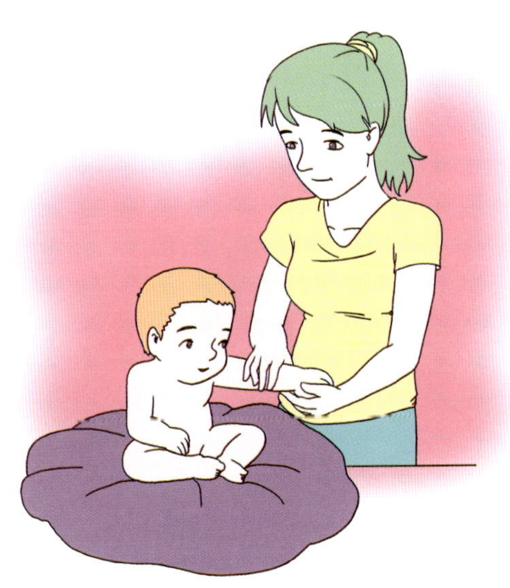

3. 发展触觉的玩具：此时，家长可以给宝宝提供积木和绒毛娃娃，让他自己用小手去感受不同质地带来的感觉。家长也可以给宝宝买一个可捏响的塑料玩具，当宝宝用手抓握玩具时，他会发现玩具居然会叫，这时他就会起劲地捏响玩具，进而锻炼他的抓握能力。

4. 发展认知的玩具：发展认知，家长可以为宝宝准备一些实物图片，边与他交流，边让他了解更多的事物。

给宝宝按摩的方式方法

在此阶段，宝宝需要锻炼腕力、臂力及下肢肌肉。所以在按摩方面，家长也要有针对性地进行。

家长要在宝宝精神状况良好时进行按摩，这样不仅有利于宝宝与家长感情的交流，而且宝宝也能充分感受到按摩的乐趣。按摩上肢时，家长可以轻力揉捏上臂、下臂及手腕，这3个部位是宝宝平日玩耍用到的最多的部位，通过爸妈的按摩会得到放松舒缓。上肢按摩时间控制在10分钟即可，每天按摩一遍。按摩过后，家长还可以让宝宝做做上肢体操，也就是扶着他的小胳膊做绕环运动，这样上肢的肌肉就会得到有效的锻炼了。

做下肢按摩时，与上肢的方法一致，由上至下轻力揉捏。时间控制在10分钟即

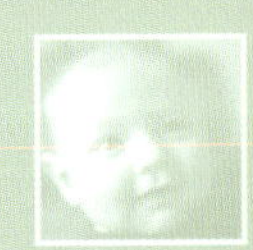

可。最后握住宝宝的小脚丫，让他做蹬车运动，舒缓肌肉。

专题：常见问题及处理办法

贫血

此时期的宝宝很容易因为营养不均衡而发生营养性缺铁性贫血。如果宝宝摄取的营养元素中铁含量较少，就会造成体内贮铁量减少，致使血红蛋白减少，从而诱发贫血。患有此病时，宝宝会表现出面色苍白、食欲不振、精神委靡或注意力不集中。为避免宝宝出现此种病症，家长要在宝宝的辅食中添加含铁较多的食品，增加他对铁的吸收。

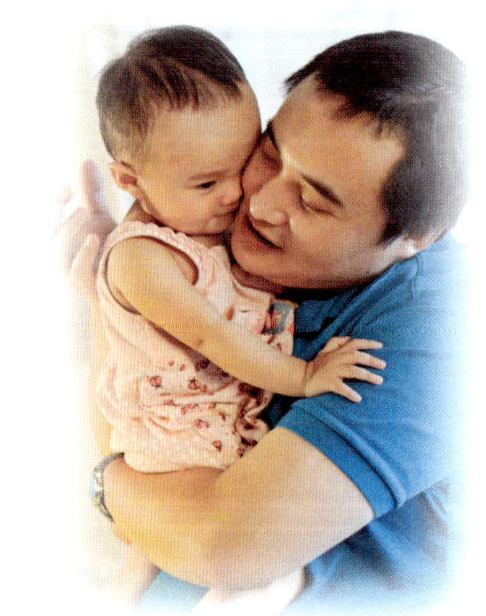

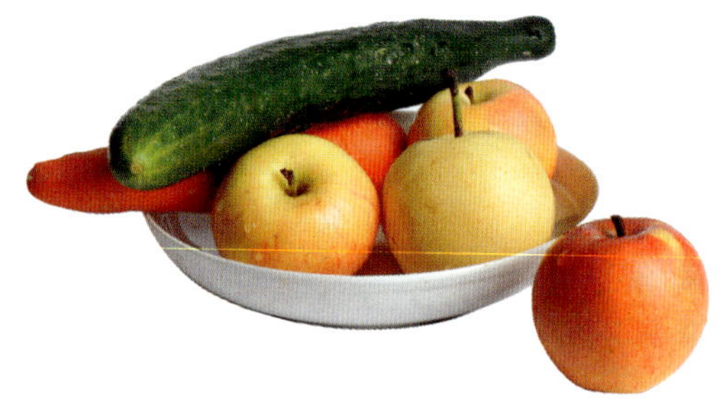

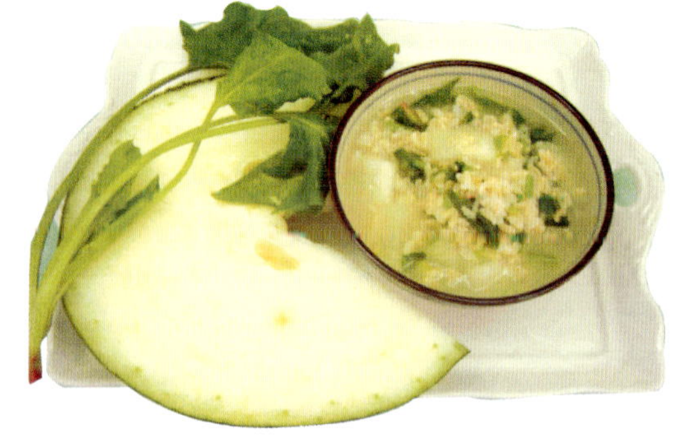

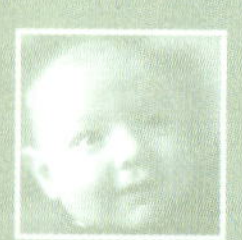

Part 8 第7个月

强化宝宝的协调能力

“本月宝宝身体协调能力有很大的进步，他可以用手向前撑着自己坐一会儿，如果大人扶着他站立，他的两只小脚还可以做弹跳动作，有时还会出现换手、捏、敲等细致性的动作。所以，此时是家长强化宝宝协调力的最佳时机。”

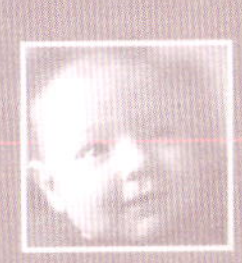

62 宝宝的发育特征

本月宝宝开始有更大的进步，这些进步不仅体现在身体方面，在智力、能力、反应等方面也会有令父母亲惊喜的地方。对于父母来说，宝宝的任何一个小举动都会给他们带来欢乐，下面就来看看小宝贝到底会有什么样的“礼物”给家长吧！

身体发育特征

7个月的宝宝身长大约能比上个月增长1~2厘米，满7个月时，男婴身长可以达到70厘米左右，女婴则可以长到约68厘米。

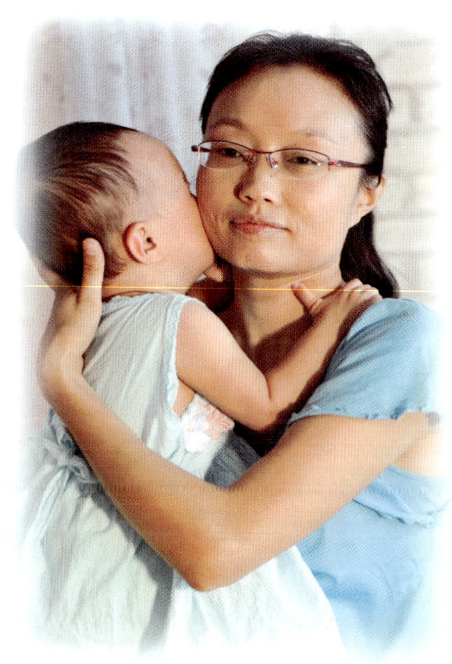

此时，宝宝的体重还是在持续攀升，到月末时，男婴的体重会达到约8220克，女婴能够达到7620克。

满7个月的男宝宝头围可以达到45厘米，女婴可以达到约43.70厘米。

此时，男女宝宝的胸围仍在变大，男宝宝大约可以长到44.60厘米，女宝宝大约可以长到43.5厘米。

乳牙萌出数量＝宝宝月龄－(4或6)

由于宝宝的身长有变化，所以此时的宝宝坐高也会增加。满7个月的男婴可以达到44.70厘米，女婴能够达到43.8厘米。

7个月是宝宝“发芽”的时候，如果你家宝宝出牙较晚，即使上个月没有长出乳牙，这个月也会萌发的。如果你家宝宝上个月下切牙已经出来了，这个月也许上面的两个门牙也快长出来了。

智能发育特征

这个月宝宝不论是身体、语言、识别还是交流方面都有了长足的进步。他在玩耍时会有意地够远方的物品，有时还会把玩具放在手中玩。仰卧时他会对自己的小脚丫很感兴趣，有时甚至将它们放到嘴里。这时的宝宝可以发“da……da……”、“ma……ma……”等单音节音，还会对他的玩具“说话”。当妈妈把他抱到外面，他还能分辨出哪个是陌生人。如果你对他友善地说话，他会很高兴，但如果是训斥，他会停止手上做的事情。

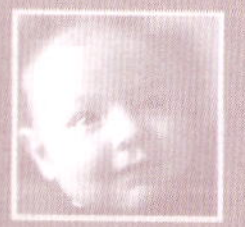

63 宝宝出牙，不可忽视

宝宝乳牙萌出的早晚，与他的体质、摄取的营养、性别、生长地区及其他因素有一定关系。所以即使你的宝宝现在才长出第一颗乳牙，也不用过于担心。

宝宝乳牙生长情况

受各种因素的制约，每个宝宝萌出乳牙的时间都不同。发育早的宝宝在4~5月时就可以长出下切牙，发育晚的宝宝也会在10个月时长出，绝大多数孩子的第一颗乳牙是在5~8个月长出。随后上切牙、中间的门齿左右依次长出，直到两岁时长齐20颗。

虽然宝宝乳牙萌出会受一定因素制约，但也是有一定规律可循的。下面就为大家介绍一个计算宝宝乳牙萌出颗数的公式，快来算算宝宝乳牙生长是否与月龄同步吧！

乳牙萌出数量计算公式

乳牙萌出数量 = 宝宝月龄 –(4或6)

举例：7个月的婴儿乳牙萌出数量=7–(4或6)，得3或1。也就是说7个月的宝宝有可能长出1~3颗牙，如果宝宝的乳牙萌出数与之相符，就说明宝宝出牙与

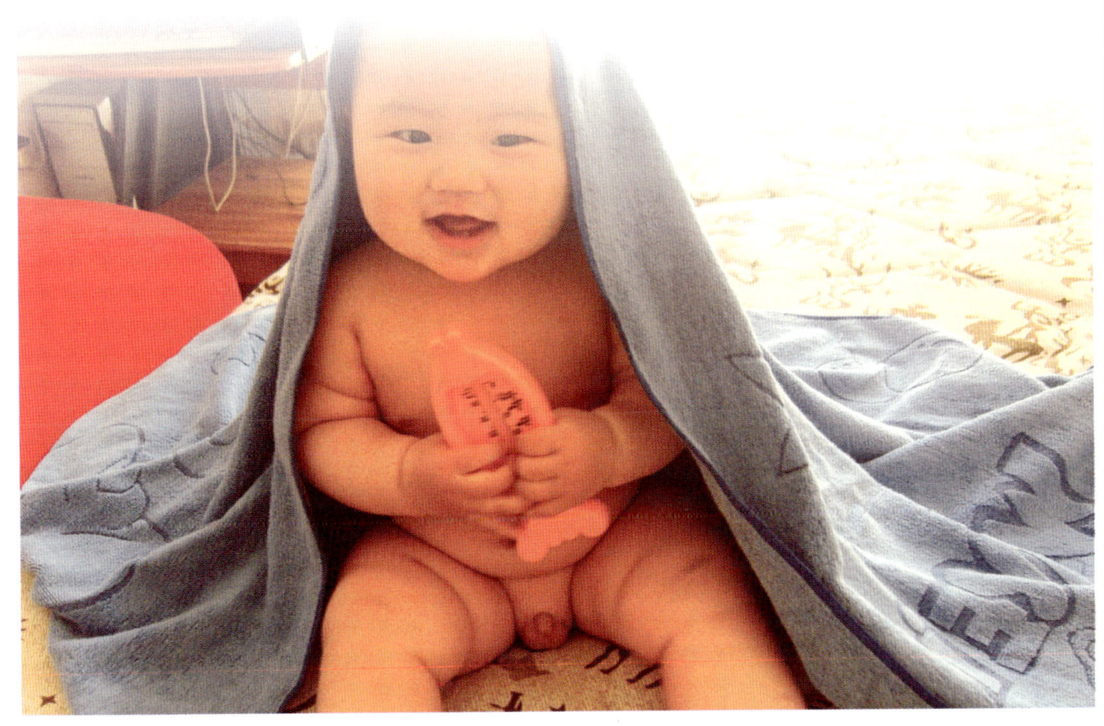

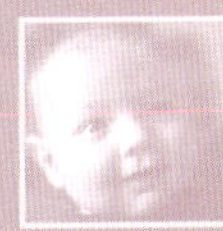

月龄同步。

出牙时的表现

宝宝正在出牙，爸妈可以通过一些反常的表现察觉出来，进而给宝宝更加全面的护理。

1. 烦躁。当平常很安静的小家伙突然变得烦躁不安，总哭个不停，而且还特别爱流口水。这时爸妈就要细心观察宝宝的牙龈了，也许在不久以后，就会有小小的白尖露出来。

2. 牙龈肿大。牙龈上出现蓝紫色肿大的位置通常就是长新牙齿的位置。因为牙齿在里面向外“拱”，所以牙龈会有肿大的表现。

3. 发热、腹泻。有些宝宝在长牙时会出现发热、腹泻的表现，但是身体其他表现均良好，没有任何不适的地方。

减轻出牙不适

当白色小尖尖从牙龈中向外冒时，宝宝不免会有不适感。妈妈可以帮助宝宝缓解这种不适。方法是用洗净的手指轻轻按摩宝宝的牙龈，只要这样来回抚摩对减轻不适非常有效。如果家长没有十分的把握，不要给宝宝使用治疗牙齿不适的产品，它们的安全得不到保证，而且大多也不会产生明显的效果。

乳牙萌出的护理

护理即将出牙的宝宝需要家长无时无刻的照料。在宝宝进食后，家长要让他保持口腔清洁，喝一口白开水或者用湿纸巾擦拭牙龈，这样可以避免食物残留侵蚀牙床。家长也可以给宝宝买一些磨牙的玩具或食品，锻炼他的咀嚼能力，强壮脸部肌肉。

在平时的饮食中，家长还要给宝宝多提供含有丰富维生素 D 及钙质的食物，它们可以帮助宝宝的牙齿发育得更健康。出牙时要控制好果汁或其他饮料的摄入量，这些饮料中含有的糖分比较高，若长时间饮用，对正在向外萌出的牙齿会产生不利影响。家长只要在两餐间添加些水或普通牛奶就可以了。

在宝宝长出第一颗牙齿的时候，家长就可以帮他刷牙了。只是与成人相比量要少得多，用毛细柔软的儿童牙刷，在他的小牙上来回轻轻地刷两下就可以了。

> **温馨小提示**
>
> 给宝宝刷牙的时候，一定不要让宝宝吞咽牙膏沫。

64 开始让宝宝自己吃东西

宝宝 7 个月了，此时，家长要开始培养他的独立能力。饭来张口的小皇帝现在要学会自己动手了，良好的饮食习惯对宝宝今后的成长会有深远的影响。

让宝宝“自由发挥”

很多家长在给宝宝喂饭时，会发现孩子有抢夺饭勺的欲望。这并不是孩子调皮，而是他想自己动手吃饭的表现。此时，父

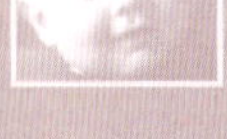

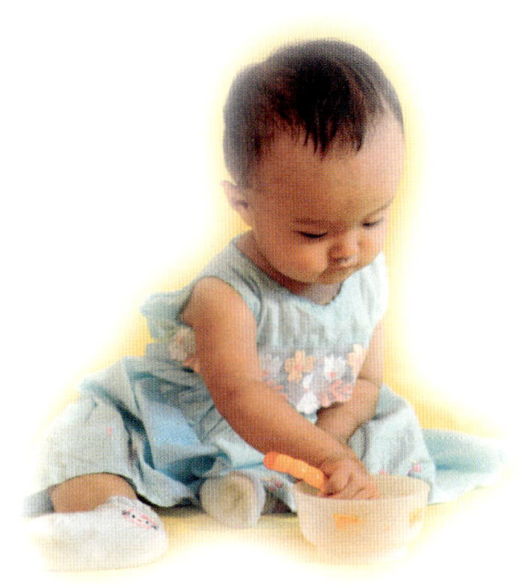

母可以让宝宝“自由发挥”，不要和他夺过来夺过去，让宝宝顺利地抢走你手中的饭勺，自己再去找另一把继续喂他吃饭。也许孩子只会用饭勺在碗中扒拉来扒拉去，就是没有办法成功将食物放入自己口中。此时，家长可以握着宝宝的手，重复喂饭的动作，让宝宝感觉整个过程。

如果家长每次喂饭都这样练习，几周后你就会发现孩子有很大的进步，独立吃饭的基础因此初步奠定。

诱导宝宝自己吃东西

有些孩子没有产生自己吃东西的欲望，此时，家长就要用诱导法，促进宝宝产生这种愿望。家长可以在每天固定的时间用奶瓶给宝宝喂奶，在宝宝用手抓奶瓶时，妈妈慢慢放松手的握力，逐渐让宝宝把持“大局”，久而久之宝宝就会自己抓奶瓶了。在感到饥饿时，宝宝甚至还会指向奶瓶。

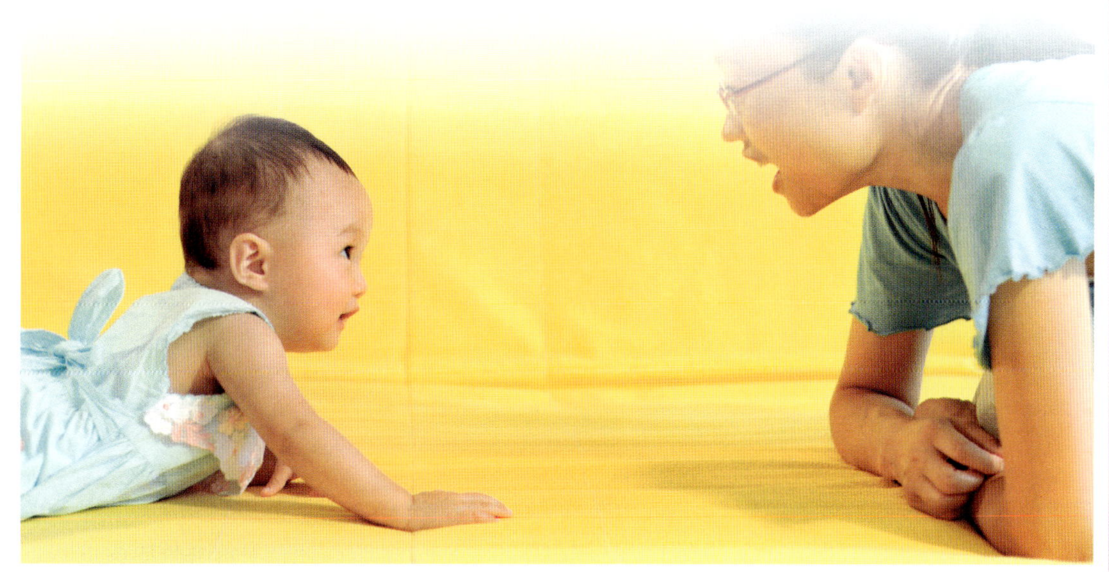

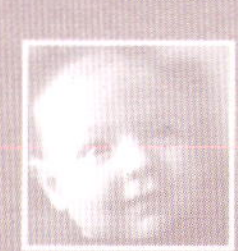

关注宝宝的情绪

从饭来张口到自己动手，这需要一个过程。家长在训练宝宝自己吃东西时一定要估计宝宝的情绪，在他表现抗拒时要停止动作，以免使宝宝产生厌倦情绪。在宝宝不愿吃、不愿用手拿的时候，家长不要强迫，当他感觉到饿的时候，自然会主动吃饭。

65 选择适合宝宝的游戏

7个月宝宝的身体各方面都有了很大进步，此时，爸妈可以选择一些有助于锻炼他身体协调能力、平衡力及智力的游戏来玩。在娱乐的同时，既能增进父母与宝宝之间的感情，又能提高宝宝各方面的能力。

经常和宝宝做游戏，可以使婴儿得到父母双方的爱护，感到情绪愉快。做游戏时爸爸也要参与到过程中来，让宝宝接收到双重的爱，不仅有温柔的呵护，也有硬朗有利的保护。下面就介绍几个适合7个月宝宝和爸妈玩的游戏。

跷跷板游戏

1. 爸爸坐在椅子上，双腿并拢，让宝宝分开腿，面朝爸爸做在他大腿上。

2. 爸爸扶着宝宝的腋下，有节奏地踮脚，让坐在大腿上的宝宝有起伏感。

这个游戏会增进爸爸与宝宝之间的感情，宝宝在爸爸有力双手的保护下，不会感到害怕，建立信任。

摸妈妈的五官

1. 妈妈抱着宝宝，让他在妈妈怀中玩耍。

2. 妈妈在宝宝情绪较好的时候用他的小手摸自己的五官，并且告诉他“这个是妈妈的眼睛，这个是妈妈的鼻子……”

这个游戏会让宝宝在触觉、视觉、听觉共同作用下了解五官。也许宝宝记不住相应的部位，但和妈妈的感情肯定会进一步加强的。

做个鼓手

1. 家长将家中的饼干盒、塑料盆、小鼓、奶粉罐等物品平放在宝宝面前。

2. 给宝宝一个“鼓槌”(只要是长形较硬的就可以)，让他在各种物品上敲敲打打。

3. 当他发现自己可以使物品发出声音后，会显得非常高兴。

这个游戏可以锻炼宝宝的动手能力及眼、手协调能力。

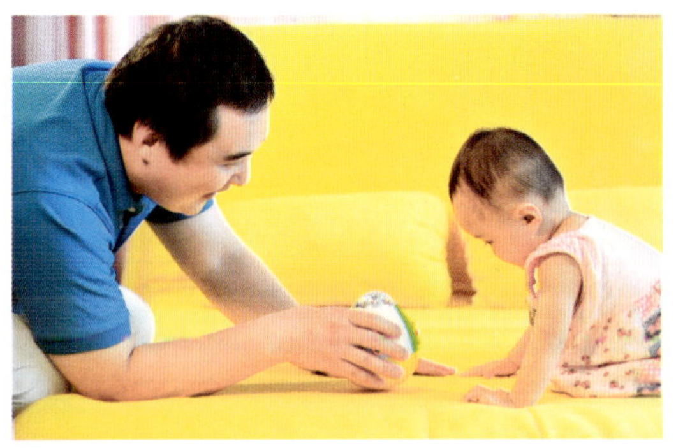

66 为宝宝学步奠定基础

7个月宝宝身体各个部分的肌肉逐渐硬

朗起来了，他可以在爸妈的搀扶下试着站立。不要认为不会爬就学站是好高骛远，只有提早训练宝宝，他才能在他日后学步的过程中事半功倍。

帮宝宝站立

此时，最适宜让宝宝进行站立练习，站立可以加强宝宝大腿的肌肉，为其将来要学会的爬行、行走都有很大的好处。训练宝宝站立时，妈妈可以把宝宝的双腿略微分开，这样可以降低宝宝的重心，让他站得更稳。但是每次站立的时间不宜过久，1 分钟左右就可以了。只要每天练习 1~2 次，就可以得到很大的提高。如果宝宝想站立的欲望很强烈，家长还可以让他在小车、摇床、床栏杆的辅助下练习站立。

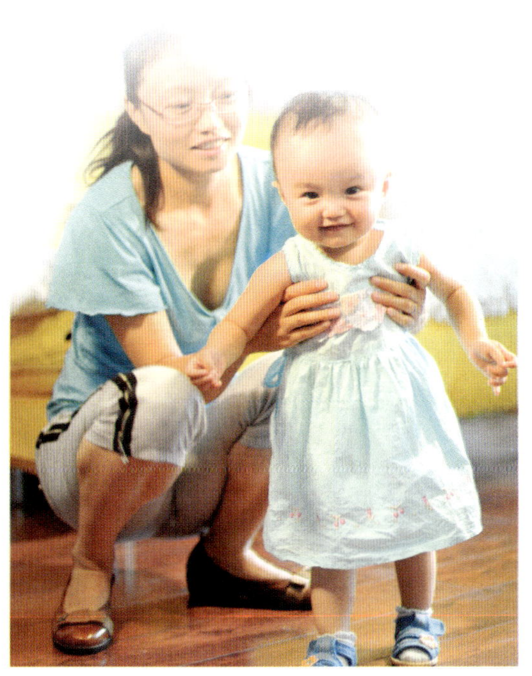

练习走路要适度

虽然 7 个月的宝宝骨骼开始硬朗起来，但还不能用坚固来形容。所以家长在给宝宝做练习时一定要掌握好度。长时间锻炼会加重下肢的承重，产生疲劳感。当宝宝经受不住上身的重量而又继续锻炼时，下肢血液的供应就会受到影响，久而久之就会出现“X”形腿或“O”形腿。除此之外，家长还不要让宝宝长时间待在学步车里，这种练习走路的方式同样会导致宝宝腿部出现不适。

产生距离概念

家长还可以通过让宝宝伸手抓取远处的物品而对距离有所了解。当宝宝把小手伸向他所感兴趣的玩具时，他的视觉活动范围也会得到延伸，远近不同的物品会使宝宝对距离有概念，这对于他日后学习走路有很好的协助作用。

67 如何对待宝宝的认生现象

宝宝的情感可以通过与陌生人见面的表现窥见一斑。性格活泼的宝宝通常会表现得很兴奋，也很容易被逗笑。但内向的宝宝会钻进家长怀里，不与客人交流。虽然孩子表现的内向，但这正是锻炼宝宝情感的好时候。通过与旁人交流，宝宝的情感会更加丰富，接受更多的新鲜事物。

宝宝认生怎么办

宝宝已经可以准确地辨认熟人和陌生

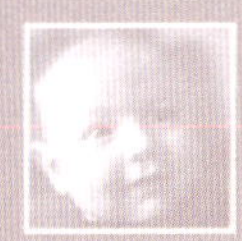

人，当他看见不熟悉的人向他伸手时，就会感到不安和惶恐，进而转头拒绝。缓解宝宝的认生情况需要爸妈及来访者的配合，让宝宝适应和陌生人在一起不是一蹴而就的事情。

逐渐熟悉来访者

当宝宝看到陌生人的时候，陌生人先不要急着靠近宝宝。让宝宝先在一定距离外观察，当他觉得安全了，也就会慢慢和陌生人熟悉起来，这时陌生人和宝宝一起玩耍就没有问题了。在这期间妈妈最好一直在宝宝身旁陪伴，这样宝宝会觉得安全，没有思想顾虑。

多多接触不同人

日常家长也要带宝宝多串门，接触不同的人。在看管时，最好可以爷爷奶奶、姥姥姥爷更换看管，这样也可以锻炼宝宝与不同人接触的胆量。抱宝宝到户外玩耍时，家长可以有意带他到人多的地方，让宝宝与其他小朋友交流，一般同龄的孩子更容易接触，不会产生惧怕感。通过这样的方法可以使宝宝逐渐变得开朗，更容易释放自己的情感。

学会主动交流

除了被动让宝宝熟悉陌生人外，还要让宝宝学会如何主动地与陌生人接触，只有这样，才能彻底解决宝宝的认生现象。父母在平时要多与宝宝沟通，让他熟悉与人交流的过程。当他觉得交流是件稀松平常的事情时，也就不会再认生了。

68 宝宝异常情况——玫瑰疹

宝宝身体健康是每个父母最大的心愿。婴儿身体抵抗力差，很容易患上疾病，家长要定期为宝宝进行身体健康状况检查，以便及时发现问题，解决问题。除此之外，家长还要按照月龄给宝宝注射疾病疫苗，避免宝宝遭受患病之苦。

玫瑰疹

玫瑰疹又称幼儿急疹，是一种由病毒引起的小儿急性传染病。此病的高发人群大多是 6 个月至 1 岁左右的宝宝。宝宝从接触病源到出现症状，平均要经历 10 天时间。

此病一年四季都可以发生，但以春、秋两季比较普遍。玫瑰疹的传染范围不像麻疹、水痘那样广泛，是相对来说比较安

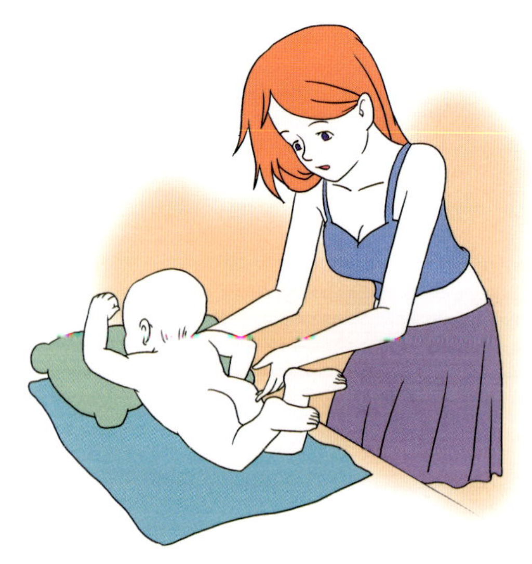

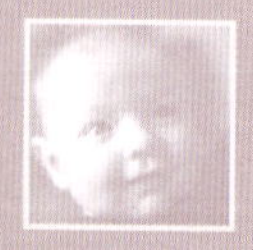

全的传染性疾病，家中成员被传染的几率不是很大，不必引起恐慌。只要注意隔离、消毒，避免交叉感染就可以了。玫瑰疹属于患过一次，终身免疫的病症，而且对婴儿的健康不会产生太大影响。

玫瑰疹症状

玫瑰疹患儿在临床上会有“发热骤起、热退出疹”的病症特征。最开始时患儿会有持续 3~4 天发高烧的经历，而且体温大多在 39~40℃之间，高热早期患儿有可能出现惊厥。但普遍患儿会有轻微流涕、咳嗽、眼睑水肿、食欲减退、恶心、呕吐、轻泻、便秘等症状表现，而且咽部会有轻度充血，枕部、颈部及耳后的淋巴结出现肿大。家长一经发现宝宝出现如上症状，就要尽快带宝宝就医诊治，以给他们最快的治疗。

宝宝体温升高 3~5 天后会骤退，过后就会出现大小不一的淡红色斑疹。斑疹最初起于躯干处，但很快就会蔓延到全身，以腰部、臀部等受压的地方居多。斑疹按之退色，1~2 天后就会迅速消退，没有色素沉着，也没有脱屑表现。

玫瑰疹对症治疗

对于玫瑰疹初起时的高热表现，医生会适当使用阿司匹林予以治疗，每日用药 2~3 次。当高热时发生惊厥现象时，会给予苯巴比妥钠或水合氯醛治疗，也可适当补液。当然，这些治疗方法都要在医生的指导下进行，医生会给宝宝提供最安全的治救方法。

玫瑰疹的护理

护理患有玫瑰疹的患儿需要家长有足够的耐心和关爱。大多数玫瑰疹预后良好，不会并发其他病症，患儿都能顺利康复。

护理时要保证患儿有足够的休息时间，被子不用盖得太多太厚，室内要保持安静，常开窗通风，保证有新鲜的空气。

患儿患处的皮肤要保持清洁卫生，家长可以给孩子擦去身上的汗渍，避免浸湿。但在擦汗时要避免着凉，温热的水为宜，擦好后尽快穿上衣服。

饮食方面要给孩子多喝开水或果汁，帮助出汗和排尿，有利于毒素排出。流质、半流质或易消化食物比较适合现阶段的宝宝食用。饮食还要适当进食含有维生素 B、维生素 C 的食物，这会加速病情恢复。

患儿发热体温超过 39℃时，可用温水或浓度 37%的酒精为孩子擦身。这个方法可以避免宝宝因高热发生抽风。

玫瑰疹的预防

因为该病毒会在成人的喉咙和唾液腺里出现，所以预防此病就要求家长避免用嘴咀嚼食物，然后再喂给宝宝。只要注意卫生，就可以减少宝宝患上玫瑰疹的几率。

69 宝宝同步喂养方案

第 7 个月是宝宝练习咀嚼和喂食的关键期，妈妈可以尽量多地提供各种口味的食物让宝宝尝试。此时，每天进食的奶量

多少不要改变，但在添加辅食方面要做到品种丰富多样、荤素搭配。

家长可以在宝宝进餐过后，给他饼干或是蔬菜条，锻炼他的咀嚼及啃咬能力，这些都是锻炼咀嚼和吞咽的好食材。此时，宝宝吃泥状、糊状或半固体的食物可以帮助其过渡到吃软饭或其他面食的阶段，所以爸妈要精心地准备小宝宝的每一餐饭。

在给7个月宝宝喂奶时，妈妈一定要掌握好奶的浓淡问题。宝宝肠壁较薄且通透性高，过浓的牛奶会形成高渗透压，损伤肠黏膜。如果家长发现宝宝的肚子很胀，而且有吐奶及大便异常情况发生，就要及时带宝宝就医诊治。

宝宝食谱

猪肝瘦肉泥

材料：猪肝、瘦猪肉各10克，姜汁、料酒、食盐各适量。

做法：将猪肝和瘦猪肉洗净，除去筋膜，分别剁烂。将肝泥和肉泥放入碗中，加入适量冷水、料酒、姜汁、食盐搅拌均匀。上笼蒸熟即可食用。

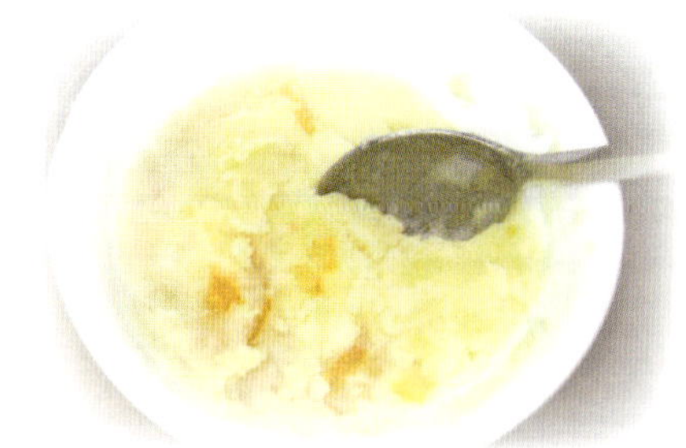

鸡汁土豆泥

材料：土豆1个，鸡汤、食盐各适量。

做法：将土豆洗净，取1/4个，上锅蒸熟，研成泥备用。将鸡汤与食盐倒入土豆泥中搅拌均匀即可。

70 亲子 online

资优教育

此时，宝宝可以通过玩耍而提高肢体灵活程度，而且好奇、探索的精神也能在娱乐中得到培养。7个月的宝宝已经可以拿更多的东西了，家长可训练他们将玩具拿起再放下，只要家长反复教导，宝宝就能学会。这对于将来宝宝养成良好的收放习惯很有益处。爸妈还可以锻炼宝宝寻找玩具，将他最喜欢的玩具藏在物体后面，让他试着去找寻，找到后可以给宝宝适当的鼓励。这个游戏可以使小家伙建立客体永存的观念，培养他们的好奇心。

家长还可以教孩子明白“不”的意思，当宝宝明白家长摇头、摆手或严厉的语气表示禁止的时候，他就会变得乖乖的。这也就从另一方面阻止其发生不良行为和不安全活动的几率了。

适合孩子的玩具推荐

7个月的宝宝已经可以用小手抓握东西了，所以家长可以给他买一个叠叠乐。这种玩具底部有一个托，上面竖起带有分叉的小棍，并配有多个色彩鲜艳、形状各异

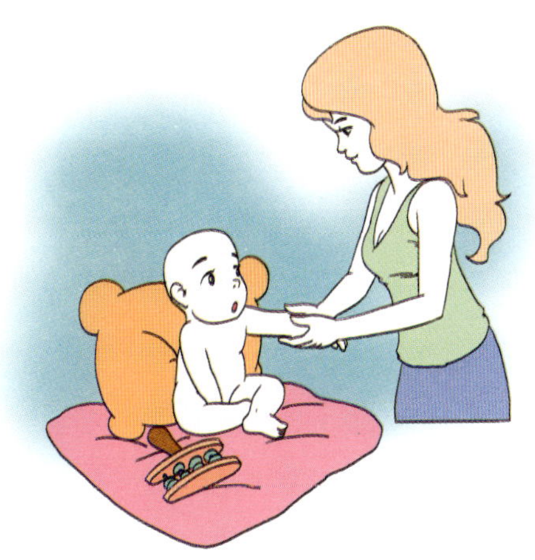

的小物件，小物件中间都有个洞，可以套到小棍上。但如果宝宝没有对准分升的小叉，是无法成功套上的。通过这款玩具，宝宝对色彩、形状的感知会有所提升，而且排除障碍和解决问题的能力也会得到锻炼。只要经常玩这款玩具，爸妈会发现，宝宝的空间概念和手眼协调能力也有了进步。

此时是小宝宝锻炼爬行的阶段，家长可以针对这点为宝宝准备颜色鲜艳的小球。当宝宝玩小球时，他的注意力就会分外集中，而当小球滚落时，就会促进宝宝向小球的方向前进，这时宝宝的爬行能力就会得到锻炼，这对他今后学爬很有好处。

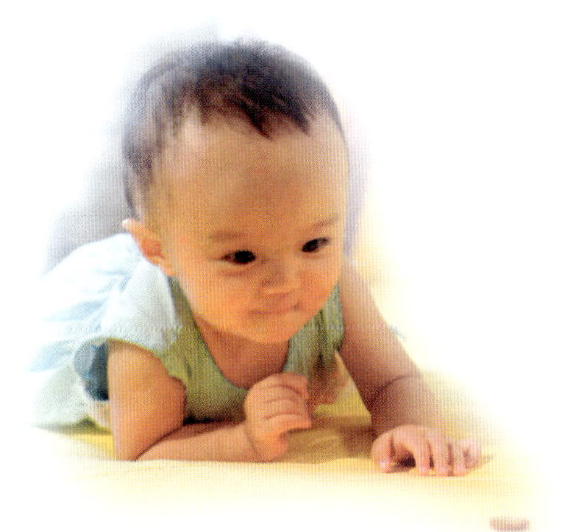

给宝宝按摩的方式方法

此阶段爸妈除了给宝宝全身按摩外，还要着重给宝宝按摩四肢和小手。因为这些部位的运动量最大，需要爸妈帮助做舒缓。因为宝宝年龄尚幼，所以按摩的力度不要太大，每个部位按摩6~8遍即可。

家长先按摩上肢，双手握住宝宝手腕部，在轻轻挤压的同时由上至下滑动，然后搓揉上臂肌肉群和关节处。两臂用同样的方法按摩。按摩小手的时候，家长先握住宝宝的手腕，展开圈握的手指，由手掌根部逐渐向指尖处推进，然后捋按每个手指。最后活动手腕。两手用同样的方法按摩。

腿部和手臂的按摩方法基本相同，先握住宝宝的脚腕，另一只手由大腿根部向脚踝处轻轻挤压、滑动，然后揉搓肌肉群和关节处。两腿按摩方法一样。用同样的方法按摩右腿。脚底也是按摩的部位之一，家长可用双手握住脚腕，活动后用两个大拇指并排由脚跟向脚趾处滑动，最后再依次提捏每个脚趾和关节。

专题：常见问题及处理办法

热性痉挛

此时，宝宝有可能发生热性痉挛，患

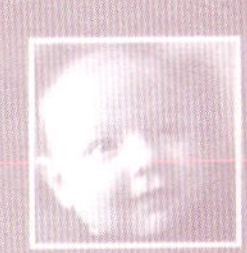

病的宝宝会表现出两眼上吊、四肢抽筋、脸色发紫的症状，而且还伴有发烧。家长看到这种情况时不要慌乱，症状大多在1~2 分钟后就会停止。这种病症并没有预防之道，多发生于发烧初期，无法预计。

腹泻

宝宝在平常的饮食中要防止患上腹泻，若大便变稀且次数增多严重，就要到医院就诊，防止发生脱水、电解质失衡等不良反应。预防此病就要注意饮食卫生，减少到公共场所的次数，防止感染上病源。

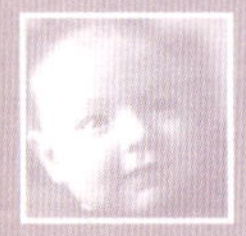

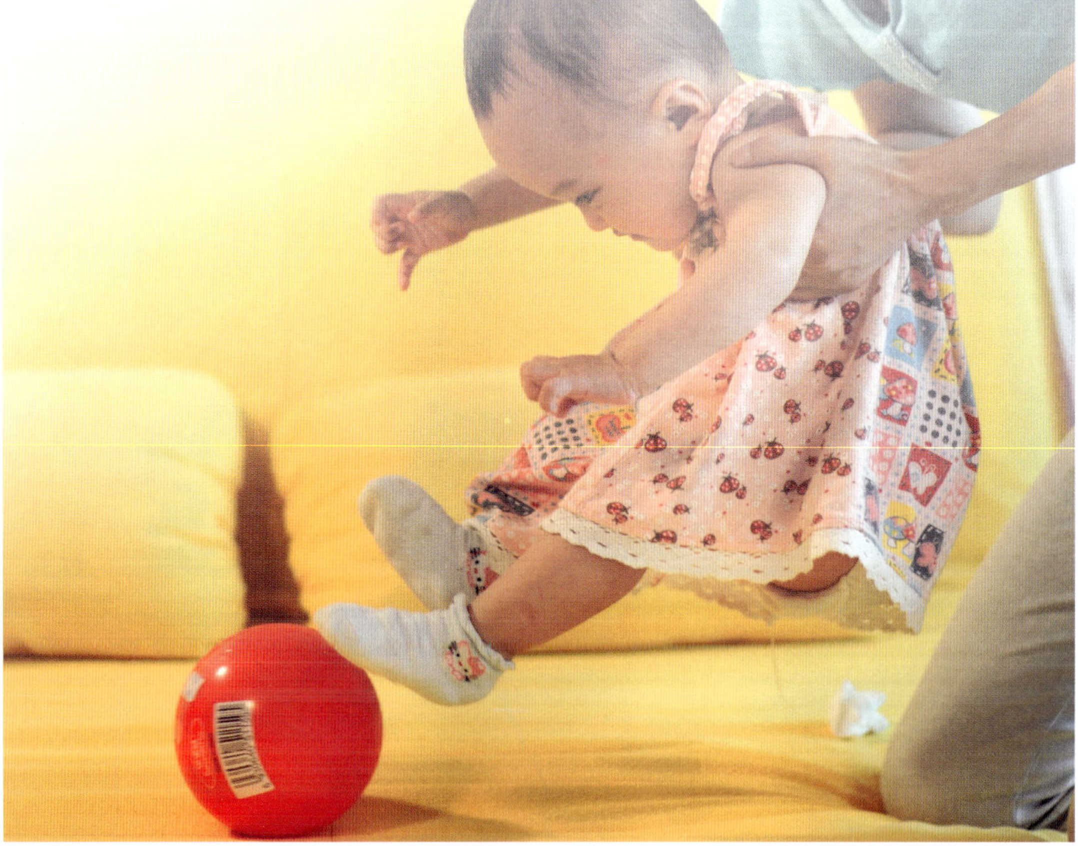

Part9 第8个月

让宝宝在爬行中“探险”

“昨天你还笑他趴在床上不断挥舞的小手和小脚看起来就像在原地游泳，可是今天他居然能向前“游”了两步，你原本以为他够不到的小玩具也成了他的掌中之物。于是，作为妈妈的你忍不住叫了起来：‘宝宝会爬了，宝宝会爬了！’”

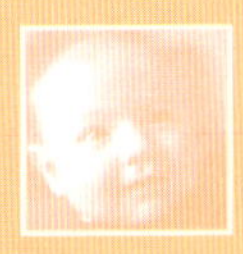

71 宝宝的发育特征

经过了8个月的发育成长，宝宝比刚出生的时候有了很大的进步。从软绵绵的小生命进步到现在的“探险家”，他的灵活性和协调性在一步步地加强。

身体发育特征

8个月宝宝中男婴的平均身高约为71厘米，女婴的平均身高约为69厘米。家长可以对照平均值测量自家宝贝，如果没有相差太多，就表示你的宝宝是健康的。

成长进入第8个月，小家伙体重的增长已经趋于和缓，此时男婴的体重平均可以长到8800克，女婴也能够达到8000克左右了。如果你家的宝宝还没有6000克的话，就要尽快就医检查一下。

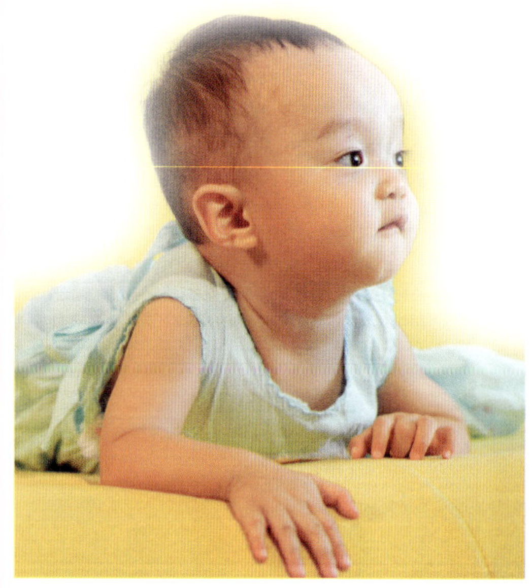

这个月中宝宝的头围会略有增长，男宝宝平均可以达到44.6厘米，女宝宝平均可以达到43.5厘米。

8个月男婴的胸围平均为44.7厘米，女婴平均为43.8厘米。

此时婴儿的身体比例在持续发生着变化。男婴的平均坐高约45厘米，女婴的平均坐高约44.1厘米。

进入第8个月，宝宝大多会长出2~4颗牙，有些宝宝发育较快，甚至上面的两颗门牙也会冒出小尖尖。

智能发育特征

此时，宝宝不但可以坐得很好，而且还可以扶着栏杆站起来，而且能从坐位躺下。两只小手还可以对着敲玩具，还能把发出响声的玩具弄响。当他饿了的时候不但会自己给自己拿饼干吃，还能用手指抓东西吃。这时的宝宝能够模仿声音，并且用1~2种动作表示语言，有些语言发育较快的孩子可以朦胧地说出ma-ma了。见到熟悉的人时，小家伙会用笑来表示友好，有时还会张开双手要抱抱。如果他看到什么新奇的事情，就会表现出惊奇和兴奋。如果别人做了什么让他不愿意的事情，他就会用哭闹表示不满。

72 预防断奶综合征

虽然宝宝无限迷恋妈妈的“大甜咪”，可是已经8个月了，完全可以而且也应该

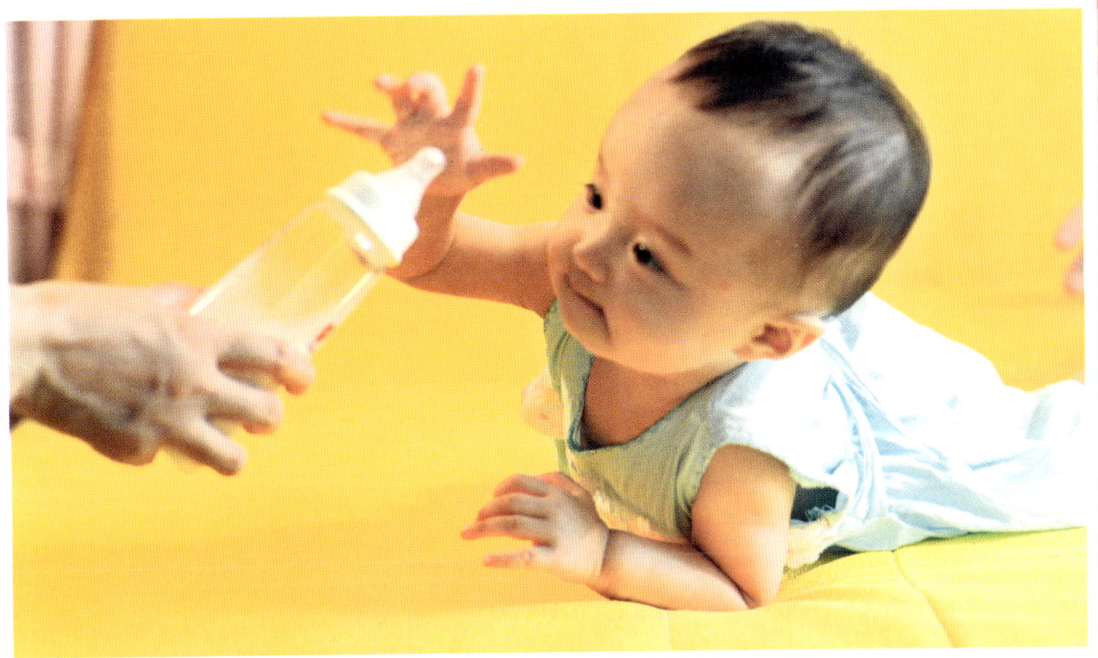

断奶了。不过，小宝宝总是要为此经受一点儿考验，尤其是断奶综合征，妈妈一定得当心哦！

什么是断奶综合征

孩子如突然断奶而改喂牛奶及其他辅食时，心理上的不适应要比消化道的不适应更为严重。如果母亲因断奶而与宝宝暂时分开，则宝宝精神上受到的打击更大。蛋白质摄入不足和精神上的不安，会使宝宝出现生长停顿，表情淡漠，头发由黑变棕或由棕变红，兴奋性增加，易哭闹，哭声不响亮等，有时还腹泻等，或皮肤常有水肿，肌肉萎缩，皮肤色素沉着、脱屑等。这些症状在医学上称为“断奶综合征”。这是由于婴幼儿断奶以后缺乏正确的喂养，在饮食中缺乏蛋白质的供应，而造成婴幼儿的蛋白质缺乏。

预防断奶综合征

预防断奶综合征，妈妈需要做到以下几点：

1. 断奶后要注意补充足够的蛋白质，比如宝宝除了喝配方奶粉外，还要给予适量的瘦肉等；

2. 正常发育的宝宝在 8 个月以后就可以断奶，而且最好不要超过一岁半；

3. 断奶的时机最好选择春、秋季节，因此时气候宜人，宝宝不易上火；

4. 要在宝宝健康状态良好时断奶，以免给宝宝造成更大的不适；

5. 宝宝的食物应单独做，要求精细、

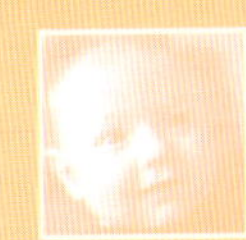

干净、煮烂，不要吃大人的食物或大人嚼过的食物；

6. 断奶时最好采取逐渐减少哺乳次数的办法，每减少一顿奶，改加一顿饭，如吃烂粥、烂面条、蛋糕等，并饮用一些牛奶、果汁或糖水。

73 如何帮宝宝练习协调性

训练宝宝的协调性很重要，这可是与宝宝将来的运动能力息息相关的。要训练宝宝的协调性，最重要也是最有效的办法就是多运动！

什么是协调性？

“协调性”主要包括3大内容，即：大脑内部各个神经系统之间的协调性，大脑综合处理不同感觉器官传来的信息时的协调性，大脑指挥躯体行动时的协调性，具体可表现为脑、眼、耳、四肢、躯干等的协调性。如果宝宝的协调性发生障碍，会对其许多方面的发展造成影响，如出现注意力不集中、动手能力差、情绪不稳定、语言发育迟缓等。因此，科学地训练宝宝的协调性是十分必要的。

我们一起来踢球

妈妈跪或是坐在地板上，将宝宝脸朝外抱在胸前，用一只手环抱住宝宝的胸部，另一只手托住他的屁股，这样宝宝的腿就能在你们俩的身前伸展开了。然后把一个好看的球放在宝宝正前方，帮他用脚踢球；同时妈妈跟着往前移动，好让宝宝能踢着球向前走。

每次宝宝的脚碰到球，妈妈都要发出鼓励的欢呼声，如果能给宝宝找到一个小伙伴一起玩这个游戏，让两个小“球员”面对面地来回踢球，训练效果会大大加分。

爸爸妈妈身上爬

爸爸或妈妈平躺下来，让宝宝在爸爸(妈妈)的身上爬。单纯的爬行训练很容易让婴儿感到疲倦或厌烦，而在父母身上爬行的时候，由于你可以用声音、动作吸引宝宝的注意力，他会很乐意与你一起玩耍。这样的爬行不仅可以训练宝宝的综合协调性，还可以随时制造一些“困难”(如把手放在宝宝眼前做“障碍物”等)，锻炼宝宝

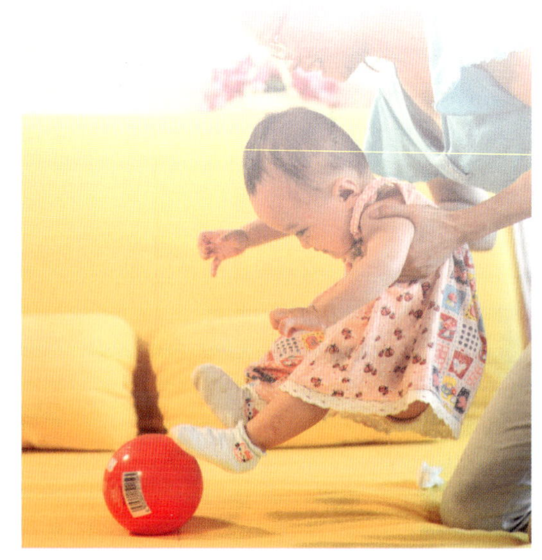

解决问题的能力。同时，与父母的贴近还可以防止“皮肤饥饿”的发生。当然，刚进入第8个月的宝宝还可能不会真正地爬行，但即使只是在父母身上来回移动，他也会很高兴。

74 如何避免宝宝的感冒

作为妈妈，你可能一直以为自己对宝宝无以复加的细致和关爱可以让他始终健康无疾。但有一天，他却打喷嚏、流鼻涕了，宝宝怎么会感冒呢？还有什么地方没做好吗？

感冒多发阶段提高警惕

不要因为宝宝从出生后从未生过病而洋洋自得地认为宝宝任何时候都不会生病。吃母乳的宝宝在6个月前的确不易生病，然而，6个月后母体给予的免疫球蛋白消耗殆尽，疾病的高发期也从此开始。尤其是春季、冷热交替的季节，都是感冒以及各种疾病的高发期，一定要从思想上重视起来。

少穿衣，少盖被

如果宝宝总是处于十分温暖的环境中，那么哪怕是一点风寒都可能让他患上感冒。尤其是冬季，只要室内温度正常，就不要给宝宝穿、盖太多。不过，宝宝刚睡醒时要多加一件衣服。妈妈可能会担心宝宝着凉，其实在减了衣被后，你可以摸摸宝宝的小手，只要温温的就行，熟睡时脚丫是温暖的，但不出汗就是舒适的温度了。

宝宝不要吃太多

其实，宝宝的消化系统与他的免疫系统也是密切相关的，如果宝宝吃得太多，必然造成消化系统、代谢系统的超负荷运转，时间长了就会积食成滞热，留阻体内，妨碍正常循环，降低抵抗力，而引发疾病。日常只要宝宝不想吃了，就不必强求了，吃多少，宝宝自己是有数的。

增加宝宝的户外活动

户外活动是提高呼吸道黏膜抗病能力的最有效手段，即使冬天，只要天气暖和，在注意保暖的情况下，让宝宝多接触新鲜的空气和阳光也是非常必要的。

有了苗头及时处理

宝宝感冒前总会有些征兆，如果妈妈够细心，一场感冒是可以避免的。比如宝宝刚开始流清鼻涕时给他喝点葱白煮水，有点轻微咳嗽时喝点川贝梨水或吃点川贝蒸梨，都可以截断感冒。另外，大量饮水也是阻断病情的好方法。当然，如果宝宝已经出现了明显的病征，还是要及时就医的。

75 培养宝宝良好的卫生习惯

“积千累万，不如养成好习惯”，尤其是卫生习惯。虽然妈妈为此需要做更多的努力，然而，一旦宝宝养成，妈妈不但省心省力，更可以让宝宝少生病，保持身体健康。

创造良好的卫生环境

根据婴儿的生理特点，首先要给他们创造一个清洁的居住环境，比如定期换洗

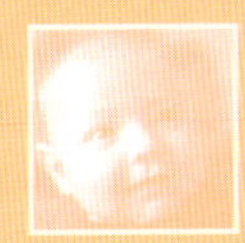

床单、被褥；每天给宝宝换洗衣服。此外，由于小宝宝经常将手中抓到的东西放到嘴里，所以玩具也要经常清洗。

日常清洁不能省

妈妈要坚持每天入睡前给宝宝洗脸、洗脚、洗屁股；早晨起床后洗脸、洗手；并且每次大便后要洗屁股。经常给宝宝洗澡，不仅可以起到清洁作用，同时还是一种水浴锻炼，有利于宝宝的生长发育。到了这个月，宝宝常可以自己拿着饼干类的食物啃咬，所以每次给宝宝吃东西前也应给他们洗手，使他们逐渐形成吃饭前洗手的条件反射。

口腔也要护理

婴儿到 4～6 个月时才开始出牙，所以这个月份的宝宝基本都已长出了两颗小乳牙，使得宝宝能啃咬一些软食物。但同时，妈妈更应注意到宝宝的牙齿需要保护，所以口腔的清理十分重要。比如在宝宝每次吃奶或辅食后，喂些白开水，冲走口中的食物残渣，以防其在口腔中发酵产酸；同时也让宝宝知道，吃完东西要漱口的道理。妈妈也可以每天晚上用棉签或纱布蘸温开水轻轻地擦婴儿牙齿和牙龈，清除食物残

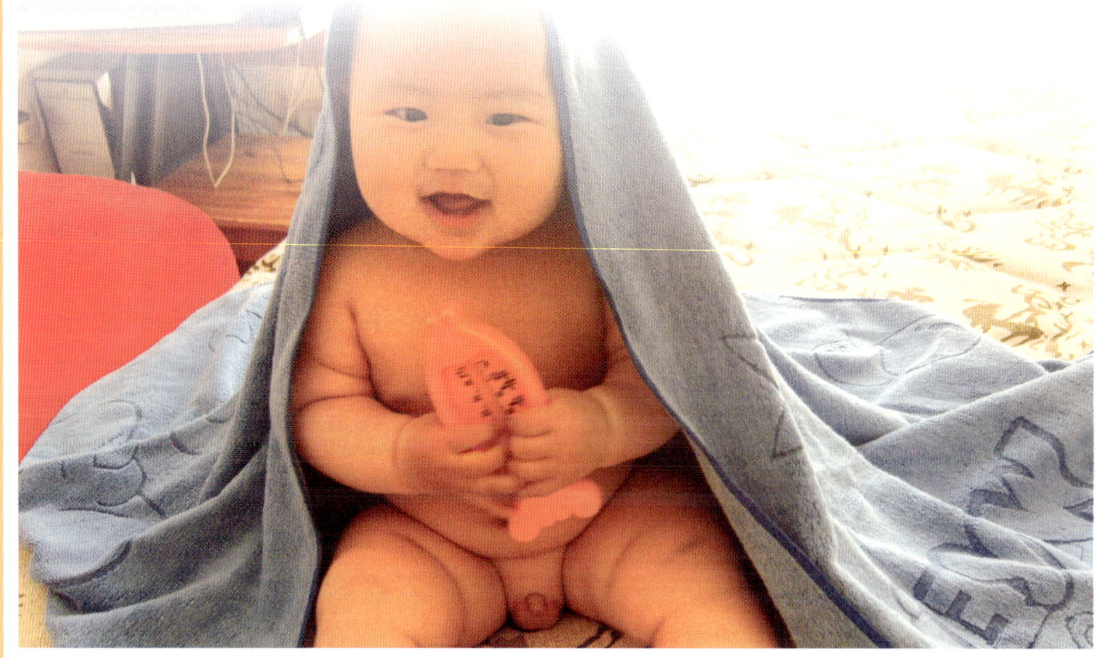

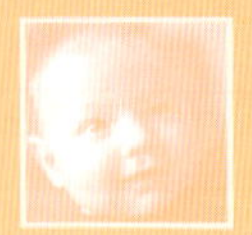

渣，但妈妈一定要用力轻柔。

语言引导很重要

其实，婴儿期的卫生清洁工作都是由成人来完成的，在给宝宝洗手、洗脸时，妈妈如果能够用亲切柔和的声音或者好听的儿歌来配合宝宝完成这些事，会让宝宝更乐于参与，并在大脑中留下更为深刻的印象。

76 宝宝夜间哭闹怎么办

费了九牛二虎之力终于把小宝宝哄着了，可是还没等你睡着，他又开始哭闹了。使得妈妈倍感担心及疲累。其实，宝宝夜间苦恼常是一些你没有注意的小问题。

照顾要周全

宝宝夜间哭闹常常是因为一些小的舒服，比如：喝的奶量不足就会使得宝宝夜间饥饿而哭闹；衣服穿太少、太多，当他感觉过冷或过热时，也可能用哭闹来表示；小宝宝的屁屁很娇嫩，如果尿布裹得太紧或尿布湿了没有及时更换等也会让他感到不满。这些非疾病因素通常比较容易发现，而且只要稍微调整一下照顾方式，就能缓解宝宝夜间哭闹的现象。

饮食要得当

小宝宝的肠胃十分娇嫩，加上这个月的宝宝刚刚开始添加辅食，如果喂养不当，会让宝宝的肠胃不适。比较常见的有两个，一是胀气；二是肠胃不适。前者如奶嘴洞太大，易使宝宝喝奶时吸进太多空气，之

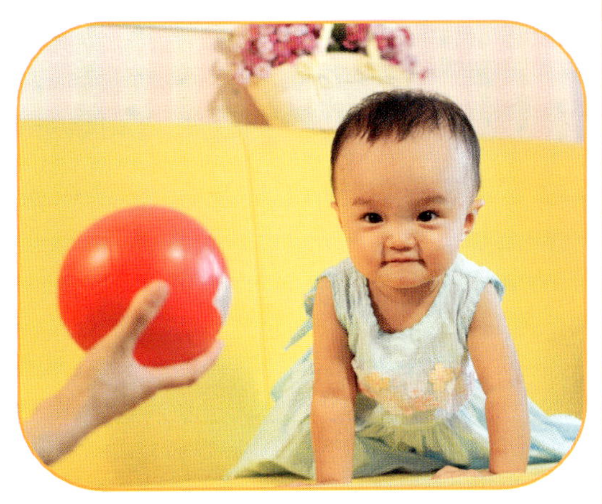

后因胀气而感到不舒服或者喂宝宝葡萄糖水等高糖分饮料，也会产生很多气体，增加宝宝胀气的机会。后者主要是白天给宝宝过多生冷、油炸等食物，而影响其肠胃道消化功能，造成宝宝肚子不舒服。

室温调节好

妈妈总是担心宝宝睡觉时着凉，频频帮宝宝添被加衣，结果反倒使得宝宝因太热而一直出汗，甚至闷到长疹子。这种情况下，尚不会说话的宝宝当然只有用哭闹来抗议了。中医有云，“三分饥、三分寒”，即点出了照顾适当的重要性，也说明过多的保护不见得是好事。

白天刺激太过

别看孩子年纪小，什么都没注意的样子，其实他的大脑不断地在接受环境中的种种刺激。孩子白天若玩得太过头或环境刺激过多，或多或少都会影响夜间睡眠。

此外，宝宝缺钙或者有其他疾病也会引起夜间哭闹，这需要妈妈用心观察，并

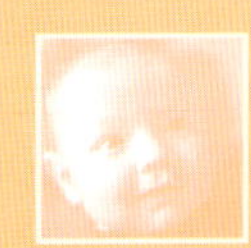

及时诊治。

77 宝宝同步喂养方案

宝宝在很多方面都有了进步，所以辅食的添加也要适合宝宝的成长需要。另外，从下个月起，很多宝宝都要断奶了。所以现在就做好准备吧。

适合宝宝出牙的食物

进入第 8 个月的宝宝多数已经出牙了，所以要及时添加固体食物以促进牙齿生长并培养咀嚼能力，如饼干、面包干等。开始时，可以在每天傍晚哺乳后补充淀粉类食物，之后逐渐减少哺乳时间而增加辅食，直到该次完全可以用辅食代替母乳。然后，依照此法在午间给第二次，逐渐过渡到三餐谷类和 2～3 次哺乳（人工喂养的宝宝应保证每天 500～700 毫升的奶量）。

力求营养丰富

为了满足宝宝生长发育所需的营养，本月宝宝的饮食在粥和烂面的基础上，可以添加碎菜、肝类、全蛋、禽肉、豆腐等食品，以丰富宝宝的食谱，保证营养丰富。

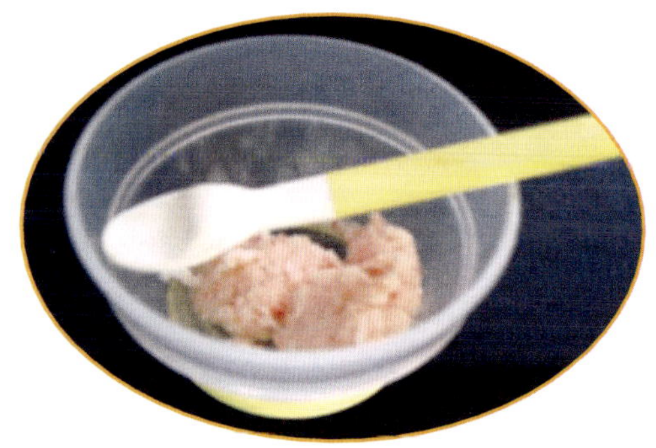

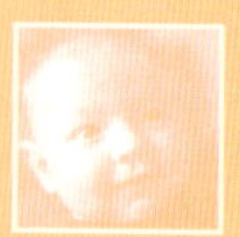

此外，还应继续给宝宝水果和鱼肝油。

注意饮食习惯的培养

在这个月，宝宝的抓握能力还不是很强，也无法用杯子喝水，可以先给宝宝使用学饮杯，然后逐渐过渡到杯子，对于他喜欢的小饼干也要交给他自己拿着吃，这可以培养宝宝手、口的协调性，促进智力发育。

8 个月宝宝食谱

菠菜银鱼面

材料：面条一小把，菠菜 2～3 棵，鸡蛋 1 个，小银鱼适量。

做法：面条和菠菜切成长度约 2~3 厘米碎块；面条段、菠菜段及小银鱼一同用中火煮沸；鸡蛋打匀，加入沸腾的锅内，再煮 5 分钟至面条烂熟即可。

炖水豆腐

材料：水豆腐 1/8 块，菠菜 1 棵，白糖、酱油、淀粉各适量。

做法：菠菜开水焯好，切碎；水豆腐焯一下，切片；水豆腐加清汤、白糖、酱油炖；另将切好的菠菜加清汤、淀粉煮至黏稠，淋在豆腐上即可。

鲜虾泥

材料：鲜虾 50 克，盐、香油各适量。

做法：鲜虾洗净，剁碎，放入碗内上笼蒸熟，加少许精盐和香油拌匀即可。

78 亲子 online

资优教育

触觉对宝宝的大脑和神经发育十分重

要，爸妈要注意利用日常的触觉刺激让宝宝向资优宝宝迈进。

1. 洗澡时。父母可用手、细海绵、细纱布等擦洗宝宝全身，用干毛巾擦干，这样可给皮肤不同的刺激。洗好后再用手轻轻拍打、搓擦和按摩宝宝全身各个部位。

2. 用粉扑刺激。让宝宝躺在床上，用粉扑分别摩擦他的腰部、胸部和背部各3次，同时告诉宝宝身体各部位的名称。但要注意室内必须十分温暖，以免宝宝着凉。

3. 在保证温暖的前提下，把他的小手和小脚解放出来。让他们去抓、去踢、去爬，宝宝的手脚和全身在频繁和广泛地接触外界事物中，触觉功能会得到较快的发展。

适合孩子的玩具推荐

这个月的宝宝可以发现很多有趣的事，如玩具扔到地上会响，敲打也会响，他也会发现玩具是不一样的。此外，宝宝体能的发展为宝宝提供了全新的世界，他能够依靠自己坐起来，能灵活滚动，有的还能够爬行了。所以玩具选择的要点是：有利于宝宝认识、经得起宝宝摔打、帮助宝宝练习坐和爬行的玩具。如不倒翁、充气小帆船、球类、宝宝车等。

给宝宝按摩的方式方法

这套按摩可以开发宝宝的大脑，具体步骤是：

1. 头部，用两手拇指从前额中央向两侧滑动，再从下额中央向外侧、向上滑动。

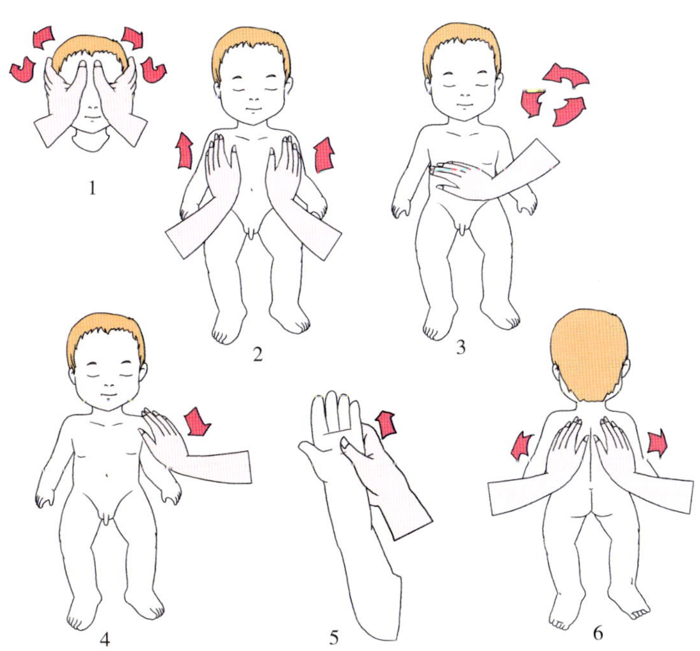

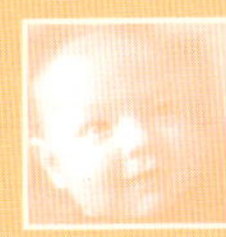

2. 胸部，两手分别从胸部的肋外侧向上至对侧的肩部滑动。

3. 腹部，双手掌顺时针按摩宝宝腹部（腹泻时改成逆时针）。

4. 四肢，双手抓住宝宝上肢近端（靠肩部），轻轻按摩至远端（手腕），并搓揉大肌肉群及关节，下肢按摩亦同。

5. 手足，两手拇指从手（足）掌面跟侧依次推向指（趾）侧，并提捏各手（脚趾）指关节。

6. 背部，宝宝俯卧，两手掌分别于脊柱两侧由中央向两侧滑动，中指对准脊柱由上往下至臀部轻轻按摩。

专题：常见问题及处理办法

食欲不振

通常来说，这个月的宝宝每日的进餐量是比较均匀的。但其食欲可受多种因素的影响，如温度、环境的变化、接触陌生人以及体内消化和排泄状况改变等，使得宝宝偶尔会出现某日或某餐进食量减少的现象。

对于宝宝的食欲不振，家长不必过于强求孩子吃饭，只要给予充足的水分，不会对宝宝的健康产生大碍。但是，如果连续 2~3 天宝宝的食量都在减少甚至绝食，并出现便秘、手心发热、口唇发干、呼吸变粗、精神不振、哭闹等状况时，则应引起注意。如果宝宝没有发热，可以给他吃些助消化的中药和双歧杆菌等菌群调节剂，也可多喂开水。待宝宝消化通畅后便会恢复正常的食欲。如无好转或有发烧现象，则应及时就医咨询。

洗澡出意外

多数宝宝在 8 个月左右都可以很好地独坐了，因此给宝宝洗澡时，有的家长因需要拿东西等而让宝宝单独坐在浴盆中，结果导致意外伤害，轻者碰伤皮肤，重者还可发生呛水甚至溺水。

所以，即使宝宝能独坐了，在给宝宝洗澡时，大人也一刻不能离开。为此，要先做好一切准备。可先将浴盆中的水温调节好，切不可在洗澡过程中添加热水，因为此时的宝宝可能会前后摇晃或者做一些动作而发生烫伤。如果一定要添加，要先将宝宝抱出来，然后再加热水。为防止宝宝在浴盆中滑倒，可在盆底放一块大毛巾。在洗澡过程中，大人要尽量抓住宝宝，以便在宝宝滑倒时能及时扶住他。

洗完澡后，将宝宝抱出水面时一定要抱紧，最好用一条大毛巾将宝宝裹紧，这样做既保暖，又可以防止身体太滑而失手跌伤宝宝。

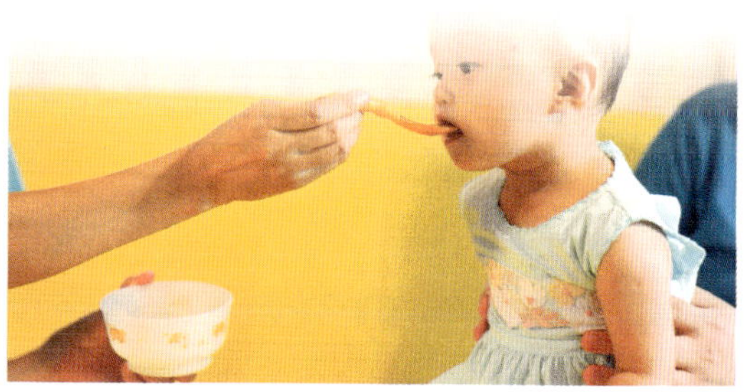

Part 10 第 9 个月

给宝宝更多的锻炼机会

“‘宝宝爬呀爬，前面一朵喇叭花。花儿花儿怎不开？宝宝问爸爸。宝宝爬呀爬，后面有个大西瓜。西瓜西瓜为何滚？宝宝问妈妈……’知道吗？妈妈的歌声就是宝宝前行的动力，所以唱起歌儿吧，让宝宝快快动起来。”

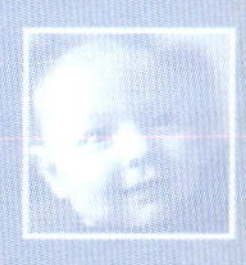

79 宝宝的发育特征

在婴儿的成长阶段，每个月小家伙都像秋天的农民一样，总有很多收获。这些收获使他慢慢长大，慢慢熟悉生活中用到的技能。

身体发育特征

这个月的身高也长了不少，男宝宝的平均身高约为 73 厘米，女宝宝的平均身高则约为 71 厘米。

9 个月的宝宝体重还是会增加，男宝宝此时的平均体重约为 9120 克，女宝宝的平均体重为 8490 克。

此时，宝宝的头围自然也会变大，9 个月男宝宝的平均头围约为 45.74 厘米，女宝宝要略小一些，约为 44.65 厘米。

胸围也是一样的增大，此时，男宝宝胸围平均数值约为 45.13 厘米，女宝宝的胸围平均约为 43.98 厘米。

此时，男宝宝的坐高平均值为 46 厘米，女宝宝平均坐高为 44.7 厘米。

此时，大部分宝宝已经长出了上门齿和下门齿。其实家长还可以用一种方法计算宝宝应该长出几颗牙。公式是用月龄减去(4～6)。如果宝宝 9 个月，用 9-(4～6)=5～3。所以这个宝宝应该长出 3~5 颗牙齿。当然出牙数也是因人而异的，家长不必过于强求。

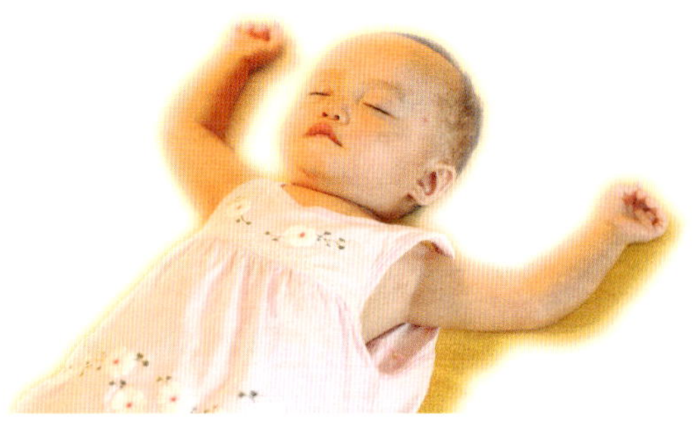

智能发育特征

9 个月的小家伙已经可以熟练地爬动了，向前、向后都没有问题，而且他还可以扶着栏杆走动。他的小手还能做一些精细动作，例如捏一个小豆豆、拿起一个小丸。宝宝这时可以跟陌生人“拜拜”，会拍手，听到严厉的训斥明白要停止“破坏”，会模仿成人的动作。他还知道要怎样拒绝，给他不喜欢的东西，他会摇头。玩得高兴时，他会笑出声，并且手舞足蹈，表现得非常兴奋。

80 爬行开发宝宝的行为能力

宝宝在 3 个月时开始学会翻身，6 个月时能够直身端坐，虽说也是肢体动作，但却是原地完成。而爬却不然，爬是宝宝自由移动身体的第一步，他的活动范围由此而扩大了许多，虽然增加了父母的看护难度，但却给宝宝带来无限收益。

爬行是一种重要的训练

研究认为，婴儿期的动作感觉发展水平与少年期动作的协调性关系密切，认为运动、空间智力的发展始于爬行。统计也表明，在 3～13 岁的儿童中，有 10%～

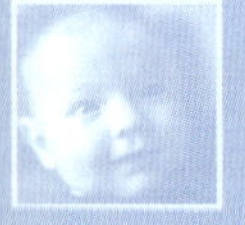

30%的儿童存在不同程度的注意力不集中、平衡能力差、胆小内向、手脚笨拙、爱哭等症状，这实际上是儿童大脑发育过程中某些功能不协调所致，即“感觉统和失调”。这类儿童90%以上不会爬行或爬行时间很短，而目前国际公认的预防感觉统和失调的最佳手段就是爬行。所以，特别提醒诸位妈妈，千万不要忽略这一课，因为会不会爬、有没有学爬的经历对宝宝日后动作的发展影响很大。

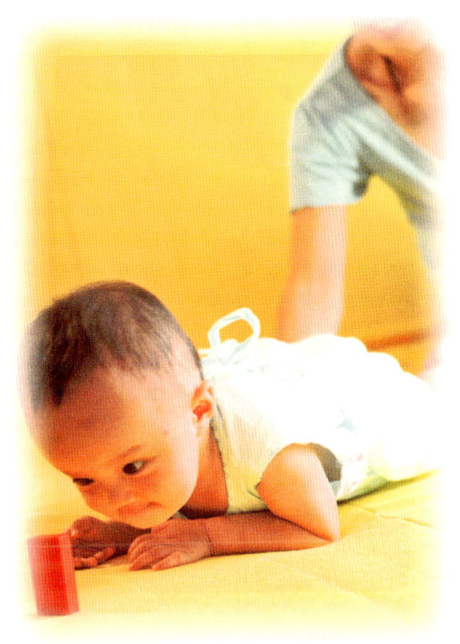

妈妈怎样做，宝宝更会爬

1. 抓住宝宝学爬的关键期：宝宝对爬有兴趣的时间比较短暂，一般都是在8个月大时，如果不在宝宝有兴趣的时间抓紧训练的话，以后再刻意训练就相对困难了。因为从爬到走，只有几个月的时间，很容易被坐着玩取而代之。

2. 先退后进、多样爬姿

妈妈会发现宝宝在学爬的过程中，总是先退后进，先学会身体后移，整个身体贴进床面移动，然后再手脚配合着向前爬，这是宝宝在试探着前进。而且，宝宝爬的姿势也是多样的，妈妈不要要求宝宝如何爬，只要宝宝有爬的愿望就是好样的。

3. 爬行是游戏，不可太机械

在宝宝所有的运动发育中，爬行的难度还是不小的。爬行是人一生中手、脚等各个身体器官的最先综合协调的使用。妈妈不要觉得宝宝爬不好而给予过多的压力，要让宝宝在愉快的情绪中学习爬行，他才会爱上爬行。

4. 妈妈的一臂之力

妈妈可以用手在宝宝的臀部轻轻捅一下或用手掌抵住他的小脚掌，这样宝宝常常会向前扑，于是慢慢地爬行了。如果宝宝俯卧时只会把头仰起，上肢的力量不能使腹部离床，你可以用条毛巾放在宝宝的胸腹部提起，使全身重量落在手和膝上反复练习，也可以让宝宝慢慢学会爬行。

好玩的爬行游戏

从坐学爬

如果宝宝坐着不动，妈妈可以先把宝宝喜欢的一件玩具放在他身体不远处，只要宝宝由坐位变成俯卧位能抓得着就算是胜利。开始时可将玩具放在宝宝面前不远

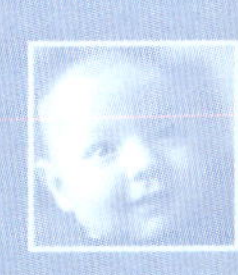

处，以后，可放在他身体左边、右边、甚至是后边，然后让宝宝慢慢通过爬行来拿到玩具。不过玩具要经常变换，不然宝宝失去兴趣就不爬了。

自制道具

家里的空纸箱也可以制成宝宝的爬行玩具。将纸箱两头的盖和底剪掉，使纸箱成为一个方筒。把宝宝放在纸箱一头，妈妈到另一边，从纸箱里看宝宝，鼓励他钻“山洞”，爬到妈妈这边来(纸箱的边缘要用胶条粘上，以免划伤宝宝)。

翻越障碍

在地毯或床上设置简单的障碍物，如大枕头、沙发垫、绒布玩具、小桌子 (可以从下面钻过去) 等。鼓励宝宝一个一个地翻越障碍。你可在前面引路通过这些障碍，让宝宝跟随在后面，这个游戏会使婴儿很高兴，觉得自己很有本领。但如果宝宝因追不上而兴趣低下时，要降低难度。当全部完成后，要以示鼓励。

81 宝宝认知能力的训练

这个月的宝宝在认知方面有了不小的本领，他能够持续用手追逐玩具，能挑选自己喜欢的玩具，还知道不少物品的名称了呢！妈妈要注意多多训练，让宝宝的认知更上一层楼。

识图认物

妈妈可以给宝宝看各种物品及识图片卡、识字卡，教宝宝指认动物、人物、物品等。卡片最好是单一的图，并且要图像清晰，色彩鲜艳，这样才能引起宝宝的注意。第一次可用一个水果配上同样一张水果图，使宝宝理解图可以代表物。认识几张之后，可用一张图配上一个识字卡，使宝宝进一步理解字可以代表图和物。妈妈不用担心汉字对宝宝太难，其实对宝宝来说，汉字也是一幅幅图像。

开始教时，每次只让宝宝认一图或一物，复习 3～4 天，待宝宝能够从几张图中找出相应的图后再开始教第二幅。学习的速度因人而异，不要和其他宝宝攀比。

接近生人

妈妈可以抱着宝宝，有意让他接近

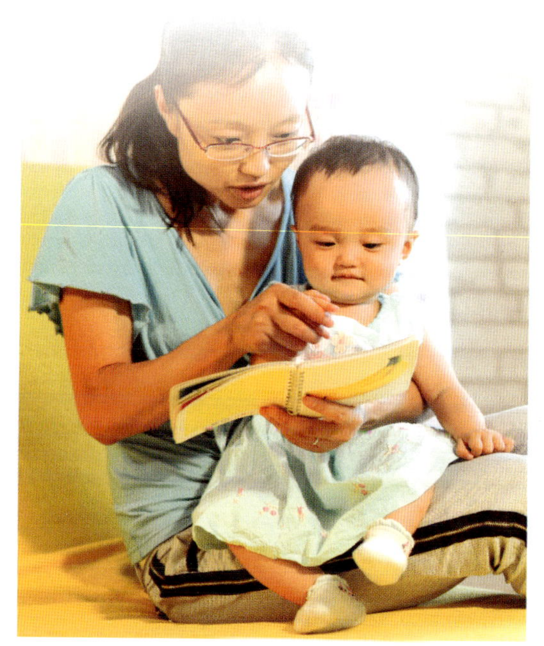

"生人"（只是对宝宝来说，这个人可以是妈妈的朋友)。过一会儿，"生人"可给宝宝一个小玩具，同他玩一会儿，让宝宝渐渐放松，并同他笑笑，当宝宝报以微笑时才向他伸手。当生人接抱宝宝时，妈妈要依旧留在宝宝近旁，使宝宝有安全感。因为宝宝只有随时都能向母亲伸手，才会放心接近生人。哪怕一次生人只接抱宝宝1秒钟，当有过几次这种体验后，他就敢于接近生人了。这对宝宝接近新事物、探索新环境、增强认知能力有着很大作用。如果宝宝不敢接近新事物，那么他的认知能力就只能止步不前了。

82 宝宝言语能力的训练

从这个月开始，宝宝能够通过成人的语音，并结合成人的动作、表情和摆弄的物品，逐步从"语言感受"阶段向"语言理解"阶段过渡。这时父母要尽量多和宝宝说话，以增强宝宝的理解能力，促使宝宝更快地开口说话。

多引导宝宝说话

生活中，爸妈要注意多用动作和语言引导宝宝，比如妈妈可以一边说"再见"一边让宝宝摆手，爸爸也边说"再见"边向他摆手，使宝宝把"摆手"与"再见"联系起来。慢慢的宝宝就会学会用拍手表示"欢迎"，用点头表示"谢谢"等。

同时，也要注意引导宝宝进一步开口说话，比如在宝宝第一次叫出"妈妈"或"爸爸"时，给予适当的奖励，让宝宝感觉到只要叫"爸爸"、"妈妈"就会有奖励，从而提高他说话的积极性，或者在宝宝饥饿时，妈妈拿着奶瓶逗引宝宝，告诉他："叫妈妈就给你。"这样宝宝就容易叫出"妈妈"，然后得到食物。反复多次之后，只要宝宝饿了，就会主动叫妈妈了；也可以在宝宝想要某个玩具时，对他说："叫妈妈。"用这种方法常常可以让宝宝说话。

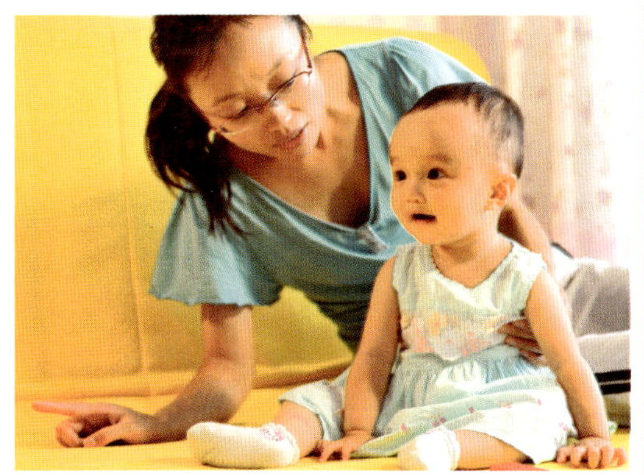

训练宝宝说话的几个细节

1. 抓住生活中的每个细节多与宝宝交流，例如妈妈在给宝宝穿衣服时，可以告诉宝宝现在做什么，告诉他这是衣服，衣服是什么颜色的等。

2. 此时，宝宝对语言的认知还停留在面对面的交流层面上，所以与宝宝说话一定要面对着宝宝，并让宝宝看着你，让他知道你是在与他说话。

3. 宝宝现在对于你、我、他等代词并不敏感，所以尽量使用名词。如：你可以对宝

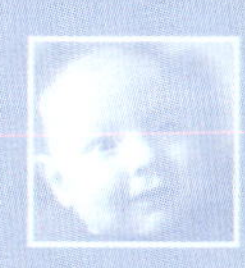

宝说："这是谁？"但不要说："他是谁？"

4. 让宝宝认识面前的物品，当宝宝两眼盯着某物品时告诉他物品的名字，会更有利于宝宝记住这个物品，不要让宝宝用回忆来记住物品。

5. 这时的宝宝喜欢图画，你可以和宝宝一起看图说话，来锻炼宝宝的说话能力。

6. 父母要使用快乐的童声来和宝宝说话，这会让宝宝在学说话时保持愉快的心情。

7. 在和宝宝的交流中，声音的变化要配合着面部表情和手势的变化，这样宝宝能够更好地理解父母的语义。

8. 宝宝愿意主动地和父母交流会表现得很兴奋，如果宝宝很安静，表明宝宝不愿意和父母交流，那么就不要勉强宝宝。

亲子交流小游戏

想让宝宝说话，父母的教育示范作用是很重要的，下面几个小游戏既可增进亲子交流，又可激发宝宝说话的欲望。

小动物怎样叫

父母准备小鸡、小鸭等小动物的图片；然后出示图片，同时模仿小动物的发音；重复几次，让宝宝模仿；出示小鸡、小鸭的图片，让宝宝自己模仿小动物的发音；也可以教他模仿相应的动作，同时让宝宝指出哪一张图片是小鸡，哪一张是小鸭子，并发音。运用这种方法让宝宝练习发音。

鼻子在哪里

父母和宝宝面对面坐好，让宝宝看着妈妈。妈妈说身体的任一部位，让宝宝指出来。比如妈妈问宝宝："妈妈的眼睛在哪里？"宝宝会用手指向妈妈的眼睛。也可以让宝宝按照妈妈的语言提示，指自己的身体部位。

妈妈说，宝宝做

妈妈说一个指令，让宝宝去做。比如，妈妈对宝宝说："宝宝，把妈妈的拖鞋拿过来。""把积木拿出来，和妈妈一起玩积木吧。"很多宝宝都能够按照妈妈的意思去做，这样可以锻炼宝宝听指令做动作的能力。

念念儿歌

选择一首容易理解、每句最后一个字容易发音的押韵儿歌，念给宝宝听。念的时候，妈妈故意将最后两个字的发音间隔拉长，比如"小宝——宝"，加重每句最后一

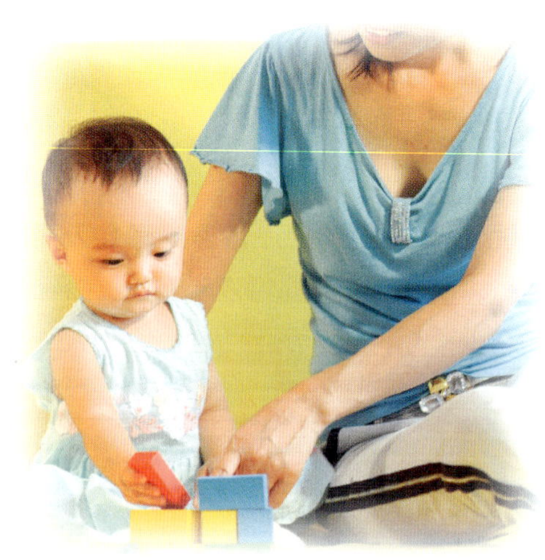

个字的语气，以强调押韵的那个字。这样可以让宝宝更好地模仿最后一个字的发音。

83 培养宝宝的数字概念

很多资料都显示，数字概念的建立需要等到2岁以后才能实现。但是，在2岁之前，通过父母的不断影响，也可以让宝宝建立一个简单的概念，或者是让宝宝对数字产生印象。

"听读学数"帮助宝宝建立数字概念

从出生后到宝宝2岁之前，宝宝可以在大人的指导下通过"听读学数"来掌握他所触及的数的概念。比如，父母平时可能总是告诉宝宝说："这是红色的球，这是蓝色的手帕，这是杯子，这是床……"但是，如果你能够对宝宝说："这是一只红色的球，这是两个蓝色的碗……"那么，可能你的宝宝到两三岁不仅能说会道了，还对数字有了概念，能告诉你盘子里有几个苹果了。

多说，强化宝宝数的概念

实际上，数学是语言教学中必须的一种语言元素，因此，妈妈在教宝宝学习说话的同时就应同时教宝宝学习数字和量词，使他获得实际的对数字的感觉。最简单的方法就是父母在与宝宝交流的时候多说数字和量词，这就等于给宝宝进行了"数"的储蓄。

生活中处处与"数"为伍

日常生活中，家长可以随时随地对宝宝进行"数"的教育。比如，当你抱着宝宝上楼梯时，可以一边走，一边说："一步、两步、三步……"。当你与宝宝一块玩积木时，可以对他说："一块积木、两块积木……"凡是宝宝感兴趣的东西，你都可以数给他听，也许宝宝对你的"数"没有反应，你也可能觉得这是"对牛弹琴"，但却十分有效。总之，家长应该利用一切机会来发展宝宝对数与量的理解，为宝宝的数学能力的发展奠定基础。

84 宝宝同步喂养方案

宝宝过了8个月，可以完全断奶了。不过，断奶对于宝宝来说是一个极大的考验，不仅需要宝宝的心理承受一定的压力，他稚嫩的小肠胃也要做出相应的调整。

如何安排宝宝断奶后的饮食

增加粗纤维食物：粗纤维可以锻炼咀嚼肌，增进宝宝胃肠道的消化功能；可促进肠蠕动，防止宝宝便秘。粗纤维还可以改变肠道菌丛，稀释粪便中的致癌物质，减少致癌物质与肠黏膜的接触，预防大肠癌。所以，小儿应经常吃一些粗纤维含量丰富的食物，如玉米、豆类、油菜、韭菜、芹菜、荠菜、花生、核桃、桃、柿、枣、橄榄等。

米面搭配喂养：米面在碳水化合物的含量及产生的能量几乎相差无几，但米中的脂肪、钾、镁、维生素PP等明显高于面，而面的蛋白质、维生素、钙、磷等却

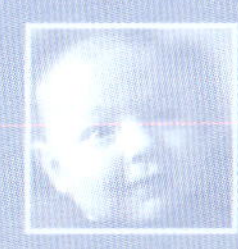

要高于米，所以米、面各有所长，宝宝的辅食也要均衡搭配二者才好。

避免偏侧咀嚼：有些宝宝总是用一侧咀嚼，时间一长，容易使面部也发生侧偏，对宝宝的容貌有很大影响，喂食中，妈妈要注意纠正和引导。

宝宝食谱

三鲜蛋羹

材料：鸡蛋 1 个，鲜基围虾 1 只，肉泥 1 勺，蘑菇 1/2 个，水、葱末、姜末、盐、油各适量。

做法：虾剥壳，取沙线，剁烂；虾泥、肉泥、葱末、姜末搅拌均匀，入热油锅内炒熟；鸡蛋搅成糊，加适量水、盐，蒸熟，再放入虾泥、切碎的蘑菇搅拌后，再蒸 5~8 分钟即可。

番茄猪肝泥

材料：猪肝泥 1 勺，番茄 1/2 个，米粉 2 勺，水、盐各适量。

做法：番茄剥皮，切碎；米粉用水调和，加碎番茄、肝泥、水搅拌；放入锅中，边煮边搅至煮沸；最后加盐即可。

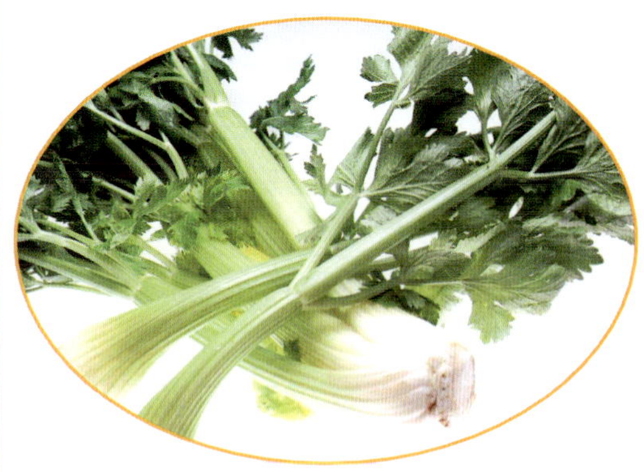

肉末碎菜粥

材料：大米 20 克，猪瘦肉 50 克，油菜、酱油、葱、姜各适量。

做法：猪瘦肉洗净，去筋、剁细；油菜洗净，切碎；葱、姜洗净，切末；锅置火上，加油烧热，加葱末、姜末爆香，下肉末煸炒 1 分钟，再加少许酱油炒熟，盛出备用；大米洗净，加适量水大火熬成粥，然后加入炒好的肉末及碎油菜，同煮 10 分钟即可。

85 亲子 online

资优教育

虽然宝宝现在还不大，但一些习惯爸爸妈妈不要放任发展，这对宝宝日后的自理能力的培养很重要。饮食上，要教宝宝学用饮杯喝水，既锻炼宝宝的吞咽能力，也锻炼宝宝手的抓拿能力；让宝宝自己拿勺，可锻炼宝宝的手、眼协调能力，还为宝宝独自进餐打下基础。纸尿裤一定要扔掉，无论大便还是小便，最好固定一个地点，以便形成条件反射。另外，要试着让宝宝自己触摸东西，感知各种物体冷热、软硬、圆方、粗细等信息，给大脑建立信息库。

适合孩子的玩具推荐

1. 易抓的小球、发出响声的玩具、玩具电话、小木琴、小鼓、金属锅（盘）、橡皮玩具等。

2. 动物玩具、各种球、可发出声音的

充气小丑、互相撞击可以发出声音的玩具、大的洋娃娃、耐久的塑料杯和塑料碗等。

3. 发展视觉、听觉和触觉的玩具，如色彩鲜艳的脸谱、五颜六色的塑料玩具、图片、能发出悦耳动听的声音的小摇铃、拨浪鼓，有不同手感的玩具，如绒毛娃娃、丝织品玩具等。

4. 积木。面对积木，8个月大的宝宝已经知道两块积木相碰会发出响声，一个叠在另一个上面就会比单独一块积木高等。

给宝宝按摩的方式方法

给宝贝进行10分钟的脚底按摩，给宝宝的健康升级大大加分吧！

1. 从脚掌心开始，用双手拇指往外抚摩，压过太阳神经丛的位置。

2. 轻揉脚跟内外部。一手抓住宝宝的脚趾，另一手轻轻搓揉宝宝脚跟的内外侧。

3. 轻按宝宝的脚跟至大脚趾。用指头从宝宝的脚跟到大脚趾轻按或画小圆圈，然后沿着脚背推过去再推过来，重复2～3次。

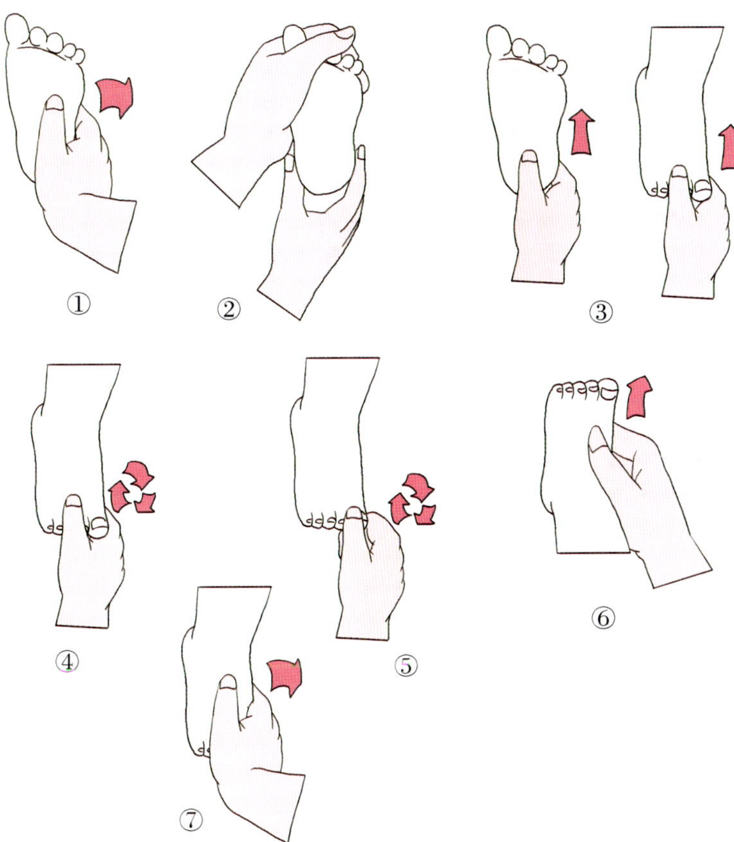

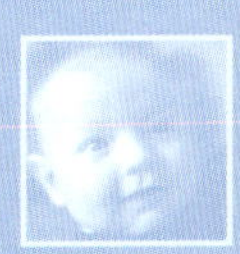

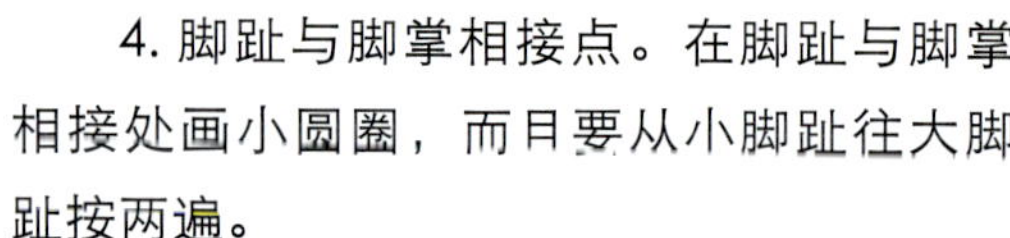

4. 脚趾与脚掌相接点。在脚趾与脚掌相接处画小圆圈，而且要从小脚趾往大脚趾按两遍。

5. 脚趾。手指在宝宝的脚趾上绕圈圈，一次即可。

6. 脚背。轻柔地用手指从宝宝的脚背朝脚趾处画过去，然后轻拍脚背。

7. 脚背、脚趾加脚踝。先按摩脚背，再从宝宝的脚趾按向脚踝，让宝宝张开脚趾后，再按摩脚底（从脚趾处平顺地按向脚掌心）。一脚结束后，可换另一只脚。

专题：常见问题及处理办法

打呼噜

打呼噜对于宝宝来说是常见现象，很多妈妈都知道。一般说来，宝宝偶尔打打小呼不会有什么问题。这可能是枕头高度不合适或者枕头没枕好，引起颈部屈曲度过大，而导致呼吸不畅的打呼噜。这种情况，只要及时调整宝宝枕头的高度，就可以解决了。另外，宝宝鼻塞也会打呼噜，这时父母就要看看宝宝的鼻腔是否通畅，必要时可以帮助宝宝清理鼻垢。

但是，如果宝宝每天睡觉都打呼噜，而且声音大、频率高，那父母就要注意了，这很可能是增殖体肥大造成的。增殖体肥大是一种病，有些需要切除肥大的增殖体。这种病会影响宝宝呼吸，使脑部缺氧，严重的引起猝死。不过这种情况并不多见。父母只要选择正规的医院给宝宝进行手术，一般都是安全的。

气管有异物

9～10个月的宝宝，摸到东西就往嘴里放，稍不注意就会咽到肚子里。但这不是最危险的，最危险的是宝宝把小东西咽到气管里。我们知道，气管是通往肺的通道，如果宝宝不慎将东西吞入气管，常常会痛苦地不停咳嗽、哭泣，严重的还可能导致窒息。

如果发现宝宝已经吞进了什么东西，而且出现痛苦的表情时，父母一定要果断地用双手分别紧紧抓住宝宝的两个脚脖子，头朝下摇晃他。如果东西尚处于喉头，这样做大多能够将异物弄出来。如果没有出来就要立即与医生联系。当然，这种方法适用于刚刚吞进异物的瞬间，如果过了一段时间，就不能用这种方法了。但一般来说，不宜用手抠，因为有时候由于异物形状的缘故，可能反而把异物推到里面去了。

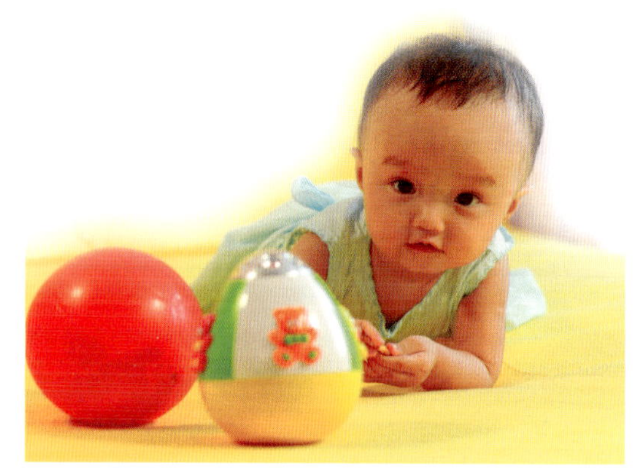

Part 11 第10个月

让宝宝迈出人生第一步

“当宝宝挣脱你的手，独自扶着沙发迈出他人生的第一步时，你的担心、你的惊讶、你的欣慰是不是都变成了一滴泪水含在眼角？可不是吗，宝宝这一步其实是他成长路上的一次飞跃啊！”

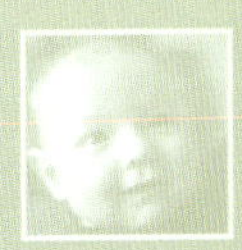

86 宝宝的发育特征

宝宝到了第 10 个月，又有了新的进步，身体和智能的发育都跨上了一个新的台阶，虽然爸爸、妈妈要注意的事情更多了，但宝宝也同时给我们带来了更多的快乐。

身体发育特征

第 10 个月时，如果是男宝宝，那么体重约为 9.66 千克，身高约为 74.27 厘米，头围约为 46.09 厘米，胸围约为 45.99 厘米；如果是女宝宝，体重约为 9.08 千克，身高约为 72.67 厘米，头围约为 44.89 厘米，胸围约为 44.89 厘米。

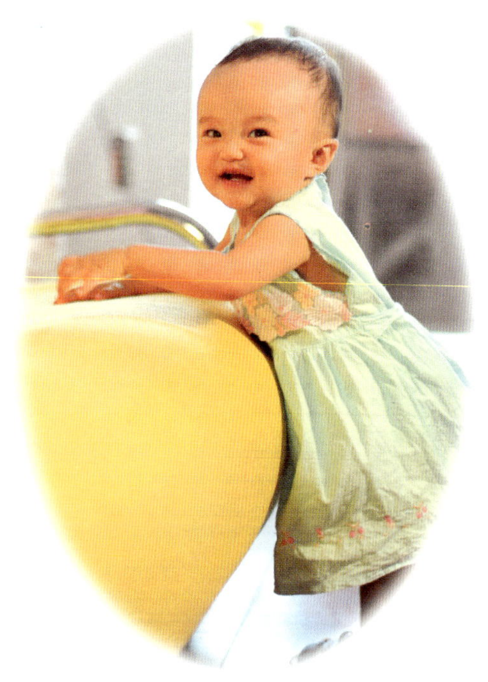

此外，10 个月的婴儿一般都已经长出了 4～6 颗牙齿，上边 4 颗切牙和下边 2 颗切牙。但也有些宝宝从第 10 个月才开始出牙，这也是正常的。

在动作上，10 个月的宝宝已经能够稳坐较长时间，能自由地爬到想去的地方，还能扶着东西站得很稳，有些宝宝甚至在大人的扶持下可以行走了；当宝宝扶物站立时，他可以改为坐的姿势；拇指和食指能协调地拿起小的东西，也会招手、摆手等动作。

智能发育特征

这个月的宝宝已经能够理解常用词语的意思，并会一些表示词义的动作，比如他想要某样东西，会用手指，问“爸爸在哪”？能够把脸转向爸爸等。能模仿大人的声音说话，说一些简单的词，多数宝宝这个时候可以喊出“爸爸、妈妈”等，有时也会发出“啊、呀、呐”等音。10 个月的孩子开始喜欢和成人交往，并模仿成人的举动。

对玩具兴趣增强，家里的用品什么都想摸一摸，动一动。喜欢的东西，父母如果硬抢过来，他会号啕大哭；如果父母妥协了，慢慢就会用号啕大哭来要挟父母。

87 妈妈要鼓励宝宝的“探险”精神

也许你会不经意地发现，上个月还躺在地板上观察事物的宝宝，从这个月起已经可以四处爬行了，有时还会扶着沙发、椅子等

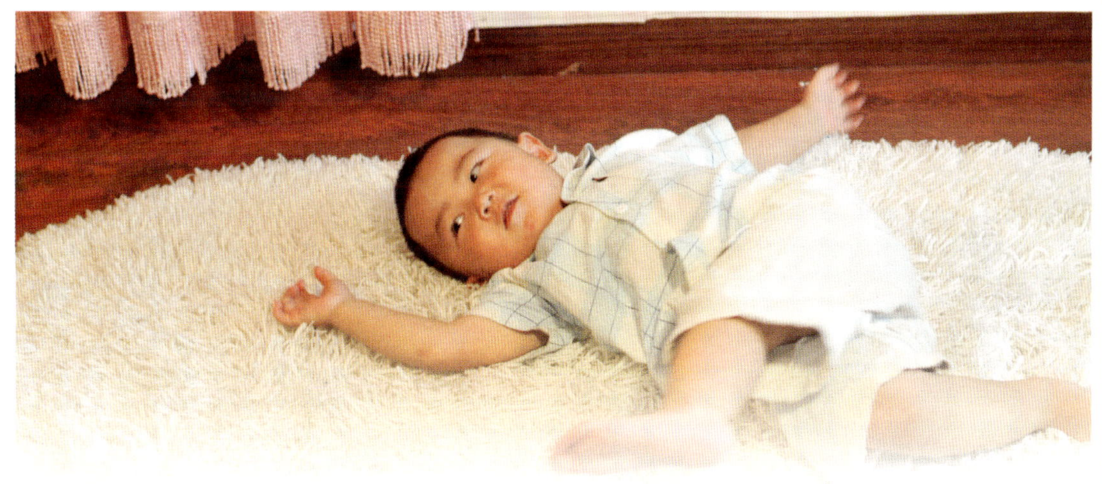

来回走动，这摸摸，那看看，玩得不亦乐乎。不要担心孩子会摔倒而阻止他的“探险”活动，这些看似简单的活动，其实对宝宝的感官发育和潜能开发很有好处。

“探险”是大脑发育的需要

心理学家罗伯特·怀特认为：孩子这种玩中学习的本能，表面看来似乎只是偶然的“玩耍”，但它却包含着对人类发育至关重要的潜在目的；人生来就有一种生物性的需要，这种需要要用无数的感官和肌肉运动的经验来填充未发育的大脑皮层区域。孩子之所以总能玩得乐此不疲，就是由于大脑发育的需要。大脑发育需要刺激，这种刺激之于大脑，就好比食物之于消化系统，如果人的消化系统缺乏食物，那么它就无法工作。同样，大脑缺乏刺激，也必然发育迟缓。

“探险”可以让宝宝获得更多知识

法国教育家拉歇尔·科恩说：“如果儿童处于刺激够多的环境中，得以从事他的活动和增加他个人的生活经验，那他们就有学习的愿望而且学得轻而易举，儿童的操练和经验越多，其内在潜力就越能得到发展。”所以，虽然宝宝现在的好动会给家长带来很多麻烦，但他们往往能在这些顽皮的活动中获得更多的知识和能力。因此，父母一定要在保障安全的前提下鼓励宝宝多多“探险”。平时，可以给宝宝准备一块安全自由活动的地方，最好在地上靠床边或沙发边铺好垫子，让宝宝在地上自由翻滚。还可以训练他扶住床边或沙发边自己站起来。总之，要鼓励宝宝自己活动，不

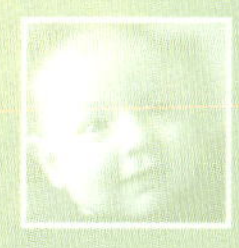

要限制他。

88 把握宝宝学说话的关键时机

进入第 10 个月后，妈妈问：“宝宝，灯在哪儿?”他会很熟练地抬头看灯的位置；妈妈说：“谢谢阿姨。”他会点点头或者拱手。这表明宝宝从现在起已经开始建立词语与相应的对象之间的联系，父母应该抓住这一转折时期训练宝宝的语言能力。

帮助宝宝理解语言

可以通过与宝宝说话和示范，告诉他怎么做，这种潜移默化的训练可以很好地帮助宝宝理解词语。

继续模仿发音

宝宝模仿发音时，要积极地、及时地鼓励他，当他能够模仿发出不同的单音时，要引导宝宝重复他所发出的音。

给宝宝念儿歌、讲故事、看图书

儿歌应朗朗上口，以适应宝宝喜欢有韵律的声音和欢快节奏的心理；故事要亲切，并富于面部表情以及恰当的动作，朗读速度要慢，发音要准确。

让宝宝主动发音

适当引导宝宝有意识地发音，如“爸”、“妈”、“拿”、“走”等，但不能强迫孩子。说话早晚和走路早晚一样，具有很大的个体差异性，宝宝不爱开口，父母也不必过于着急。

将语言与动作联系起来

可以训练宝宝按照大人的简单指令做

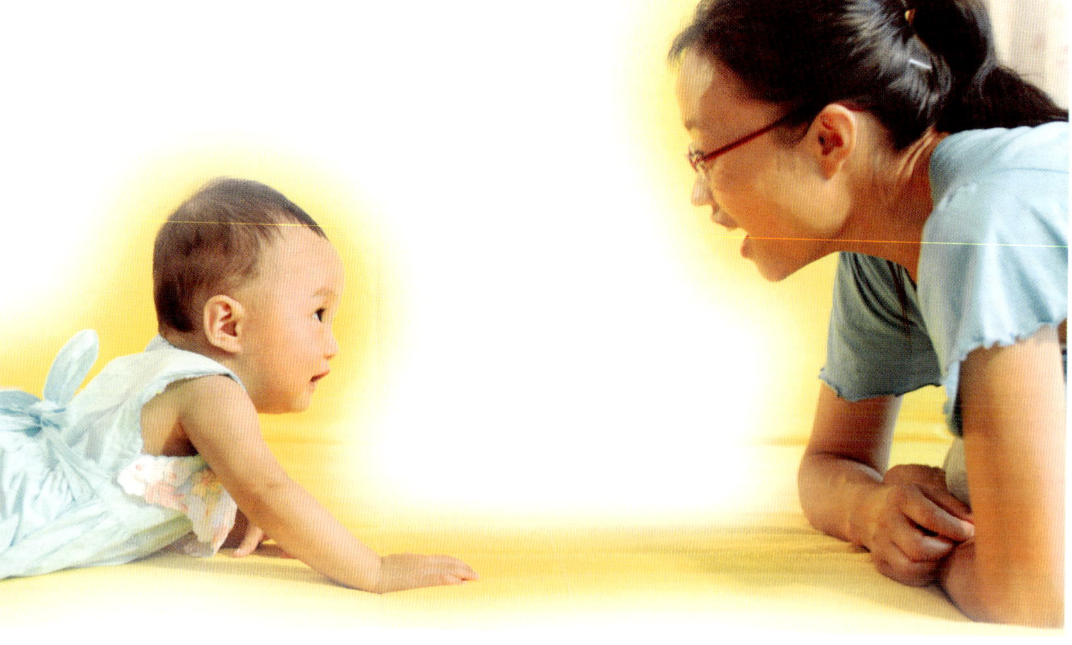

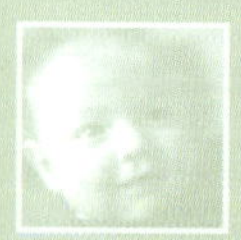

出动作，如“再见”要摆摆手、“谢谢”要点头等。如果宝宝做对了，父母要及时给予鼓励，使他为自己正确的理解而受鼓舞。

给宝宝说话的机会

有些宝宝之所以不爱说话，是因为父母把宝宝照顾得太过周到了，宝宝刚想喝水，水就已经送到了嘴边，刚一指食物，就马上拿了过来。这对宝宝的语言发育很不利，父母可以先和宝宝说话，比如：“宝宝渴了吗？要喝水吗？这是水，水……”这样宝宝就会逐渐对“水”这个字产生印象，并最终说出来。

89 为宝宝选双合适的鞋子

10个月的宝宝已经能够扶物站立了，有的宝宝甚至可以在大人拉着一只手时迈步了。所以，给宝宝准备一双合适的鞋子十分必要。

给宝宝选鞋的七大标准

1. 合脚。以宝宝的脚趾刚刚触及鞋尖或有2~3毫米的缝隙，脚后跟可塞进大人一个手指为宜。

2. 舒适。面料最好为优质软羊皮，软牛皮次之，而塑料和合成革透气性较差，最好不用。

3. 安全。鞋面最好不带装饰物，以免宝宝被牵绊，摔倒，发生意外。

4. 高帮。鞋帮最好高于脚踝，且柔软，这样可以保护宝宝的脚不受伤害。

5. 鞋底。鞋底应有弹性，用手可以弯

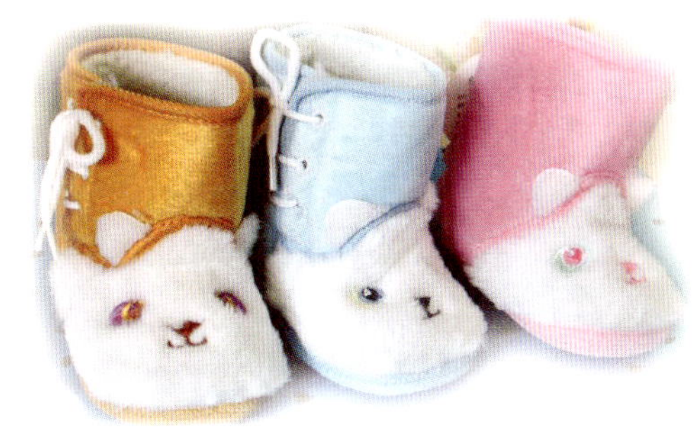

曲，防滑，可稍微带点鞋跟，以防止宝宝走路后倾。

6. 造型。宽宽胖胖的鞋子宝宝穿起来最舒适，而尖头窄身的最好不要。

7. 价格。价格以自己能够承受为好，不必认为价格高的就好。

让宝宝远离这些鞋子

1. “二手鞋”。很多家长都认同宝宝可以穿“二手的”，因为旧衣物与新衣物相比质地更柔软，更适合宝宝幼嫩的肌肤。但是，鞋子不一样。因为每个宝宝的脚形是完全不同的，穿过的鞋子会随着宝宝的脚形而变形，如果让宝宝穿已经变形了的“二手鞋”，会对宝宝的脚部发育造成一定影响！

2. “大鞋”或“小鞋”。鞋太大，往往不跟脚，这对尚未学会走路的宝宝而言不仅是个负担，也不利于脚的发育，而且脚在大鞋里摩擦容易造成伤害；“小鞋”的危害更大，一是挤脚，宝宝感到疼痛难受；二是太“小”会阻碍宝宝脚的正常发育，使宝宝脚的血脉不通，严重时还会引起

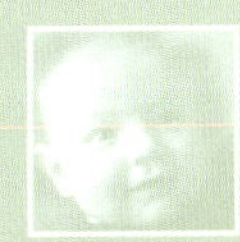

“脚甲沟炎”。

3. 旅游鞋。旅游鞋鞋底有弹性，穿着舒适，而且鞋帮较高，可以保护宝宝的脚踝，所以很多妈妈把旅游鞋作为首选的学步鞋。但旅游鞋透气性较差，而宝宝新陈代谢快，流汗多，长时间让宝宝穿着，容易引发脚癣。

90 多和孩子一起游戏和玩耍

每一个父母都望子成龙，不惜在孩子身上投资，把最流行的玩具搬回家，上各种亲子班、智力开发班等。但研究人员发现，这些都不是开发学龄前儿童智力的好方法，要想使自己的孩子长成聪明的成年人，最好的选择就是和他们一起玩。

生命最早的几年常常影响着一个人成年后的学习能力，所以，父母一定要抽时间多陪自己的宝宝游戏和玩耍。

推荐几款适合这个月份宝宝的小游戏：

一起玩水。妈妈可以准备一盆温水，把一些塑料小碗、小瓶、海绵块、小石头、塑胶宝宝喜欢的玩具放在盆里，并把着宝宝的小手，一起将这些物品划过来，划过去。也可以将这些玩具捞上来，放下去。

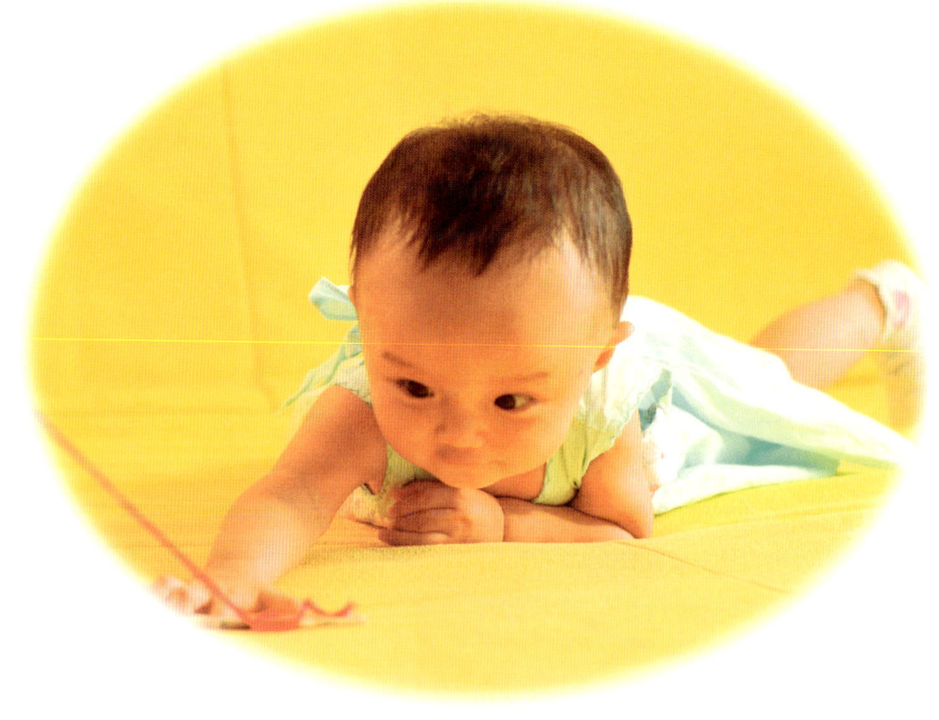

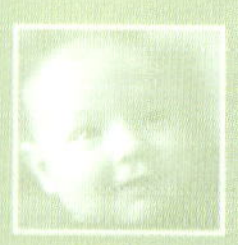

春天和秋天，可以在洗澡前卷起宝宝的袖子玩一会儿，如果在夏天则可以在凉快的地方让宝宝玩个够。

一起玩沙。准备一只小桶、一把小铲和一个小模子，和宝宝一起把潮湿的沙子堆成“小山”，或者用模子做成“馒头”，或者用手指在沙子上画画，或者把沙子装进小桶再倒出来。但要注意不要让沙子进到宝宝的眼睛、耳朵或者嘴里。

玩跷跷板。大人坐好，跷起二郎腿，让宝宝坐在大人翘起来的脚背上，并用双手拉住宝宝的双手，将腿上下摇动，宝宝如同坐跷跷板，一上一下的不同的感觉很受宝宝的欢迎。

一起抓小鱼。这小游戏既有趣，又能训练宝宝的爬行。准备一条细线，系上一条颜色鲜艳的小塑料鱼，不断地在空中晃动，并对宝宝说：“小鱼游来了，小鱼游走了，宝宝快来抓。”诱导宝宝爬行去抓。宝宝抓到后，要给予赞扬。等宝宝抓到几次后，可加快小鱼的“游动”速度。

91 为宝宝学习走路创造条件

学会站和走是宝宝身心发展中的一个重大飞跃。因为动作的发展可以使宝宝的眼界逐渐开阔，从而更快地促进其心理发展。所以，父母要给宝宝创造条件，让他早日独立行走。

为宝宝创造走路条件

父母可以给宝宝穿上布底鞋，衣着轻暖；再给宝宝准备一辆小推车，让他在平坦但不光滑的地面上推着小车向前学步，有时候，他会把小椅子放倒，当做小推车向前推着走。这个新发现会让宝宝如获至宝，于是便兴致勃勃地一刻不停地在屋里推来推去。你还可以给宝宝做一个大积木——一个结实的大纸盒（纸盒不要太轻，以免宝宝按翻摔倒），在上面贴上有趣的彩色图画，这样宝宝既可以围着爬、扶着站、推着走，又能从图画中学到一定的内容，一举多得。

让宝宝早日开步走

促使宝宝早日开步走的方法很多，比

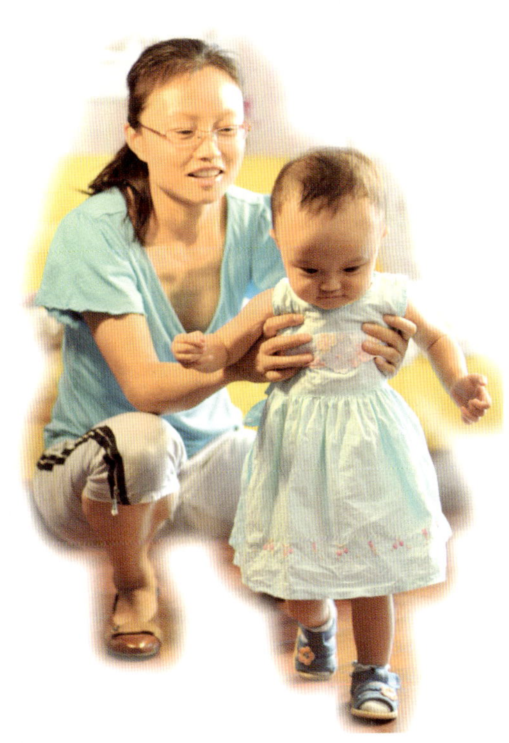

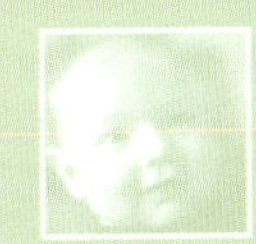

如：家长可以扶着宝宝腋下走；用长浴巾从宝宝的前胸穿过两腋下，在后面轻拽着让他向前行走或者可以买一个“学步带”(作用和浴巾是一样的)；如果宝宝能站稳，让他在你和爱人之间跨出1~2步，逐渐增大迈步的距离等。但是要注意方法，每次练习时间不宜过长，但练习次数可逐渐增加。要循序渐进，从轻扶双手，扶单手移动到独站，到独自行步几步，直至最后能独自走路。

不要忽视安全问题

宝宝学走路最不能忽视的是安全问题，在宝宝学步的周围应当没有绊脚的物件，桌椅的尖角应装好安全护套，电、火、热水等应远离宝宝，柜子抽屉里的危险品不要让宝宝拿到。如果宝宝不小心跌倒在地，不要一脸惊慌地马上扶抱，而是要用亲切的语言鼓励宝宝自己爬起来继续练习，这是对他最初的意志磨炼。

92 宝宝同步喂养方案

10个月时，宝宝食物的营养密度应进一步增加了。此时，应从稠粥逐渐转为软饭，从烂面条转为包子、饺子、馒头片，从菜末、肉末转为碎菜、碎肉；进食规律方面要考虑向一日三餐、(午前、午后)、两顿奶转变。在保证一日不少于600毫升奶的前提下，更要注意食物的搭配和适量。

宝宝进餐时间

进入第10个月后，宝宝基本上已经断奶了，断奶后宝宝的进食次数一般是每日4～5餐，早、中、晚餐“三餐”及午前、午后“两点”。早餐要保证质量，午餐要清淡些。如，早餐可吃些牛奶或豆浆、蛋或肉包等；中餐可为烂饭、鱼肉、青菜，再加鸡蛋虾皮汤等；晚餐可进食瘦肉、碎菜面等。除正餐外，宝宝还常常需要加餐以满足日渐增加的能量消耗和身体生长发育的营养需要，一般是在午前给些水果，如香蕉、苹果片、鸭梨片等；午后为饼干及糖水等。

科学吃点心

吃点心对宝宝来说事件快乐的事情，在前几个月，由于宝宝的乳牙还没有长出来而不能吃，但是到了第10个月，除了较硬的饼干和糖果外，一般的点心宝宝都可以吃了，如蛋糕、布丁、小饼干等。但是，给宝宝吃点心也有讲究。

1. 吃点心的时间最好固定，在午餐和晚餐之间多数宝宝都要喝点牛奶，可以在这时给点心吃。但对于体重超标的肥胖宝宝，则不宜给过多的点心。胖宝宝如果需要吃零食，可以用自己制作的限制甜度的果冻、酸奶、水果等。

2. 吃完点心要给点温水喝，这是为了洗掉宝宝牙齿上的食物残渣。一般来说，临睡前不宜给宝宝吃点心，如果偶尔宝宝非要吃，也可以给一点儿，但是这个时候的点心不要给得过多，以免影响宝宝的睡眠和胃肠功能。

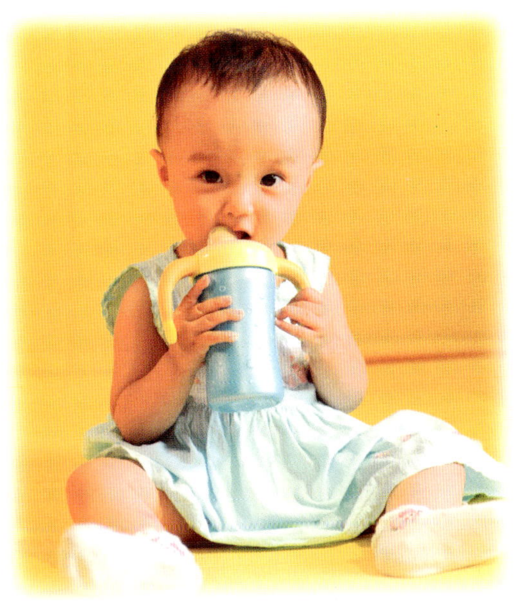

10 个月宝宝的食谱

豆腐软饭

原料：豆腐 150 克，米饭 2 勺，肉汤、紫菜、胡萝卜、芹菜心、盐各适量。

做法：豆腐切小块，胡萝卜、芹菜心洗净，切碎；将豆腐、肉汤、米饭、胡萝卜、芹菜心、盐一起放入焖锅；焖熟后，加一点儿紫菜搅拌即可。

鱼泥饼

原料：鱼泥 1 勺，面粉 2 勺，盐、葱末、油各适量。

做法：将鱼泥、面粉、水、盐、葱末搅拌成糊状；在锅内放油，加热后，用大勺舀糊摊成小饼；将小饼放入盘内；最后加香菜，樱桃西红柿点缀即可。

双色豆腐丸

原料：菠菜、豆腐各 200 克，胡萝卜 1 根，蛋液 100 毫升，盐适量。

做法：胡萝卜洗净，去皮，切块，加水用榨汁机榨汁；菠菜洗净，入沸水中汆一下，捞出，切段，加水，用榨汁机榨汁；豆腐放入滚水中汆汤 1 分钟，沥水，加蛋液和盐，捣成泥；将豆腐泥分成两份，一份调入菠菜汁，一份调入胡萝卜汁，并分别搅拌均匀；将红色与绿色豆腐泥分别团成小球状，码入盘中，放入蒸锅；水开后再蒸 10 分钟即可。

什锦猪肉菜末

原料：猪肉 15 克，番茄、胡萝卜、葱头、柿子椒各 10 克，精盐、肉汤各适量。

做法：猪肉、番茄、胡萝卜、葱头、柿子椒分别洗净，切碎末；将猪肉末、胡萝卜末、柿子椒末、葱头末一起放入锅内，加肉汤煮软，再加入番茄末略煮；最后加少许精盐即可。

鲜茄肝扒

原料：猪肝 100 克，紫心番薯 250 克，番茄 2 只，面粉 50 克，生抽、盐、糖各少许，淀粉、水各适量。

做法：猪肝洗净，加生抽、盐、糖腌渍 10 分钟，去水后切碎；番薯连皮洗净，在水中煮软，捞出剥皮，压成泥，加入猪肝粒、面粉，搅拌成糊状，用手捏成厚块，放进油锅中煎至两面呈金黄色（不可过硬）；番茄洗净，去皮，切块，略炒，用水淀粉

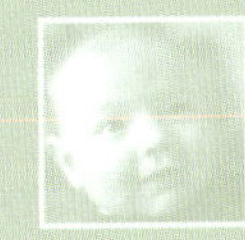

勾芡，淋在肝扒上即成。

93 亲子 online

人们总说，“父母是孩子最好的老师”，的确如此，实践证明，宝宝长大后的很多能力都是在婴幼儿时期父母给予的，也许只是平平常常的游戏和说教，可能都对宝宝有着莫大的影响。

资优教育

宝宝到了 10 个月，绝大多数都能够爬行了，而且也已经完成了从最初的爬行到笨拙的手膝爬行再从熟练的手膝爬行到手足爬行的过程。

家长需要做的就是在宝宝学会手膝爬行时，应让他同侧的手和脚一同往前动，并同时着地。这对孩子的爬行技能来说是一个根本的变化。这是因为，这样的爬行姿势是最快、最有效的爬行方式，使向前运动且保持身体平衡成为可能。此外，障碍爬也是对宝宝很有好处的，而且宝宝也十分愿意从你的身上爬来爬去或者见什么就爬什么。

父母可以根据宝宝现在爱爬的特点，让宝宝多练习同侧爬和障碍爬，这对锻炼宝宝的爬行和平衡能力十分有益。

适合孩子的玩具推荐

玩具是宝宝亲密的伴侣，也是开发宝宝智力的有益工具，具体挑选玩具时要遵循以下原则：

1. 选择宝宝容易抓握的或能发出声响的玩具，如小汽车、玩具电话、小木琴、小鼓、金属锅以及挤压时能发出声响的橡皮玩具和不易撕烂的布书等。

2. 选择能够发展宝宝视觉、听觉和触觉的玩具，如色彩鲜艳的脸谱、五颜六色的塑料玩具、镜子、图片、小动物、小摇铃、八音盒、毛绒娃娃、丝织品做的小玩具、海滩玩的球等。

3. 选择造型比较简单的、数量少、体积大的积木，这样便于宝宝拼搭。

4. 选择宝宝容易动手的玩具，如各种成套的小物件玩具，可以让宝宝将这些小物件放入小筐、小盒子等小容器中，再把它们取出来。

5. 选择套环、套碗等套叠玩具，让宝宝将其拆开，再套上去，不一定要求按大小顺序，还可以让宝宝练习将套环套在自己的手臂上，然后取下等动作。

给宝宝按摩的方式方法

在本月，不少宝宝都已经从辅食过渡到主食，但这个过程常常使宝宝幼嫩的肠胃无法承受而导致腹泻。因此，掌握一套腹泻按摩，对于爸爸妈妈来说很有必要。

1. 按摩中脘穴。让宝宝仰卧，家长用掌心对准中脘穴顺时针摩动 1 分钟；家长双掌相叠，掌心对准脐部，轻轻按压并施震颤法 1 分钟，然后双掌突然提起，如此一按一松，反复操作 5～10 遍。

2. 按揉脾俞穴。家长用两拇指在宝宝两侧脾俞穴上按揉约 1～3 分钟。

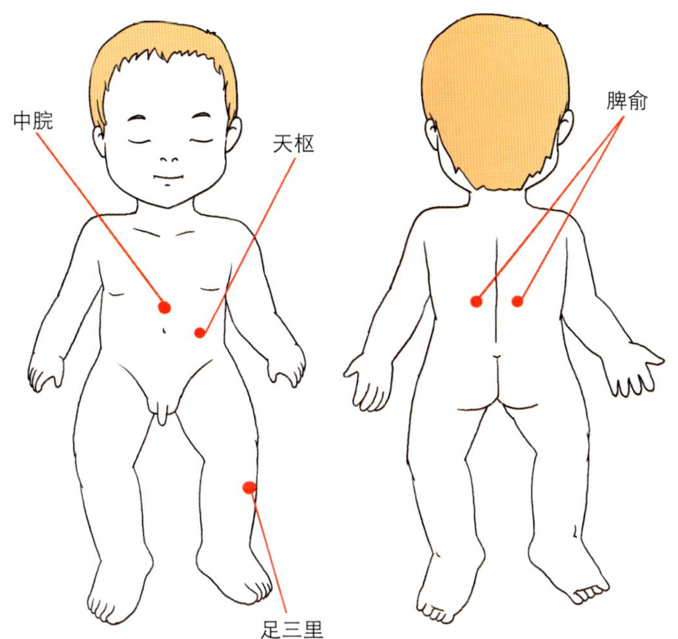

3. 揉天枢穴，家长用食指、中指端揉宝宝天枢穴约 50 次。

4. 按揉足三里穴。家长用拇指端按揉宝宝足三里穴约 1～3 分钟。

专题：常见问题及处理办法

虽然宝宝一天天在长大，父母心里万分欢喜。但这个过程中总有这样那样的问题，下面就是一些宝宝常见的问题及处理办法：

宝宝睡不实

睡眠对宝宝来说十分重要，宝宝的睡眠除了要有时间保证外，睡眠的质量也要好。比如有的宝宝虽然入睡很快，但是晚上却总是翻身，睡不安稳。这样对宝宝的睡眠也是有影响的。这种情况下，父母应先检查一下宝宝睡觉的床是否有不妥的地方。如被子、褥子是否太厚，穿的衣服是否太多不舒服，周围的环境是否太嘈杂，卧室的灯光是否太亮等。这些因素应予以排除。此外，如果宝宝睡前过于兴奋也可能会出现睡不安稳的情况，所以在睡前要安抚好宝宝的情绪，避免过度兴奋。

用脚尖走路

进入第 10 个月，不少宝宝开始学习走路了。但是这个时候父母也可能发现一个问题，就是宝宝在摇摇晃晃迈步时，常常用脚尖走路。其实，多数宝宝在最初学走路时都是这样的，等宝宝慢慢长大，就会好了。但如果宝宝总是用脚尖走路，父母也应适当进行矫正：

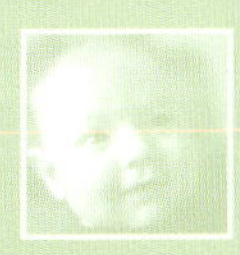

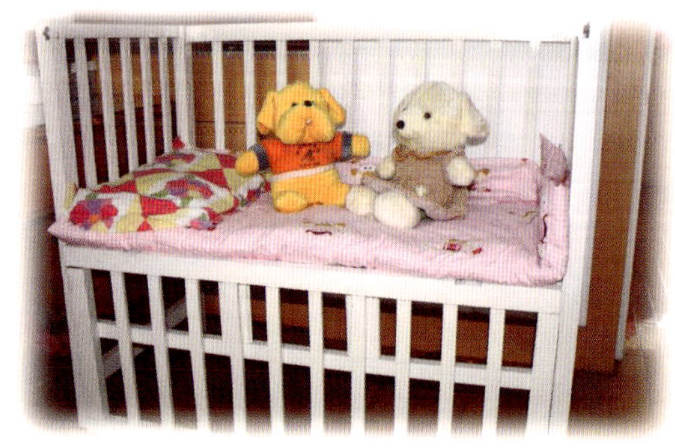

1. 宝宝的鞋要大小合适，软硬适度，妈妈可以用毛线给宝宝织一双毛线鞋，鞋底用几层布砸在一起，或者可以用大人的棉质的鞋垫剪小之后作为宝宝的鞋底，但不宜过软。

2. 鞋帮要有一定高度，以保护宝宝的脚踝。但完全包裹脚的运动鞋此时还不合适。

3. 如果宝宝连续几个月都是用脚尖走路，就要带宝宝到医院进行咨询或检查了。

还不会爬

绝大多数宝宝到了9个多月都已经爬得相当熟练了，但也有一些宝宝不仅做不到这样灵活，甚至还不会爬。如果宝宝能够独坐得很好，能够翻身自如，一般无需担心，这很可能与家长平时缺乏训练意识有关。

那么，对于到了这个月还不会爬行的宝宝，父母应该怎样处理呢？首先要做的就是帮助宝宝练习翻身，如果宝宝已经能够翻身了，那么就让宝宝练习用双手支撑身体向后退着爬，最后再练习让手脚并用地向前爬。

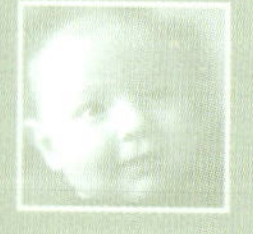

Part 12 第 11 个月

增强宝宝的沟通能力

“宝宝身上的变化是神奇的，有时就连与他们最亲近的父母都有点捉摸不定。你当然不能指望这个月的宝宝能告诉你，但是总有一天他会告诉你他的想法，但这需要你付出努力，交给他如何与人沟通。”

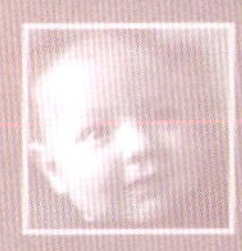

94 宝宝的发育特征

虽然只是1个月的时间，但与上个月比起来，宝宝的进步仍然非常明显，他现在有了很多新玩法，比如，将东西扔在地上，让你不停地捡，你也许觉得很无聊，但宝宝却会乐此不疲……

身体发育特征

进入第11个月，如果是男宝宝，体重平均约为9.7千克，身高大约为74.3厘米，头围和胸围则分别约为46.1厘米和50厘米；如果是女宝宝，平均体重约为9.1千克，身高则约为72.6厘米，而头围和胸围则分别约为45厘米和45厘米。

这个月的小宝宝身体越发结实了，能够挺胸爬楼梯了，有的宝宝甚至可以跟跟跄跄地走路了，但也有的宝宝可能还只会爬。每个宝宝的运动能力是不同的，如果你的宝宝发展得慢一点儿也不必着急。

宝宝还喜欢扔东西了，什么东西都喜欢“嘭嘭”地扔在地上，这说明宝宝手上的肌肉也长结实了，所以可以多为宝宝准备一些能扔着玩的毛巾球等。

智能发育特点

11个月的宝宝能够准确理解简单词语的意思，在父母的提醒下，会喊爸爸、妈妈，语言发育快的会叫奶奶；宝宝还学会了一些表示词义的动作，如摆手表示“再

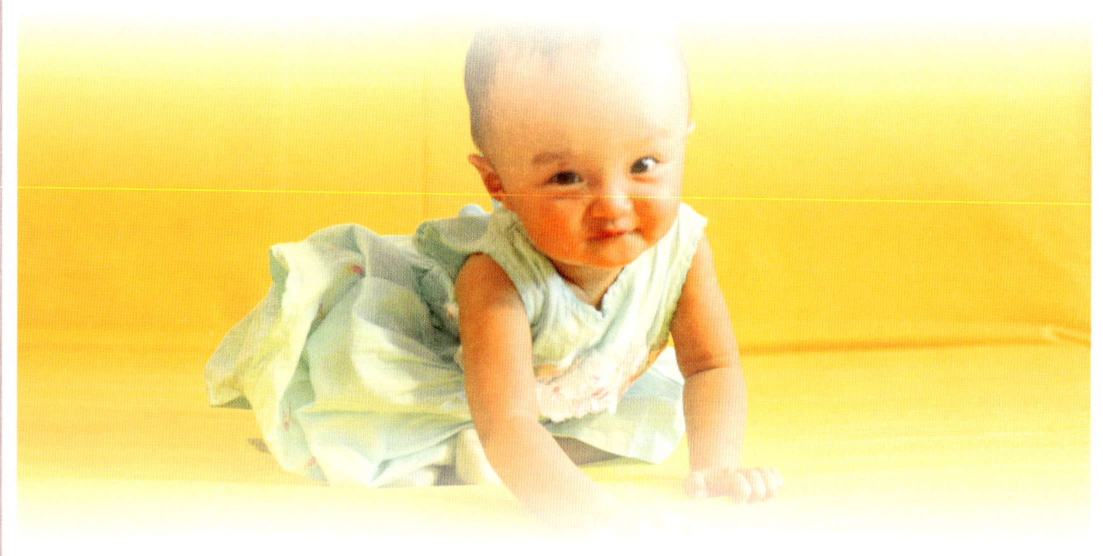

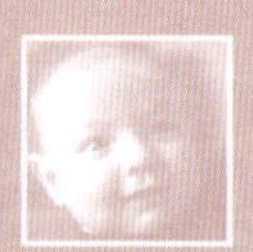

见”等；对简单的问题，能够眼睛看、用手指的方法做出回答；能模仿父母的声音说一些简单的词；喜欢发出“咯咯”“嘶嘶”等有趣的声音，喜欢重复会说的字；能听懂 3、4 个字组成的句子。

这个月的宝宝还喜欢和父母在一起玩游戏、看书画，喜欢和父母玩藏东西的游戏。这个月里，宝宝每天的活动很丰富，并且好奇心也越来越强了，房子里的每一个角落他都想看看，每一样物品他都想摸摸。所以，父母要给宝宝创造一个安全的环境，让宝宝尽情探索。

95 教宝宝认识奇妙的语言世界

在第 11 个月，宝宝开始咿呀学语，但毕竟宝宝还很小，要认识奇妙的语言世界，还需要父母多下工夫。

让宝宝多听

语言是以听力为基础的。为此，要让宝宝自觉关注周围的响声。比如，在哄宝宝睡觉时，母亲可以用轻柔的曲调以及爱抚宝宝的呢喃笑语，这不仅是父母爱的表达，也是宝宝听力训练的启蒙课。

为了提高宝宝听声音的兴趣，父母还可以用游戏的方法让宝宝区别各种声音，分辨各种声音的高低、轻重、长短等。最简单的方法就是让宝宝识别周围环境中的声响，如风声、雨声、流水声、汽车行驶声、脚步声以及他们见过的动物的叫声等。总之，父母要有意识地根据宝宝的生理发展来加强听力训练，为宝宝的语言发育打下良好的基础。

带宝宝走进奇妙的语言世界

1. 听。这个月宝宝的话虽然还只是一堆叽里呱啦的“乱码”，但父母要学会耐心倾听，并给予同等的礼貌的回应。尽量寻找确切的词来回答宝宝，就如同你听懂了一样。

2. 引入概念。只要有机会就要尽可能多地指出各种物品或动作的概念，比如，看到一张桌子，你可以告诉宝宝这是一张桌子，桌子是用来吃饭的，它有四条腿，是木头做的等，让宝宝尽可能多地掌握信息。

3. 说颜色、数数字。当你给宝宝讲述某样物品时，同时还要告诉宝宝物品有几个，是什么颜色的。比如，给宝宝球时，可以说，“这是一个球，球是红色的”，“这是两块手帕，手帕是白色的”。

4. 多给宝宝说话的机会。当你问宝宝时，不要说“你想吃东西吧”，而是要说“宝宝想吃什么？是饼干还是牛奶？”这样宝宝就有机会用语言或者姿势来回答问题了。

5. 给宝宝讲故事。在宝宝睡觉前，不妨给宝宝念几个与他的年龄相当的小故事，这样既可以放松宝宝的心情，利于睡眠，还可以增进母子感情，重要的是可以让宝宝逐渐了解奇妙的语言世界。

培养孩子语言美

对于 11 个月的孩子来说，家长要给他

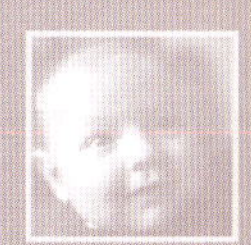

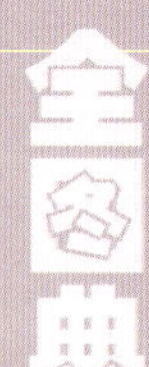

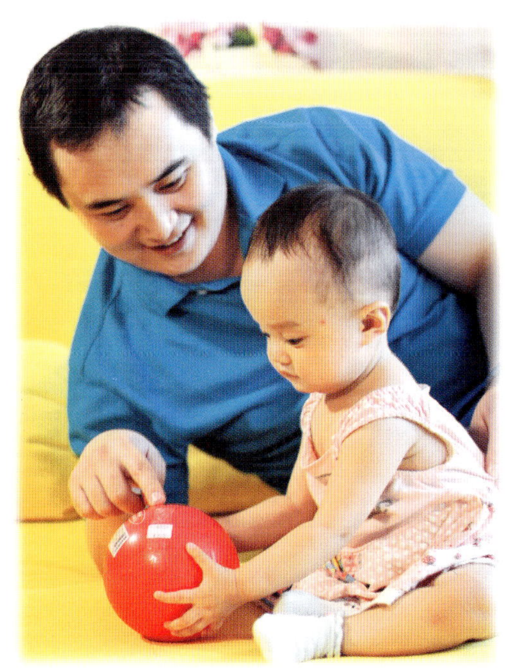

创造说话的条件，如果此时孩子仍只是用表情或手势、动作提出要求，家长可以不必理睬他，要拒绝他，使他不得不使用语言。如果小儿发音不准，不要笑话他，否则他会不愿或不敢再说话了；同时，家长也不要觉得好玩儿而重复宝宝的错误发音，以免宝宝误认为这是对的，而加深错误印象。

另外，重要的一点是，孩子的模仿能力很强，听见骂人的话也模仿，11个月的宝宝还没有任何的是非观念，他不知道那些话是什么意思，这样说对不对。当他第一次骂人时，家长就必须严肃地制止和纠正，让他知道骂人是错误的。千万不要因为孩子可爱，认为说出骂人的话也挺好玩，就哈哈大笑甚至怂恿他。这样，小孩会把骂人的事当做好玩的事来干，而养成坏习惯。日常，父母的言语一定要注意，不要给宝宝作出坏榜样。

96 注意培养宝宝的记忆力

宝贝的小脑袋储存信息的能力可能会远远超出你的想象。这里我们帮助你提前了解婴儿记忆力的发育过程，并用一些小游戏帮他增强和提示这种重要的能力。

活动记忆能力开始发育

宝宝到了10个月以后，不但记忆，而且模仿。在这个阶段，宝宝的活动记忆能力开始发育，换句话说，他的大脑开始能够捕捉到在他面前发生的事情。

记忆游戏：这时，可以除了和宝宝玩藏玩具的游戏外，还要加大难度，让宝宝看着你把玩具从一块布下面挪到另一块布下面。如果宝宝能从第二块布下面找出玩具，说明他的活动记忆能力开始形成了。如果宝宝不能，可以等上几周再和他做这游戏。

启发记忆开始发育

婴儿的启发记忆也在这个阶段开始发育，通过启发记忆，婴儿能够模仿记忆中的某些行为。如，看到你每次离家的时候挥手和他说再见，以后每当你朝大门走去，他就会模仿你挥手的样子。随着时间的推移，宝宝能够模仿更为复杂的动作而且记忆存留的时间也更长了。

记忆游戏：让宝宝看着你抓起一个小球放进茶杯里，然后拿起杯子摇几下。把这些道具放在一边，1 个小时之后，把它们交给宝宝，看他会不会模仿你的做法去摇晃杯子。如果能，你就隔上 1 天、1 周，然后是 1 个月，再次把这些道具交给他，来检验他的记忆能够保存多长时间。

尽管婴儿时期的记忆发挥着重要作用，但宝宝长大之后也不可能记住他出生之后几个月内发生的事情。虽然你很珍惜宝宝出生之后这段特殊时期的记忆，但是他本人对于自己的早年时光却是很健忘的，他的大脑无法追踪那段时期的记忆。

97 让宝宝做游戏的主人

游戏永远是宝宝的最爱，通过游戏，宝宝不仅可以度过开心的时光，还可以增长智慧。因此，父母要多多与宝宝游戏，让宝宝成为游戏的主人。以下是几款适合宝宝的游戏。

小飞机驾驶员

方法是：爸爸用纸叠一个小飞机，让宝宝看到叠的整个过程，引起宝宝对小飞机的兴趣。叠好后，爸爸示范性地向空中抛（慢慢地用食指或拇指去捏，并将这个过程清晰地示范给宝宝）。爸爸手把手地教宝宝，直到他能够自己抛。这个游戏可以锻炼宝宝拇指和食指捏物的灵活性，并可提高手臂高举、活动的能力。但爸爸要注意，动作要轻柔，以免伤到宝宝的胳膊。飞的时候，可以说："飞了，飞了"，让宝宝学会"飞"这个词。

宝宝是谁

方法是：拿一本有宝宝图像的书，教宝宝认识身体各部位及器官；然后把宝宝放在一面镜子前，妈妈抱着宝宝，捏捏自己的鼻子，说："这是妈妈的鼻子。"再捏捏宝宝的鼻子，说："这是宝宝的鼻子。"重复几次之后问宝宝："妈妈的鼻子在哪儿？""宝宝的鼻子在哪儿？"这个游戏可以帮助宝宝认识自己的身体器官，发展记忆、观察等综合思维能力，促进感知能力的发展。在教给宝宝各器官时应配合一定的动作，如说眼睛时，把眼睛调皮地眨一下；说鼻子时，可皱一皱鼻子；说嘴巴时，可把嘴巴撅起来等，以增强宝宝的记忆。

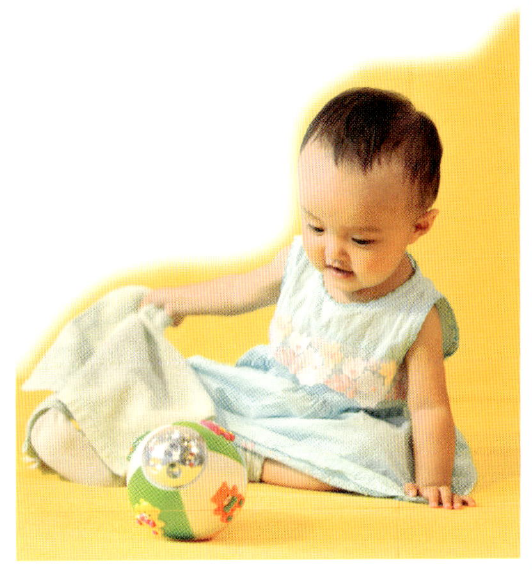

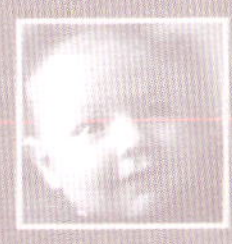

床上“不倒翁”

方法是：让宝宝坐在床上，放一段宝宝喜欢听的节奏明快的婴儿音乐，用手扶着宝宝的两只胳膊，随着音乐左右摇晃，多次重复后，逐渐让宝宝自己随着音乐左右摆动。这个游戏可以训练宝宝动作与平衡的能力，培养节奏感。如果宝宝已经站的很好，就可以让宝宝学习随着音乐的节奏左右摇晃身体而不跌倒。

98 培养宝宝的模仿能力

宝宝到了第 11 个月，开始喜欢模仿大人的动作，如果你对着他笑，他也会对你笑。这是因为在宝宝的大脑中已经建立起了“物体存在”的概念，他可以因找到更多的玩耍对象而高兴，并增加对周围环境的兴趣。而且，通过好的模仿，宝宝还可以学习东西，养成好的习惯，并开发宝宝的观察能力。下面几个小游戏可以很好地锻炼宝宝的模仿性。

拆纸包取饼干

这个游戏可以训练宝宝的感知能力和模仿能力以及对语言的理解能力。方法是：妈妈拿着宝宝的面用纸将饼干（饼干要大）包好，然后将纸包递给宝宝，观察宝宝的反应。同时，妈妈问宝宝：“饼干哪去

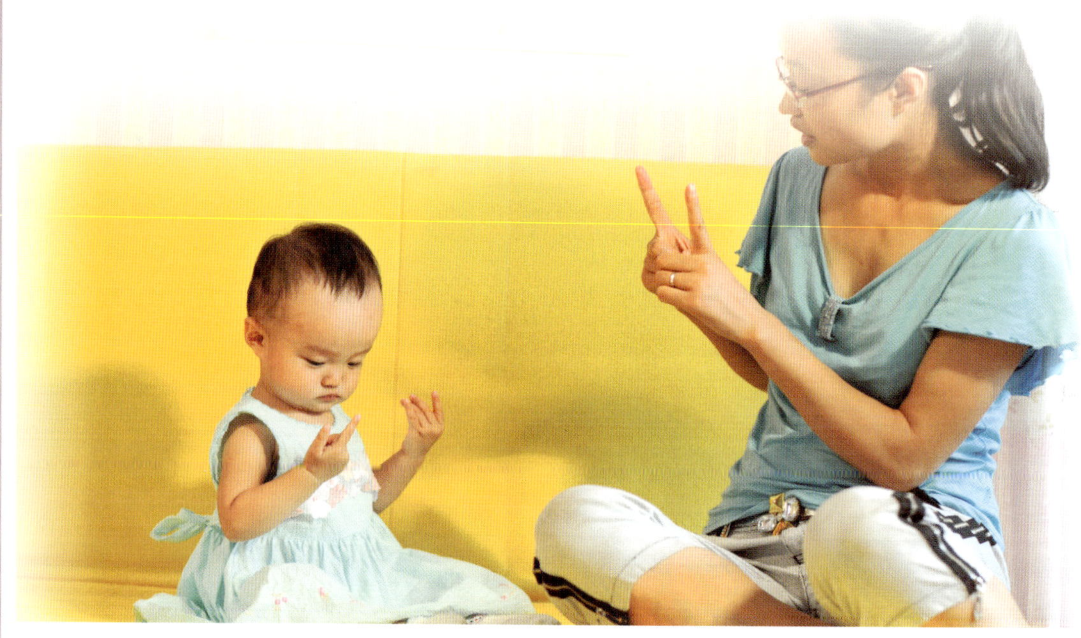

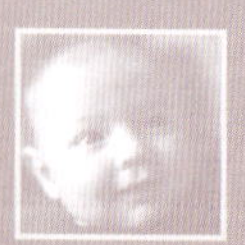

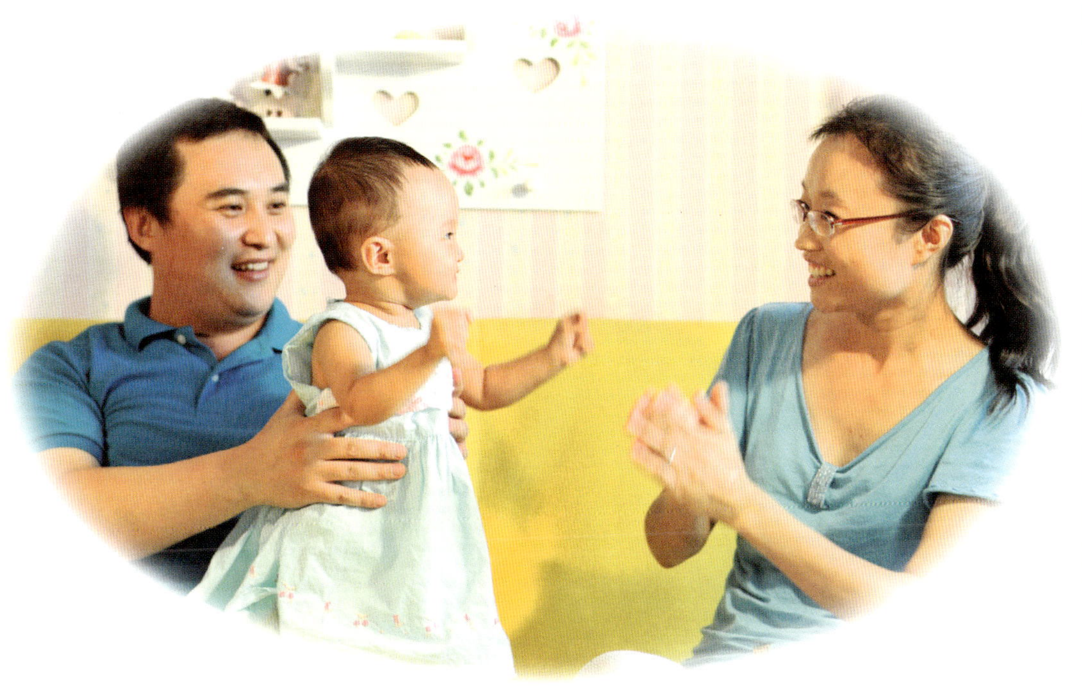

了?”开始时，宝宝只是来回翻弄，不知如何打开纸包，直到把纸包撕烂才能将饼干拿出来。然后，妈妈用另一张纸将饼干包好，当着宝宝的面打开纸包，打开后，将饼干取出给宝宝看，然后再包好，再打开。反复几次后，宝宝就会不撕烂纸而取出饼干来了。当宝宝将饼干取出时，要将饼干给宝宝吃，并给予鼓励和夸奖。

模仿秀

宝宝的模仿在生活中随处可见，随处可教。比如：握手问好，教宝宝主动与人握手，并说：“你好!”同时，要让宝宝模仿与人握手的动作；拍手欢迎，家中来客人时，妈妈先拍手示范教宝宝两手对拍的动作，并且要边拍边说“拍手，拍手”“欢迎，欢迎”等；挥手再见，当客人离开，或者宝宝要离开时，教宝宝挥手并说“再见”，反复在生活中练习，很快就可以教会宝宝。

99 给宝宝一个充满爱的家

家庭是宝宝生活最重要的场所，对宝宝来说，家庭不仅是一座房子，还象征着安全、舒适和愉快。尽管宝宝还不会说话，无法表达自己的感受，但是 11 个月的宝宝已经能够理解简单的词句，懂得大人严肃

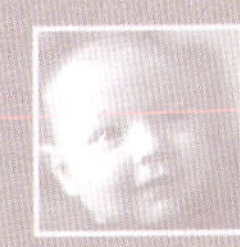

和喜悦的表情，重要的是在这个时期，宝宝开始喜欢模仿大人的一言一行。

家庭氛围可影响宝宝的性格

有的宝宝对于想要的东西能够积极争取，而有些宝宝却一味等待。其实宝宝的性格除与天生气质有关外，家庭的整体氛围也会对宝宝的性格产生巨大影响。天生气质是孩子本身的先天气质，受到遗传因素影响；后者也就是父母本人的人生观，如果父母本身较为乐观，家庭气氛和谐，那么在耳濡目染之下，孩子对事物的看法就会比较乐观。反之，如果家长本身对待周围的一切比较悲观，那么孩子也很难乐观起来。而如果孩子从小生活在一个吵闹不休的家庭，他的性格也多半会变得暴躁易怒。

良好的品德离不开家庭教育

现代社会，各种竞争日益激烈，很多父母都十分重视对孩子竞争力的培养，但却忽视了孩子道德品质的培养。而对于道德品质低劣的人，即使有再多的学识，再高的本领，也不会受到社会的欢迎。所以，父母应看到，孩子将来的生存能力不仅仅包括竞争力，还包括道德和品质在内。

要培养孩子的良好品德，就要从家庭入手。父母是孩子的一面镜子，父母的言行举止对孩子的成长、对孩子选择人生道路起着至关重要的作用。如果父母重视自身的品德和文化修养，子女就可以从父母的模范行为中吸取很多有益的营养。除了父母的榜样作用，孩子的道德品质、性格、

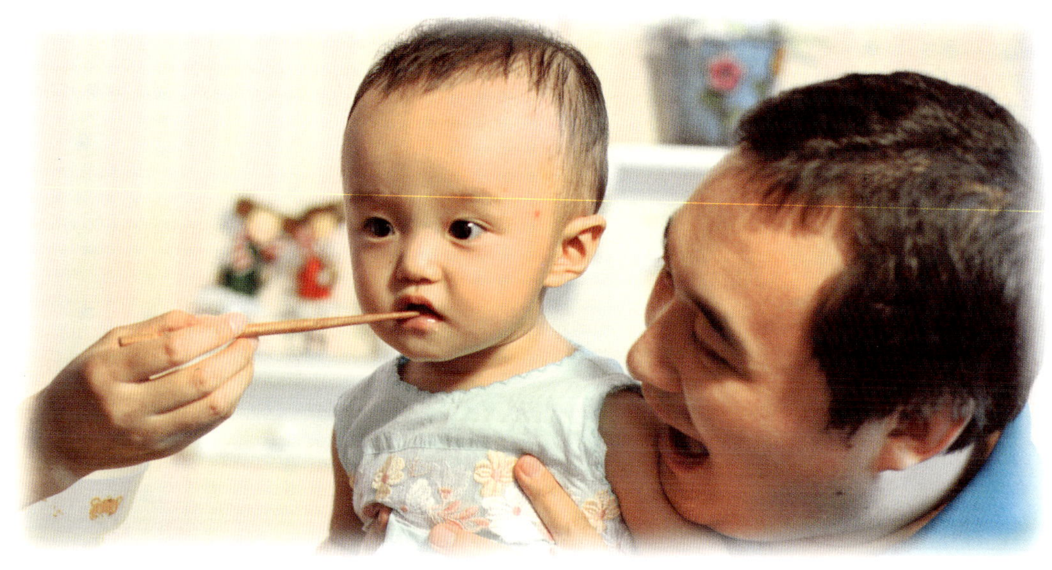

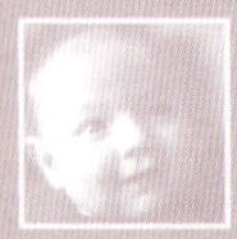

兴趣爱好的形成还受家里的环境和气氛的影响。所以，为了陶冶孩子的良好情操并逐步让孩子形成良好的品德，父母要努力营造一种团结友爱、民主活泼、勤奋好学和勤俭朴素的良好家庭环境。

100 宝宝同步喂养方案

这个月，宝宝的咀嚼能力又进一步提高了，他可以吃的东西也更多了，如何安排好宝宝的饮食，对宝宝的健康成长至关重要。

合理安排宝宝的饮食

11 个月的宝宝应该完全断奶了，一日三餐都可以和大人一起吃，但宝宝的食物要注意弄得碎一点儿、小一点儿，味道清淡一点儿，辛辣刺激的食物不要给宝宝吃，因这些食物对孩子幼嫩的肠胃不好，容易导致小儿便秘。

在两餐之间可以给宝宝吃一些点心，但要注意糖和巧克力不要吃，一来容易导致蛀牙；二来容易堵住婴儿的喉咙引起窒息。每天还可以用小口的杯子和汤匙喂 1~2 次牛奶，一般 1 次喝 1 小瓶奶就可以了。

宝宝应避免的不良饮食

从宝宝的消化道的发育来看，有些食物确实不适合宝宝吃，比如：

1. 彩色食品。食品的色彩来源于色素，其中天然色素对人体无害，价格较高，而人工色素则或多或少对人体健康有害，但由于价格低廉因此常被食品加工厂使用。

2. 皮蛋。因为腌制皮蛋的原料中含有氧化铅或铅盐，所以皮蛋中也含有少量铅，而孩子对铅的吸收率比成人要高，且对铅毒更为敏感，因此不宜让孩子吃皮蛋。

3. 蜂蜜。蜂蜜可以缓解孩子便秘，但 1 岁以内的宝宝不宜服用。因为蜂蜜中可能携带有灰尘或土壤里的肉毒杆菌，婴儿抵抗力弱，容易引起中毒。

另外，臭豆腐、烧烤食物、方便面、油炸食品、腌菜等也不宜给宝宝食用。

11 个月宝宝的食谱

牛奶通心粉

材料：通心粉半小碗（以宝宝食量为参考），牛奶 100 毫升。

做法：将通心粉放入开水中煮熟（软烂），然后把煮熟的通心粉和牛奶放入锅中，煮到通心粉烂即可。通心粉可以选不同形状、颜色的，以增加宝宝对食物的兴趣。

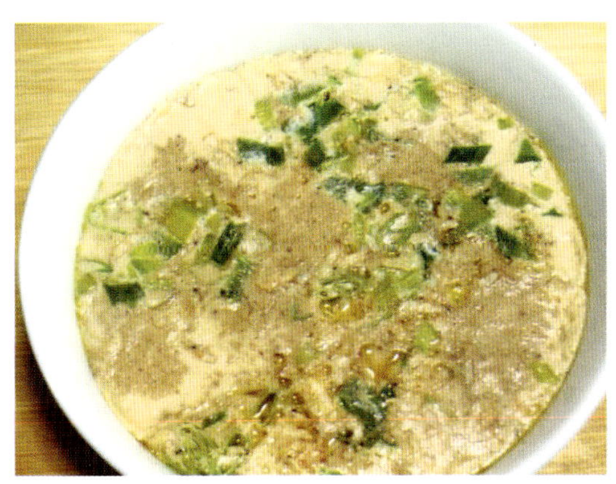

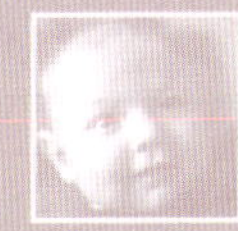

✿ 核桃瘦肉紫米粥

材料：紫米、核桃、瘦肉末(肉馅)、盐各适量。

做法：将紫米、核桃洗净；水烧开，下入紫米、核桃和瘦肉末煮沸，转小火熬成粥，放少许盐调味即可。由于宝宝小，可先将核桃研磨碎再煮。

✿ 鱼菜米糊

材料：米粉（或乳儿糕)、鱼肉、青菜各15～25克，食盐少许。

做法：将米粉加适量清水浸软，搅为糊，入锅，旺火烧沸约8分钟；将青菜、鱼肉洗净后，分别剁泥共入锅中，煮至鱼肉熟透，加盐调味后即成。

✿ 蛋花豆腐羹

材料：鸡蛋1个，豆腐100克，骨头汤150克，小葱末、盐各适量。

做法：鸡蛋打散，豆腐捣碎，骨头汤煮开；下入豆腐小火煮，适当进行调味，并撒入蛋花，最后点缀小葱末。

✿ 金黄山药蒸饭

材料：米饭1/4碗，南瓜30克，山药30克。

做法：南瓜去子，去皮，切小丁；山药去皮，切小丁；米饭中拌入南瓜丁和山药丁，放入蒸锅内中火蒸15分钟即可。

✿ 香菇蔬菜鸡肉粥

材料：鸡胸1块，干香菇4朵，胡萝卜1根，芹菜1根，大米50克，姜、盐各适量。

做法：大米洗净，用清水浸泡；鸡胸切碎末，加少许盐腌制；香菇温水浸泡2小时，并在水中加一点儿白糖，浸泡好后用清水洗净，挤干，切碎；胡萝卜去皮切碎；芹菜去叶，切碎；姜去皮，切细丝；锅中加清水，大火煮开，下大米搅拌，改中小火煮30分钟，至粥变黏稠，加鸡肉末、香菇末、胡萝卜末、姜丝搅拌均匀，改大火继续煮10分钟，并不停地用勺子搅拌至熟，加芹菜末即可。

101 亲子 online

资优教育

当你全力阻止这个月的宝宝“吃电池”的时候，他就会皱起小眉头，嘴里叽里呱啦的发出不满的声音。其实，这是因为宝宝“长大了”，他很想能够自己做事。父母可以利用宝宝这时的自主心理，培养他的独立性。比如教他把东西拿给家人等。这些看似简单的动作可以锻炼孩子的独立性，让宝宝自己完成一件事，他会觉得很高兴。不过，这个时期的孩子虽然有自己的主张，但意识不到自己做的事情是对是错，所以父母要给予正确的引导与帮助，不能一味地阻止或迁就，否则孩子会养成怯懦、任性的性格。

适合孩子的玩具推荐

在这个月里，可以为宝宝挑选以下几类玩具。

1. 带声响的玩具。比如可以拖拉的小

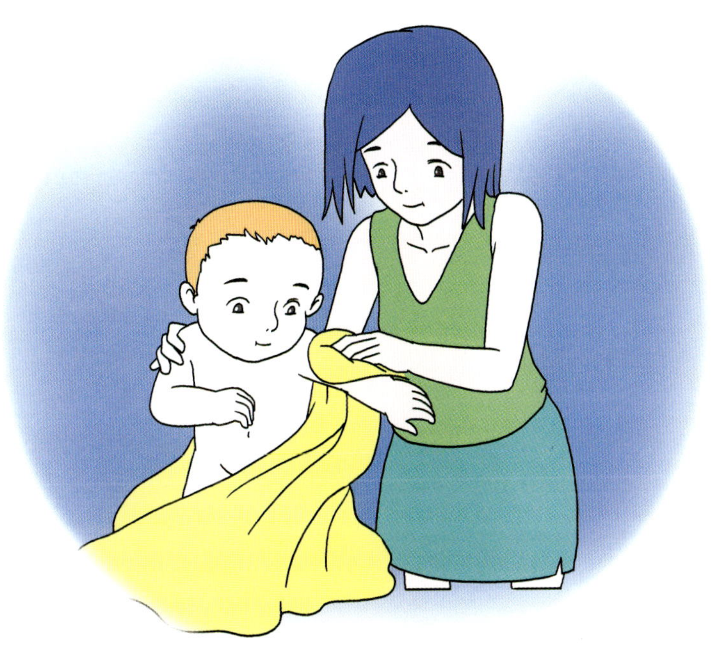

汽车、玩具电话、玩具琴以及能够挤压发生的橡皮玩具等。

2. 有彩色的模型玩具。如简单的拼图、建筑模型，旧杂志、篮子、带盖的容器、橡皮泥，还有活动玩具，如小火车、小卡车、各种角色的木偶，适合搂抱的玩具动物或玩具娃娃等。

3. 简单的套装玩具。在上个月的基础上，可以继续给宝宝选择一些套装玩具，继续训练宝宝将套装玩具套上、取下的动作，来锻炼宝宝的精细动作。

4. 其他。一些充气玩具、积木、简易的动手工具或带盖子的小盒子等，都可以锻炼宝宝的动作，促进宝宝的智力发育。

给宝宝按摩的方式方法

皮肤是人体的第一道屏障，它对宝宝的健康更是起着积极的作用。父母经常用手或干布摩擦宝宝的皮肤，可以促进其全身血液循环，增强皮肤本身的新陈代谢及对外界环境的适应。同时，父母通过经常抚摩婴儿的皮肤，还可以满足宝宝心理及情感上的需要，促进心理发育。摩擦皮肤的方法是：

1. 妈妈先用一点爽身粉在自己手上搓一下，使自己的手变得光滑；

2. 用手按摩宝宝全身皮肤；

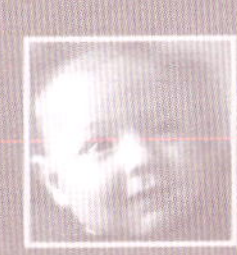

3. 用柔软干净的纱布或毛巾摩擦宝宝皮肤，由手脚处向中心方向搓，腹部按顺时针方向向搓，背部则按由上至下的方向搓。

不过，父母的手法一定要轻，尤其是用布摩擦宝宝的皮肤时绝对不能用力，以免擦伤或擦痛宝宝。

专题：常见问题及处理办法

喉咙过敏

喉咙过敏一般是在给宝宝吃代乳品时发现的。比如，一给宝宝吃稍硬一点儿的食物，或者没有吃惯的食物，或者比较干的食物，宝宝就会“哇”的一声吐出来。而一直食用的稀软食物则不会出现这种情况。这就是咽喉的神经过敏。

尽管从牛奶、鸡蛋、鱼肉中宝宝可以得到充分的蛋白质，但是因为无法吃硬质的食物，所以蔬菜里特有的某些营养成分宝宝就可能缺乏。为此，母亲可以把蔬菜切碎，放入粥中煮烂或者将蔬菜切得细碎做成蔬菜汤让宝宝喝。如果这样的蔬菜汤宝宝也不喝，则可以向医生请教，以求更好的解决方法。

左撇子

这个月起，宝宝手的活动更多了，母亲可能会发现，宝宝玩积木、抓饼干或者接东西时总是用左手。于是，妈妈有意不让宝宝使用左手，而是一定要他使用右手。

其实，这是很错误的做法。因为这一时期正是手在生活中发挥重要作用的时期。宝宝是用手来触摸这个世界的。如果父母总是限制宝宝使用好用的手，就会束缚了宝宝用手去进行探索和创造，这对宝宝的成长十分有害。父母要知道，人是左撇子还是右撇子是天生的，不是因为使用左手多了就成了左撇子，使用右手多了就成了右撇子。而且，即便是左撇子，这对宝宝的将来也不会有什么影响，很多棒球选手、雕刻家、画家都可以很好地使用左手工作。而且，电脑打字的普及，使得“左撇子”和“右撇子”的区别越来越小了。所以，宝宝想用哪只手就用哪只手的做法才是最科学的。

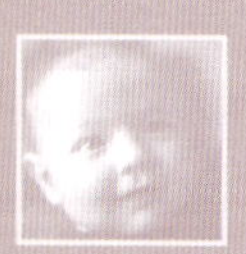

Part 13 第 12 个月

培育宝宝的好奇心

“宝宝天生就好奇，所以他什么都想摸摸、咬咬，把东西扔在地上，他不是在捣蛋，其实宝宝不过是想知道这究竟是个什么东西。所以，当宝宝拿住遥控器猛敲时，与其夺过来，不如告诉他如何使用……”

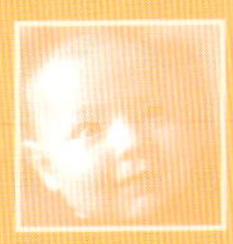

102 宝宝的发育特征

当你把宝宝从小到大的照片都拿出来时，你会发现，这一年中，宝宝真的发生了翻天覆地的变化。无论是身体还是智力，都有了惊人的表现。

身体发育特点

到了快 1 周岁时，宝宝不再像前几个月那样胖乎乎的，不少宝宝已经显得瘦高。男宝宝的平均体重在这个月约为 9.8 千克，平均身高约为 75.5 厘米，平均头围约为 46.3 厘米；如果是女宝宝，平均体重约为 9.3 千克，平均身高约为 74 厘米，平均头围约为 45.3 厘米。

一般来讲，12 个月时宝宝应出 6~8 颗牙。但也有些宝宝刚刚开始出牙，但乳牙长出最晚不应该超过 1 周岁。

另外，这个月的宝宝能够站起、坐下，绕着家具走，且行动更加敏捷。自己能站稳，独走几步。有的宝宝已经可以自己走路了，尽管不太稳，但对走路的兴趣很浓，这一变化使孩子的眼界豁然开阔。

智力发育特点

宝宝快周岁时，将逐渐知道所有的东西不仅有名字，而且也有不同的功用。例如，他不再将一个玩具电话作为一个用来咀嚼、敲打的玩具，而是模仿你的动作。此时他也许已经会随儿歌做表演动作，能完成大人提出的简单要求，不做成人不喜欢或禁止的事。宝宝可能还已经具备了看书的能力，他们可以认识图画，能够指出图中所要找的动物、人物。当然，这需要妈妈的指导和协助。

这时虽然宝宝说话较少，但能用单词表达自己的愿望和要求，并开始用语言与人交流。宝宝也开始对小朋友产生兴趣，愿意与小朋友接近、游戏。可以识别许多熟悉的人、地点和物体的名字，有的宝宝可以用招手表示“再见”，用作揖表示“谢谢”。

103 训练宝宝的各种能力

在这个月里，宝宝无论是身体还是智力都有了很大的进步，因此，爸爸妈妈要

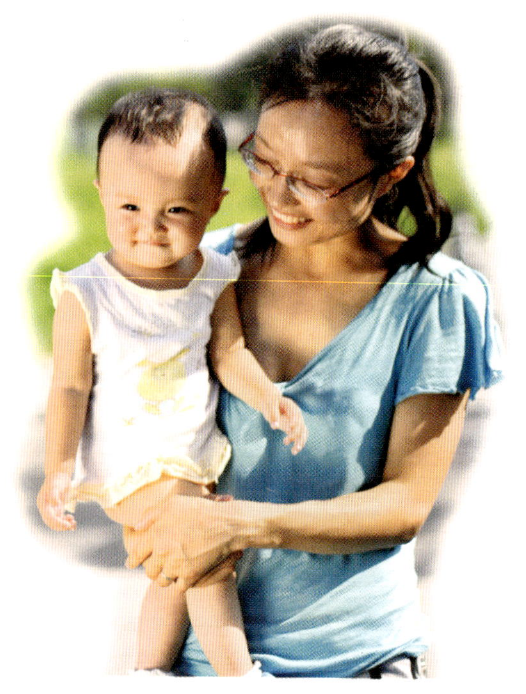

抓住这个时机对宝宝进行各个方面的训练，来提高宝宝的各种能力。

言语能力训练

主动发音：宝宝现在能有意识地叫“爸爸”、“妈妈”后，要引导他有意识地发出一个字音，来表示一个特定的动作或意思，如“走”、“坐”、“拿”等，来表达自己的愿望；与成人进行简单的语言对话，叫他能答应。宝宝想要东西时，先要引导宝宝说出来，切不可宝宝手一指，你就把东西递给他，这样他就会停顿在动作语言期而不开口说话。

生活能力训练

控制排便：现在开始培养宝宝良好的大小便习惯，并逐渐让他懂得要求坐盆，如便前自己找便盆坐下。

同大人一起吃饭：与大人一同吃饭，会使宝宝感到快乐，同时还能分享不同味道的食物，增进食欲。此时，宝宝的自我意识逐渐增强，无意中感到自己会吃东西了。

脱帽和戴帽：教宝宝用手抓掉帽子，也会抓起帽子戴到头上，而且戴稳。宝宝的动作并不精细，半圆形的帽子可以戴好，毛绒帽子就不容易拉正，所以最好先用稍挺括的布帽练习。

认知能力训练

这个月主要是教宝宝认识颜色。教时，先认红色，如皮球，告诉他这是红的，下次再问“红色”，他会毫不犹豫地指皮球。再告诉他西红柿也是红的，这时宝宝会睁大眼睛表示怀疑，你可以再取 2～3 个红色玩具放在一起，肯定地说“红色”。教宝宝认颜色不要心急，因为颜色是较抽象的概念，要给宝宝时间让他慢慢理解，通常学会第一种颜色需要 3～4 个月，千万不要同时介绍两种颜色，否则更易混淆。

精细动作能力训练

翻书：拿专供婴儿阅读的大开本彩图、薄而耐用的书，边讲边帮助宝宝自己翻着看，最后让他自己独立翻书，观察宝宝能否顺着看，每次翻一页还是几页。开始时，宝宝可能不分倒顺和次序，要通过认识简单图形逐渐加以纠正。

手的动作：和宝宝玩多种玩具，如用积木接火车，搭高楼，可达 2～5 个。自己用瓶喝水，用勺吃饭，和同伴相互滚球或扔球玩，打开盒盖或瓶盖从中取东西等。

情绪和社交能力训练

主动配合：训练宝宝配合大人的日常生活并养成良好的生活习惯，如吃东西前会伸手让人洗手，吃完后会配合擦手洗脸，收拾干净等。

用动作表达愿望：训练宝宝会用点头表示同意，用摇头表示不同意。每次给宝宝食物或玩具时，先让他点头表示同意，然后再给他。

平行游戏：在培养宝宝与小伙伴玩时，可以让每人手里拿着同样的玩具（以免互相争抢），在互相看得见的地方玩，这样就可

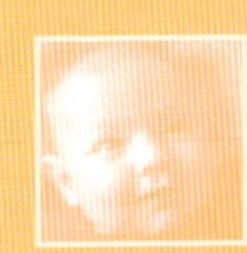

以相互模仿，而且在小伙伴旁边还会引起表情和动作及表示意义的声音呼应，使孩子感受有伴侣的快乐。

大运动能力训练

独走几步：训练宝宝能够独自稳定站立，然后再让宝宝练习独自行走。开始时，可在父母中间学走，再到独自走几步，以后逐渐增加距离，父母也可以给宝宝一个拖拉玩具来增加其学走的兴趣。

蹦跳：让宝宝双手扶床沿或沙发站稳，你可以喊着口令做双脚轻轻跳的示范动作，宝宝借助双手的支撑力量，也会模仿着用两脚踮动，你要鼓励并喊着口令。反复几次后，只要你一喊口令，宝宝就会随声踮动双脚，这对控制身体的平衡能力十分重要。

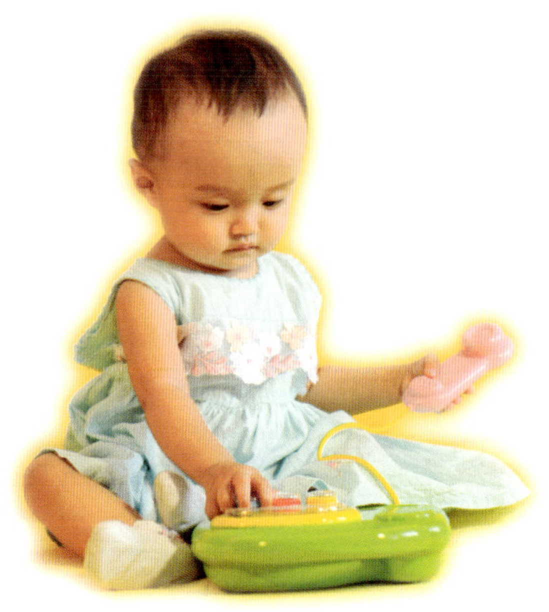

104 一周岁宝宝的游戏单

宝宝马上就要 1 岁了，可以玩的游戏更多了，而且宝宝也越来越喜欢和爸爸妈妈一起做游戏。因此，爸爸妈妈一定要多抽点儿时间陪宝宝做游戏，这对宝宝的身体发育和智力发育都很重要。适合本月宝宝的游戏有：

模仿动物叫

父母可以为宝宝选几张颜色鲜艳、画面生动的动物图画或动物玩具，然后和宝宝一起模仿动物的叫声。大人叫一声，让宝宝也叫一声，叫的时候父母要有意夸张一些，这样宝宝的兴趣会更浓、更爱玩。

一起跳

父母将宝宝面朝外、背朝内的抱在怀里，数完 1、2、3，向前跳一步，再数 1、2、3，再向前跳一步。如果宝宝身体状况良好，大人也可弯下腰扶住宝宝的两腋，让宝宝站好，数完 1、2、3 后，拎起宝宝一起向前跳，这样会使宝宝非常乐于参加。需要提醒的是，这个游戏需要一些力气，因此最好由爸爸来和宝宝一起玩。

玩滑梯

爸爸或妈妈先坐好，将双腿伸直，使脚跟着地，脚背翘直，摆成一个“滑梯”的样子。然后，大人牵住宝宝的双手，让他下滑，边滑边说：“滑滑梯，滑滑梯。”宝宝会乐此不疲。但大人在牵拉宝宝的手

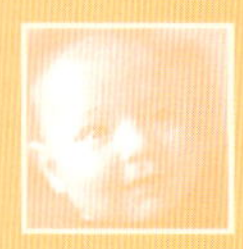

时要注意不要过于用力，以免拉伤或弄疼宝宝。

藏猫猫

让宝宝扶着沙发站好，妈妈躲在沙发的背后，分别从沙发背面的上方和左右方探出头来，叫一声“汪汪……”，宝宝看见妈妈后，妈妈要马上躲起来，再换个位置，把头伸出来，再叫一声“喵呜……”反复进行，每一次的位置都不同，让宝宝总有新鲜感，他一定会特别开心。

钻纸箱

用废弃的大纸箱做个“山洞”，让宝宝在下面爬过来、爬过去地玩。大人可以在“山洞”的另一端用宝宝喜欢的玩具引诱宝宝。这种玩法虽然简单，但是对于宝宝的柔软性和身体的协调性的训练很有帮助，同时还可以激发宝宝快乐的情绪。

105 让宝宝体会走路的乐趣

有一天，宝宝靠着沙发站着，接下来，他竟然摇摇晃晃地朝着你伸开的双臂走了过来。从此小宝宝一发不可收拾，开始跑跑跳跳地告别婴儿时期。其实，宝宝的蹒跚学步就是迈向独立的关键第一步。从此，宝宝的视野大大开阔，他也会更加乐于在行走中体会各种乐趣。

宝宝什么时候开始走

在出生后的第一年里，宝宝忙于发展整个身体的协调性和肌肉力量，他要先学会坐、翻身和爬，8 个月左右时才能扶着东

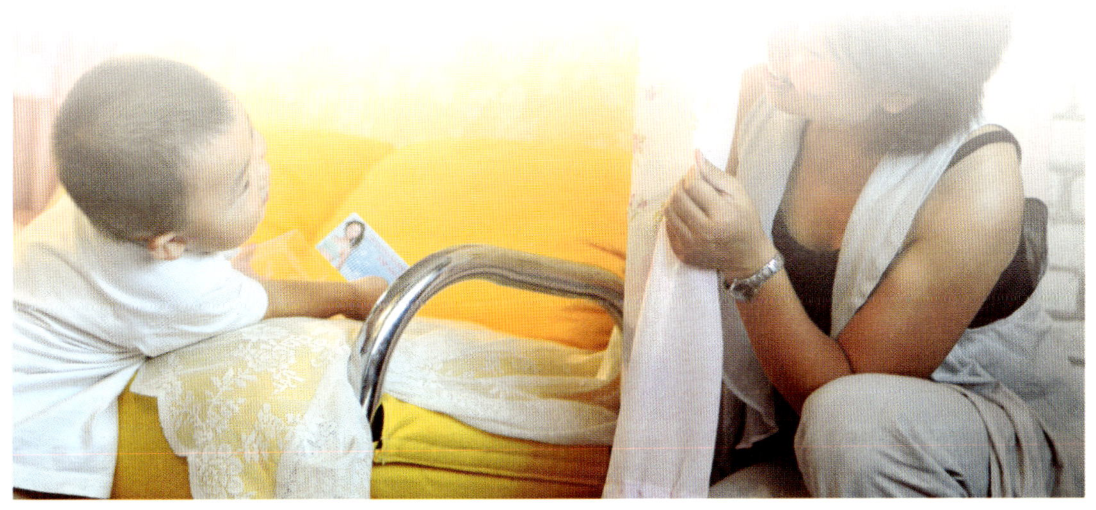

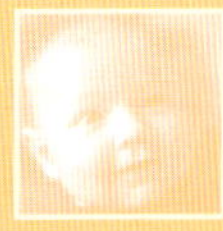

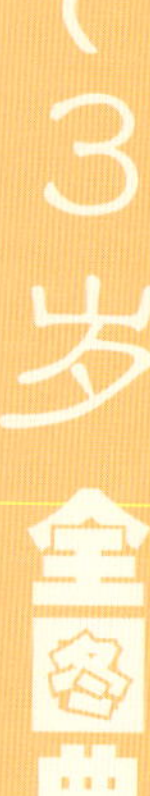

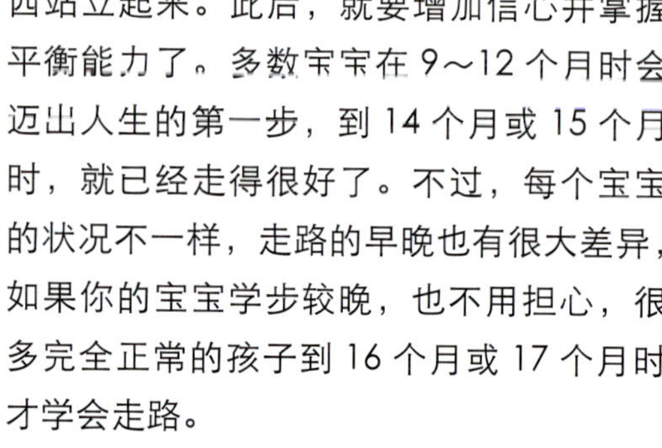

西站立起来。此后，就要增加信心并掌握平衡能力了。多数宝宝在 9～12 个月时会迈出人生的第一步，到 14 个月或 15 个月时，就已经走得很好了。不过，每个宝宝的状况不一样，走路的早晚也有很大差异，如果你的宝宝学步较晚，也不用担心，很多完全正常的孩子到 16 个月或 17 个月时才学会走路。

如何帮助宝宝学习走路

宝宝现在已经学会了扶着东西站起来，这时你需要帮他一把，让他明白怎样重新坐下来。如果宝宝站在那儿不知道怎么办并冲着你哭时，不要只把他抱起来放下，而是要教他怎样弯曲膝盖，让他学会自己坐下而不跌倒，然后再让他自己试着做一遍。

为了让宝宝迈步，你可以蹲或跪在宝宝面前，伸出双手，鼓励他向你走过来，或者你也可以拉着宝宝的两只手向自己这边走。当宝宝走到你身边时，要抱抱宝宝，以示鼓励和对刚才宝宝内心的些许惶恐的慰藉。

给宝宝用学步车好吗?

有时候，宝宝可能也喜欢在走路时扶着小推车或其他可以扶着走的玩具。父母一定要选择坚固可靠、支撑底座比较宽的学步玩具。不过美国儿科学会(AAP)对学步车持有否定的态度。他们认为，在学步车的作用下，宝宝可以非常容易地四处走动，有时候宝宝甚至是坐在学步车里，稍一用力，就可以走了。这可能会影响宝宝大腿部肌肉的正常发育。而且，父母也常常忽略了宝宝借助学步车可以轻松走动的事实，而使宝宝够到一些父母认为够不着的有毒物品或发烫的东西，非常不安全。

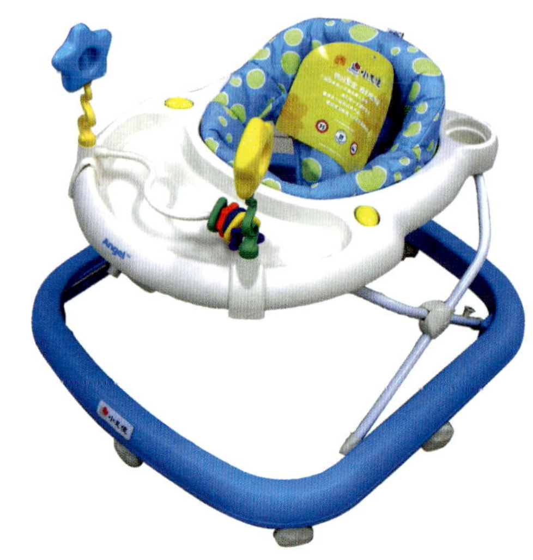

106 做好“探险家”的安全措施

宝宝现在会走路了，即使不会也能扶着沙发来回摆动了。因此，屋里的各个角落都成了宝宝要“探险”的地方，所以，父母一定要做好安全措施，让宝宝在绝对安全的环境里做个快乐的“探险家”。

此时的宝宝容易发生的意外有：爬高时的意外（坠落等）、误食有毒物品、到处探险时的意外（放碗碟的柜子、药柜等）、溺水（水池、浴缸等）、割伤、窒息、跌倒。为此，家长要做好以下安全措施：

1. 保持室内房间通路畅通。比如，从门口到床边，最好是直线距离，不要让孩子绕过桌子等才能到床边，因为宝宝现在刚开始走路，自己转弯还有些吃力，这样可以避免宝宝在走路的过程中碰撞。

2. 尽量选择椭圆边的家具，避免尖锐的角外露，如果家具有尖角，一定加上安全护套。

3. 地板上要保持干净、空荡，可以让孩子自由地爬或走，且地板不要有水，以免宝宝滑倒。

4. 书桌通常是 1 岁上下的宝宝会撞到的高度（约 100 厘米）。建议摆盆栽挡住桌角，或给桌角加上护套。若家中有楼梯，在楼梯口要安装栅栏，以免宝宝爬楼梯跌落。

5. 此时的宝宝看到桌椅底下的空隙就钻，一定要记得检查桌椅的四条腿以及底部是否有凸出或没钉好的钉子。

6. 插头、插座封好，电线提高收好；折叠椅也经常造成意外伤害，家里最好避免使用。

7. 热水壶放在宝宝拿不到的地方；饮水机要加防护措施，以免烫伤宝宝。

8. 危险物品（如小刀等）要收到不易打开的柜子里，或是孩子拿不到的地方；窗帘的绳子最好用手转式的硬把手取代绳线。

9. 家里的小物品要收好，以免孩子误食。同时，塑料袋等可以套头的东西要放好。

10. 不要让孩子一个人进浴室，容易发生浴缸溺毙的危险；也不要让宝宝进厨房，因为厨房用具也都具有危险性。

11. 就餐时要给宝宝使用儿童餐具，不要使用刀叉及筷子。

107 一周岁宝宝的睡眠训练

尽管入睡的难易是宝宝的天性，但是适当的训练还是可以让宝宝的睡眠有所改善的。最好的哄宝宝入睡的方法就是协调好宝宝的天性和家庭的睡眠氛围，按照各自家庭的情况哄宝宝入睡。对于容易入睡的宝宝，用不着什么特别的方法也能入睡。问题是难以入睡的宝宝，则需要不同的方法。尤其到了这个月，宝宝的活动能力大大提高，你给他脱了衣服放进被窝，他一会儿又钻出来；有时要妈妈唱歌，拍着他，但还是要半个小时才能入睡；有的宝宝要含着奶嘴，抱着玩具或吃着奶睡觉。

增加白天的活动量

为了哄这样的宝宝入睡，最好的办法就是增加他白天的活动量，在宝宝没有达到一定的困倦的程度之前，不要让他进被窝，否则只是增加了宝宝入睡前磨人的时间。有时候宝宝可能是因为一天见不到父母，等晚上父母下班后就显得比较兴奋而无法入睡，直到晚上 10 点多才睡觉，如果宝宝第二天能够睡到 9 点，一样可以消除疲劳，所以也不是什么坏事，而且现在大部分宝宝都是晚上 9 点睡觉。

调整午睡时间

对于无论怎样都不能快些入睡的宝宝，可以采取缩短午睡时间的办法。不过，如

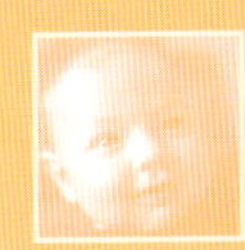

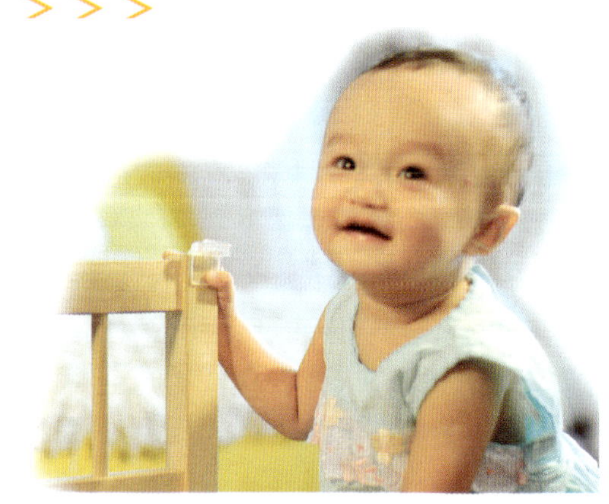

果宝宝一直都是从 3 点睡到 5 点，而你要在 4 点叫醒他，他可能会有两三个小时都显得不够高兴，所以这段时间可能会有些难缠，不过经过几天的调整，宝宝就会慢慢适应的。

哄睡时间要短

一旦把宝宝放进了被子就要尽量让他快一些入睡，比如，宝宝吸着奶嘴 5 分钟就能入睡，就比拿掉奶嘴哼哼唧唧地 10 分钟入睡要好。如果宝宝一定要与母亲一起睡，那就一起睡，这总比宝宝哭闹 1 个小时好得多。如果宝宝夜里醒来后不喝牛奶就不睡觉，这样的宝宝就给他牛奶喝，只要宝宝没有肥胖的倾向，夜里喝牛奶对健康没有什么坏处。夜里宝宝哭闹醒来时也要像哄宝宝入睡一样的想法，总之不要让宝宝养成夜里起来玩耍的习惯，要尽快让他入睡。

108 爱裸睡的宝宝更健康

裸睡可以改善睡眠质量，促进血液循环，对某些疾病还具有缓解症状的作用。裸睡在成年人中较为常见，而只有几个月的宝宝，由于考虑到他们皮下脂肪少，保暖能力较弱，对疾病的抵抗能力差，所以很少有家长会让宝宝尝试裸睡。但事实上，在恰当的条件下，用正确的方法让宝宝裸睡，对幼儿的生长发育有意想不到的好处。

增强宝宝抵抗力

每天睡觉前，妈妈为宝宝脱衣服，做各项睡前准备工作时，宝宝的身体都不可避免地要和空气直接接触。气温和皮肤表面存在着温度差异，温差对宝宝的身体机能形成刺激，温差越大，刺激强度就越大，这可以有效促进身体的新陈代谢，帮助宝宝改善体温调节的能力，提高宝宝对疾病的抵抗能力。

宝宝进入梦乡之后，会自然地翻身，蹬腿……这些动作都会加速睡袋内的空气流动，穿衣入眠的宝宝对这些变化的感受是间接的，但裸睡的孩子，他们的皮肤可以直接感受到各种不同的细微变化，对温度的改变可以及时做出相应调整。经常经受类似锻炼的孩子对疾病的抵抗能力自然会增强。

促进智力发育

宝宝探索世界的第一步是感受世界，如果能积极利用感官发育的敏感期，对宝宝进行感觉刺激，可以很好地促进其智力发育。而皮肤是人体和外界的屏障，同时也是人体最重要的感觉器官。通过裸睡，宝宝的皮肤直接和睡袋接触，可以感受到温暖、柔软的棉布，空气流动时，轻柔的风……种种不同的感觉，时时刺激着宝宝，从而对宝宝的大脑发育有着积极的作用。

密切亲子关系

多数上班族妈妈都没有足够的时间和宝宝亲密接触，那么裸睡至少提供了一次这样的机会：当妈妈帮助宝宝脱衣服时，可以用掌心抚摩他的身体，把他抱在自己的怀里，放进睡袋……所有的动作都为母亲和宝宝亲密接触提供了绝佳的机会。在这个过程中，宝宝会看着妈妈的眼睛，肌肤相亲带给宝宝心理上的安全感，这些看似平常的接触却是宝宝愉快成长不可缺少的精神食粮。

如何让宝宝舒适地裸睡？

1. 安抚宝宝睡前情绪。睡觉前，不要让宝宝太过兴奋。如果宝宝在睡觉前总是有一个习惯性的哭闹前奏，就不要立刻把宝宝脱光，以免宝宝着凉。父母要对宝宝睡眠习惯多留心，掌握规律，帮助宝宝建立起一个良好的睡眠反射习惯。可以在哭闹前奏开始之前先逗宝宝笑，让他心情愉快，然后再帮宝宝脱衣服。

2. 清洁宝宝的身体。宝宝情绪平稳后，就可以开始为宝宝清洗身体。先将宝宝的身体用水打湿，用掌心轻轻揉搓全身，力度不要太大，也不能太轻，沐浴露可以隔天用一次，用清水冲干净后，然后取一块

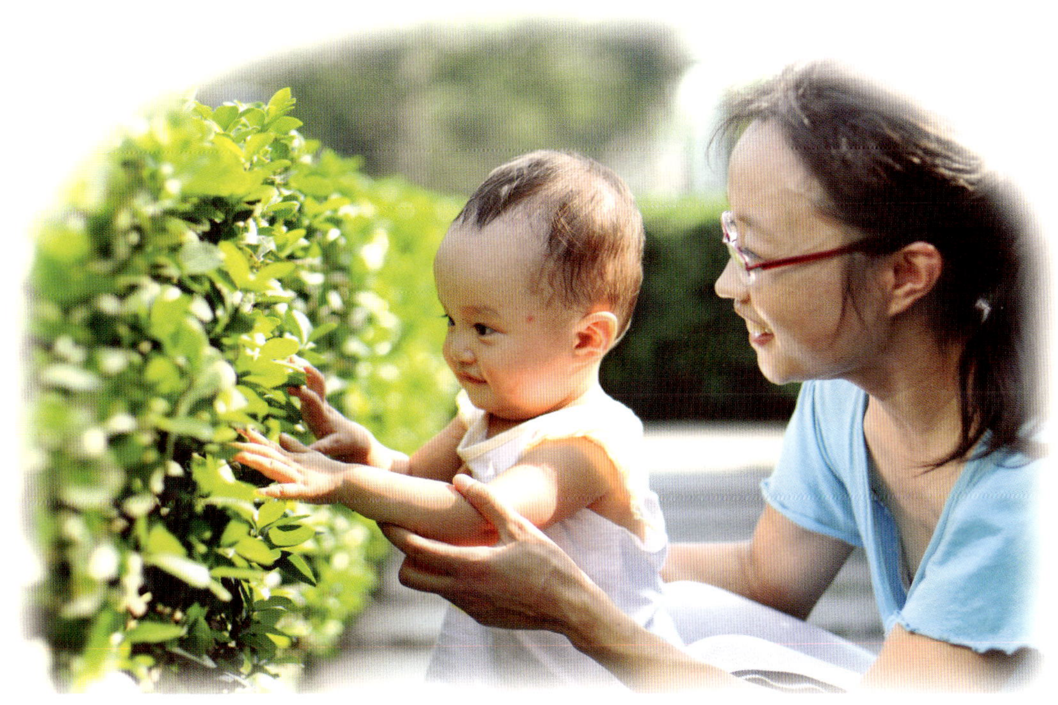

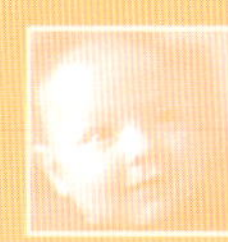

大毛巾将宝宝全身包住，擦干后，涂上润肤霜。之后，可给宝宝稍做按摩，然后放进睡袋。整个过程要快，动作干脆，并注意将室温调节在25℃左右。

3. 宝宝睡着后再离开。待宝宝躺下后，妈妈不要立刻走开，你可以看着他的眼睛，跟他说说话，轻轻哼歌或者拍拍他的身体，各种温和的适合宝宝的活动都可以，直到他睡着为止。有些妈妈在宝宝闭上眼睛后就会马上离开，其实这个时候宝宝很可能并没有真正睡着，你一走开，他就会醒，这样的事情发生几次之后，宝宝就会变得不好入睡了。所以，妈妈看见宝宝闭上眼睛后，将刚才的活动再延续一会儿。或者不妨坐在宝宝身边找本书看看，等确定宝宝已经睡熟后再离去，这样做是要和宝宝之间建立起足够的信任感。

4. 宝宝尝试裸睡可以从夏天开始，但要注意的是，夏天一定不能让宝宝全裸，可以在他的肚子上绑块毛巾，以防着凉腹泻。到天气变凉，需要盖被子时就可以让宝宝全裸了。另外，由于宝宝皮肤娇嫩，卧具一定要选择全棉制品，化纤材料容易引起宝宝皮肤过敏。

109 一周岁宝宝不宜忽视的健康问题

宝宝有些小的健康问题，常常被父母忽略，如嗓子疼、多汗、倒睫毛、痱子、湿疹等。这些看似不严重的小病症，如果不能及时治疗，常会引起大的问题。所以父母一定要多观察孩子，不让小问题发展成大问题。

嗓子疼

宝宝嗓子疼的病因大致有两类：一类是由感染引起，病原体是细菌或病毒；一类是由鱼刺等异物造成的外伤。

感染引起的嗓子疼：1岁的宝宝还不能诉说嗓子疼，但常常表现为不吃饭、不喝奶、爱哭等，有时会有高烧。这时，可看到其咽部充血，扁桃体红赤肿大，并有许多滤泡，甚至血斑。有时还可发现白色的膜状分泌物。除急性咽喉炎、扁桃体炎等可引起嗓子疼外，最多见的还是由病毒引起的感冒，这种类型的感冒多伴有发热、流鼻涕、咳嗽等症状。另外，手足口病也是小宝宝们容易患上的疾病，患儿除口腔有小水疱外，手心、脚心也会出现水疱。还有溶血性链球菌感染、猩红热等疾病均可引起嗓子疼痛，父母一定要注意观察，及早治疗。

外伤所致嗓子痛：咽喉异物多为吃鱼时被鱼刺扎伤所致。这时宝宝的咽部黏膜被损，吞咽时疼痛剧烈。如已造成窒息，应立即就地抢救，可从后部抱紧小儿，用力勒紧其胸及小腹，一次无效可反复数次。较小的婴儿，可用叩击法，让宝宝头处于低位，叩击其背部，直至异物吐出。如上述手法无效，要快速送医院耳鼻喉科处理。

多汗

小儿多汗一般是指在相同的温度、环

境、衣着等条件下，比正常宝宝出汗异常多。常见的引起多汗的疾病有以下几种：

1. 佝偻病：佝偻病除多汗的表现外，还常伴有食欲不振，体重不增，下午低热，睡时四肢抖动等症状。

2. 内分泌疾病：如甲状腺功能亢进、肾上腺疾病等也可引起多汗。

3. 结缔组织疾病：常见的有风湿热及类风湿病，风湿热的宝宝还常伴有肘、膝、肩、腕等大关节疼痛，痛感觉是游走性的。

4. 苯丙酮尿症：患有本病的宝宝常会表现为多汗、头发黄、皮肤细腻且白，宝宝汗及尿有鼠尿气味，智力低下。

5. 中毒：如有机磷中毒（农药或敌敌畏），中毒后可出现多汗；汞中毒，中毒后可出现多汗、烦躁不安、眼畏光、低烧等。

不过，由于婴幼儿植物神经调节功能较差，导致支配汗腺的交感神经兴奋性增高，若护理不当，如衣被过厚、饭后哭闹、运动量大、室温过高、食辛辣食品等，也会引起多汗，这些属于正常出汗，并非病态。

倒睫毛

倒睫毛又称倒睫，不管在睁眼还是在闭眼时，睫毛都会摩擦、刺激眼球中央的角膜，不仅会引起眼睛刺痛、畏光、流泪，还会使角膜出现混浊、毛糙的情况。有时倒睫毛还会引发细菌感染，产生角膜溃疡。家长要时刻注意不要让宝宝用手揉擦眼睛，过度的摩擦会使眼角膜受到伤害，此外，还要保持眼部卫生，及时清理眼周围分泌物。

由于导致倒睫毛的原因是鼻梁尚未发育完全，家长可以每日提拉孩子两眼中鼻梁位置。如果感染了不洁细菌，可在眼睫毛上涂抹红霉素眼膏，再把倒睫毛向外略翻，起到一定阻止作用。

痱子

宝宝皮肤细嫩，汗腺功能尚未发育完全，如果出汗多又排不出去的话，就容易阻塞汗孔而引起痱子。多数宝宝在数天或1~2周后会自行消去，但如果宝宝过胖，或护理不当则会引起脱屑、湿润，甚至可能发生糜烂、皲裂等。

如果痱子较轻微，只要让宝宝待在通风好的地方，保持凉快，穿易吸汗的衣服，一两周内即会消失。也可以给宝宝泡个温水澡，再擦上适量痱子粉保持肌肤的干爽。如果痱子持续不退，就应请皮肤科医生进行诊治，以免发生感染。另外，无论病情轻重，都不要让宝宝用手抓，如果不慎抓破出现感染的话，要涂些抗生素药膏。

110 宝宝同步喂养方案

宝宝马上就要周岁了，乳牙也长了好几颗，现在的宝宝可以吃很多东西了，同时随着宝宝的运动量增加以及大脑的进一步发育，他对营养的需求也增加了。

细心调配宝宝的营养

不同食物所含营养素不同，即使所含营养素种类相同，其含量也是不同的。其中蛋白质、脂肪和糖类，称为三大营养的

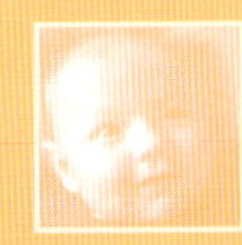

物质，它们通过消化系统的消化作用，吸收入血液，供养全身。当营养素缺乏时，会影响人体各种组织的生长。所以，为了让婴儿生长发育正常，就必须让婴儿摄入全面、平衡的营养素。通常，蛋白质、脂肪与碳水化合物供应量的比例要保持1：1.5：4，不能失调。

其他三类，即维生素、无机盐和水也是人体不可缺少的营养素，均可以直接吸收，为此要给宝宝适当食用新鲜的蔬菜和水果，以摄取足够的营养素。

注意饮食不当损害大脑发育

1. 吃盐太多。研究表明，宝宝饮食过咸可能会损伤动脉血管，影响脑组织的血液供应，造成脑细胞的缺血、缺氧，从而影响宝宝的大脑发育。因此，父母一定要注意给宝宝的食物中食盐的摄入量不可过多，以每天4克以下为宜。

2. 吃味精。医学研究表明，孕妇在妊娠后期如果经常吃味精会引起胎儿缺锌，而周岁以内的宝宝食用味精过多则可引起脑细胞坏死。世界卫生组织提出，成人每天摄入的味精量不得超过4克，孕妇和周岁以内的儿童应禁食味精。

3. 含过氧脂质食物摄入过多。这类食物通常是指煎炸类及长时间曝晒于阳光下的食品，如熏鱼、腌肉、烤鸭、烧鹅等及含油脂较多的食品在空气中都会产生过氧化脂质。如果人们长期摄入过氧化脂并积聚在体内，可导致大脑早衰或痴呆。所以，这些食物，宝宝一定要少吃。

4. 吃含铅、铝的食物。给宝宝食用含铅过高的食物，如爆米花、皮蛋等，就会损伤大脑，导致智力低下，而经常给宝宝吃含铝较高的食物，如油条、油饼等，会造成宝宝记忆力下降，反应迟钝，甚至导致痴呆。

12个月宝宝食谱

肉末菜粥

材料：瘦猪肉50克，青菜两小棵，植物油10克，酱油、精盐、葱姜末各少许。

做法：猪肉洗净去筋、剁成细末，青菜洗净切碎；锅中加植物油，烧热，放肉末不断翻炒，葱姜末炒香，再加入少许酱油炒至全熟即成肉末；将炒好的肉末及碎菜加入熬好的米粥内煮沸即可。

水煎蛋

材料：鸡蛋1个，香菜1棵，淀粉、食盐、香油各适量，鸡汤或肉汤100克。

做法：鸡蛋打入碗内，用筷子调匀；香菜洗净，切成细碎末，淀粉溶于少量水中；将100克鸡汤（清水亦可）放入锅中旺

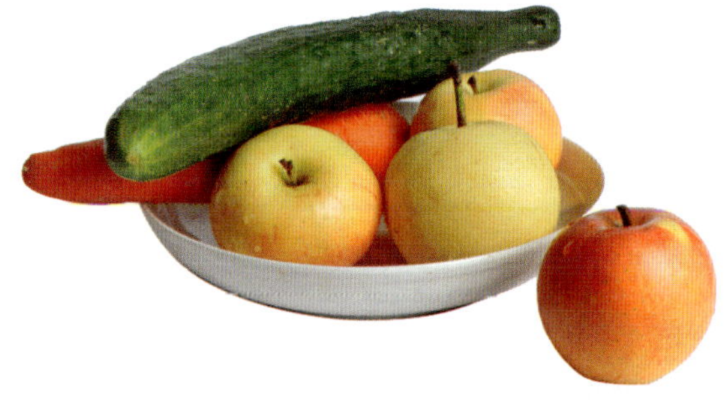

水烧开，倒入淀粉收汁，待再次开锅后将鸡蛋液倒入，并加入盐、香油和香菜末，不断地翻炒，使之成熟，其形态犹如搅碎的豆腐，质地软嫩，即可出锅。

蛋饺

材料：鸡蛋 1 个，鸡肉末 1 大匙，青菜末 1 大匙，盐、植物油少许。

做法：平底锅内放少许植物油，烧热，放入鸡肉末和青菜末翻炒，并放入少许盐，熟后倒出；将鸡蛋调匀，平底锅内放少许油，将鸡蛋液倒入摊成圆饼；鸡蛋半熟时，将炒好的鸡肉末和青菜末倒在鸡蛋片的一侧，将另一侧折叠重合，即成蛋饺。

111 亲子 online

资优教育

每个家长都盼望自己的宝宝将来能有所作为，但是在早期教育中，家长究竟应该充当一个什么样的角色呢?

1. 顺其自然。顺乎自然是要让宝宝高高兴兴，自觉自愿地做练习，使他们在练习中感到快乐。如果宝宝不愿做，家长不能强求，而是应用游戏或无意识引导的方法，让宝宝进行训练。

2. 认真做了就要及时鼓励。对这个月的宝宝来说，批评和教导似乎还不太管用。比如，可以说“宝宝做得真好，比爸爸妈妈做得都好”等，这是激发宝宝继续做下去的动力。而一味批评或者对宝宝的成功不予理睬，势必会打消宝宝的积极性。

3. 充分信任宝宝。如果家长认为孩子笨，不聪明，即使没说出来，也会在表情、神态上流露出来，这对宝宝的性格培养是致命的伤害。

4. 灵活地进行训练。在做训练游戏时，家长不要被内容所限制，可相应的增加一些有趣、有意义的知识内容，这对提高训练的效果很有帮助。

适合孩子的玩具推荐

快到周岁的宝宝好奇心很强，什么东西都可以“研究”一阵子，所以宝宝的玩具不一定要买，有时家中的小塑料瓶、塑料袋、空易拉罐、旧挂历纸等经过加工制作，都可以成为宝宝喜欢的玩具。如将洗净的空饮料瓶的瓶身上扎两个小洞，穿入打结的尼龙绳，然后将黄豆、沙粒等小物品放入瓶中，最后封住瓶口，插入小棒，就可以给宝宝做一只既可拿在手中摇动又可上下晃动的小花鼓；也可将破旧的布头洗干净，做成小布球，教孩子扔球、接球等。不过自制玩具时常常是用过的废品，所以一定要经过严格的清洗和消毒再给宝宝玩。并且制作过程中使用铁丝等一定要将尖锐的接头等处处理圆滑，以免伤到宝宝。

给宝宝按摩的方式方法

1 岁的宝宝很容易因为玩得过于兴奋而不想睡觉，我们可以利用按摩的手法，让宝宝舒服地入睡。方法是：将宝宝侧身，无论面对自己或背对都可以，一手搭在宝宝肩膀上固定前半身，一手放在宝宝的腋

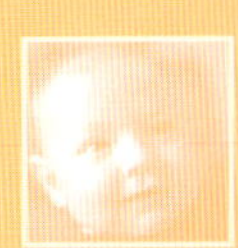

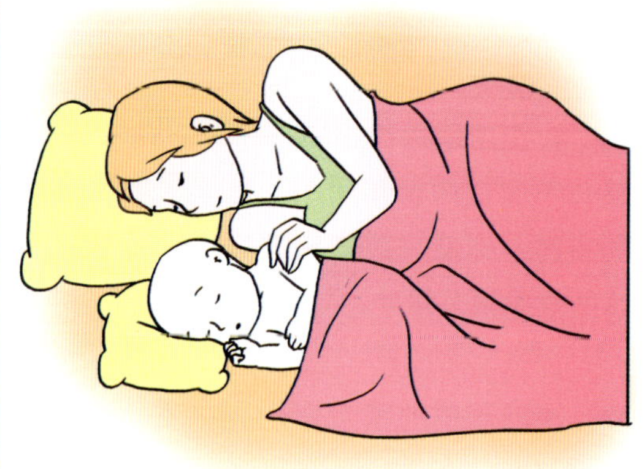

下往下按摩至腰部、腿部。

专题：常见问题及处理办法

还没出牙

多数宝宝从 6 个月就开始长牙，可是自己的宝宝都快周岁了还没有长出一颗，于是，母亲开始着急了。其实，只要宝宝非常健康，身体其他部分发育正常，运动良好，即使没有出牙，也可以放心等待。日常要注意多带宝宝晒太阳，饮食要均衡，并注意给宝宝吃些具有磨牙效果的食物。

要说的是，不要盲目给宝宝补充维生素 D，因为一旦维生素 D 摄入过量就会造成中毒。有些妈妈担心宝宝换了佝偻病，但佝偻病通常会有骨骼弯曲、头部形状异常等其他症状。宝宝是否缺钙，需要医生检查并给出具体的补钙方案。其实，多数时候，宝宝什么也不缺，而且这个时侯宝宝的牙齿已经长出来了，只不过是出的慢而已。

上火

宝宝上火时，常表现为：口唇、舌头以及颊黏膜均可见大小不等的疱疹、糜烂或溃疡，不肯吃东西，烦躁，甚至不愿进水；有时宝宝还会有腹痛、腹泻、呕吐等症状，便秘、眼屎多或者头面部长红色的疹子。宝宝上火时，可通过合适的方法进行调养：

1. 保证宝宝睡眠充足，人体在睡眠时各方面的机能都可以得到充分的修复和调整。一般，宝宝的睡眠时间要稍长，可达 10 小时以上。

2. 秋冬季节天气干燥，要注意给宝宝补充水分，让宝宝多喝白开水。同时，天气变化时要及时增减衣物，避免受凉，但也不要给宝宝穿得过多，基本上和大人穿的一样就可以了。

3. 保持大便通畅。这样才有利于将体内的毒素排除，为此可以多给宝宝吃苹果、西瓜、香蕉、芹菜等水果和蔬菜。此外，全麦面包、紫米粥、玉米粥等含有丰富膳食纤维的粗粮也要经常给宝宝吃。

4. 宝宝的饮食要有禁忌，如辛辣、油炸、肥腻食物，一些热性水果，冷饮冰品，还有羊肉、狗肉等都容易导致上火，宝宝吃时要适量。另外，晚饭不要吃过多，因为胃内的食物不能及时消化也会导致上火。

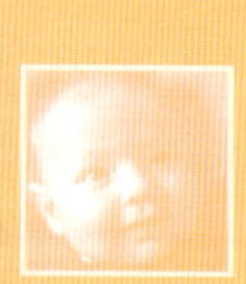

Part 14 13~15个月

培养宝宝的自立能力

“欧美的孩子常常会兴高采烈地在泥水里爬，一脸一头一身的泥浆，连眼睛、鼻子、嘴巴都分不清。没错，这是培养孩子独立精神和自立能力的好方法，所以也放手让自己的宝宝抓饭吃吧，哪怕一桌、一地、一脸、一身都是饭菜，宝宝也会吃得津津有味……”

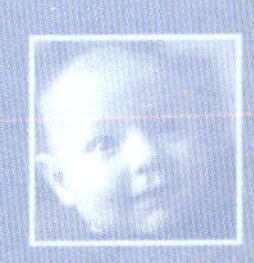

112 宝宝的发育特征

13~15 个月的宝宝，体格发育的速度较前期减慢，但体重、身高、头围、胸围仍以较快的速度增长，而且常有一些“惊人”的举动。

身体发育特点

到 15 个月时，男宝宝的身高可达 76.6～82.3 厘米，体重约为 9.8～12.0 千克；而女宝宝的身高则为 74.8～80.7 厘米，体重约为 9.1～11.3 千克。

宝宝的囟门会在 12～18 个月之间开始闭合；13 个月时宝宝的牙齿只有 8 颗，到 15 个月时可长到 10 颗。

这几个月里，宝宝动作的发展从被动趋向主动，逐步学会走路，但有时仍然走不稳，容易跌跤，喜欢爬来爬去、蹲下拾物。手、眼及手、脚的动作还不十分协调，手指动作发展较差。

智力发育特点

从 1 周岁后，宝宝的大脑皮层活动增强，神经系统的机能进一步发展，由于宝宝感知的事物逐渐增多，也促进了宝宝注意和记忆的心理活动，并在学语的基础上，使思维活动逐步萌生。

在语言方面，这个月份的宝宝还处在理解阶段，只会讲单词，其特点是听得多、说得少；以词代句，一词多义；重叠发音，以音代词，常伴以动作或表情来补充词汇的不足。

宝宝的认识能力日益增强，由于开始独立行走，扩大了认识范围。接触人增多，交往扩大，逐步从依恋父母转移到被玩具、玩伴及周围新鲜事物所吸引。另外，这时的宝宝情感不稳定，很容易变化，容易受外界环境及周围人们情绪的影响。

113 宝宝学会走路了

人生的第一步非常重要，但第一步可不是那么容易实现的。与宝宝的头和躯干相比，他的腿和脚太小了，但却要承受全身的重量。而且在前进的途中，他还要学会如何调整臀部，膝盖和脚踝的协调性，难怪宝宝在摇摇晃晃走路的时候，还要伸

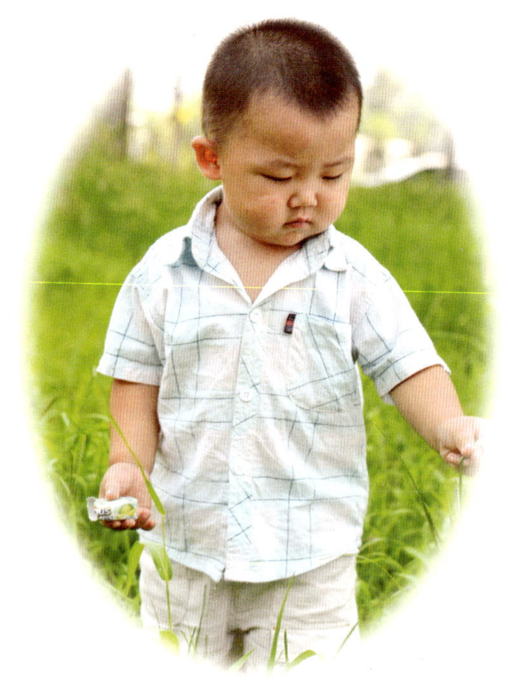

出双臂来保持平衡!

小宝宝的第一步

刚开始学步的宝宝像个笨拙的小熊一样，从一个支点开始，一步一步地向前挪动。在学步的初期，宝宝会表现出“初生牛犊不怕虎”的精神，全然不顾跌倒和受伤。因此，爸爸妈妈一定要站在宝宝的背后，双手扶住他的两只胳膊，和他一起走，以保证他的安全。然后再慢慢过渡到领着他一只手走，当这样走得很好了，再放手让宝宝自己去走。

走路与安全感

虽然摇摇晃晃地走路，宝宝会觉得很好玩，但也需要安全感。对宝宝来说，只有有了安全感，他才会乐意尝试新的事物。而尝试新的事物，对宝宝日后在处理事情的能力上会有相当大的帮助。所以当宝宝感觉到害怕，比如怕跌倒、怕生人等情况时，妈妈要好好呵护，不要为了锻炼孩子的独立能力而不予理睬，否则会使宝宝感到无助，不愿向前探索，甚至影响日后的性格。

关于宝宝的“O”形腿

父母在看着宝宝像小熊一样笨笨地向前迈步的同时，最担心的就是宝宝出现“O”形腿了。所谓“O”形腿是指两脚并拢站立时，两个膝关节不能合拢而出现缝隙。其实这是生理性的，从出生到1岁半时，宝宝多数都有些“O”形腿，但到了1岁7个月左右就开始逐渐变直了，到了2岁左右又变成了“X”形腿（即两膝关节靠拢时，两条小腿合不上）。一般来讲，这些都属于正常的情况。这种情况完全消失，也就是让宝宝站立后膝关节之间、小腿之间都能没有缝隙，要等到宝宝长到4~7岁时。所以，爸爸妈妈不必过于担心宝宝的“O”形腿。

114 关注宝宝的自我意识

自我意识是人类特有的意识，是人对自己的认识，和自己与周围事物的关系的认识，它的发生和发展是一个复杂的过程。

宝宝自我意识的发展

婴儿早期并没有自我意识，对自己身体存在没有感觉，所以会吃手、啃脚，把手和脚当玩具玩。之后，宝宝会逐渐知道手和脚是自己身体的一部分。1岁以后，开始有了自我意识，知道自己的名字，能用自己的名字来称呼自己，并开始认识自己的身体和身体的有关部位，如“宝宝的脚”，“宝宝的耳朵”等，这表明宝宝已经开始能把自己作为一个整体与别人区别开来。

大约到了2岁，宝宝学会使用代词“我”、“你”之后，其自我意识的发展会出现一个新的高度。这时候，宝宝已经真正把自己当做一个主体，而不再把自己当做一个客体来认识。3岁以后，宝宝开始出现自我评价的能力，能对自己的行为说出“好”与“坏”。

宝宝为什么不乖了

宝宝1岁之前对妈妈总是那么依恋：

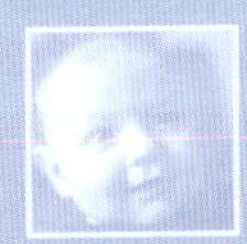

总是要和妈妈在一起，不是要妈妈抱，就是要陪着他玩，宝宝觉得自己和妈妈是一个整体，即使他能走、能爬了，也不愿意离妈妈很远，玩一会儿，就要靠过来要抱抱。只要有“不乖”的举动，妈妈哼一声他就会乖乖“收手”。其实，从心理学角度来说，这是由于在生命的最初一年里，宝宝和妈妈之间形成了一种“依恋关系”。这种“依恋关系”使得宝宝觉得妈妈和自己是一体的，自己无法离开妈妈，需要妈妈的保护和庇佑，所以妈妈说的都是自己需要做的！但是，过了1岁之后，宝宝的自我意识开始萌芽，渐渐感觉到自己和妈妈是两个人，所以，妈妈的一些命令也就慢慢地不听了。

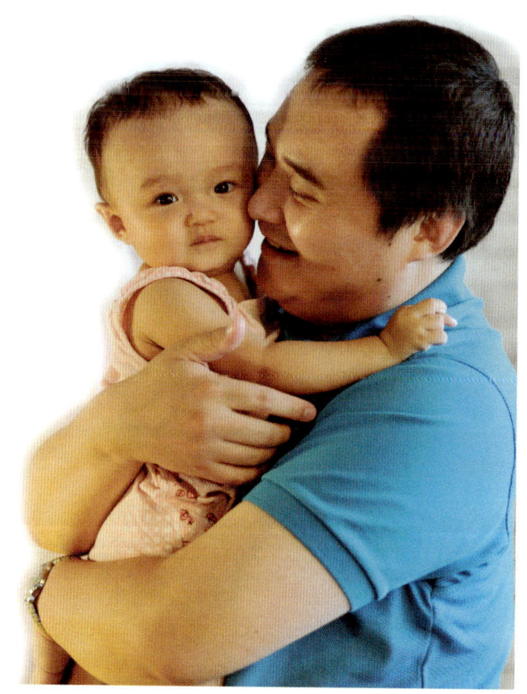

115 正确处理宝宝的依恋情结

通常把婴幼儿对父母寻求接近、并在父母身边感到安全的现象称为依恋。依恋不仅是发生在孩子与母亲之间，也常发生在孩子与父亲之间。

为什么宝宝会有依恋情结

宝宝之所以会对某人产生依恋情结，主要是内心缺乏安全感造成的。宝宝的内心非常脆弱，他们在情感和心理上特别依赖父母亲人，这种依恋让宝宝感觉到自己是有依靠的，当遇到危险时，宝宝会主动到“依恋目标”那里寻找保护。如果宝宝的生活环境或条件发生变化，比如父母突然离开或宝宝阶段性地、被迫地和陌生人在一起，这种依恋关系被打破，宝宝就会烦躁不安、寸步不离爸爸妈妈，如果父母不能及时发现原因、想方设法帮助宝宝重新建立安全感，宝宝就会有更深的恐惧感，哭闹不止，“黏着”父母的状态还会加剧。如果处理不当，还可能会给宝宝的心理造成伤害，甚至影响日后的性格。

如何正确处理宝宝对父母的依恋

对于过分依恋母亲的孩子，父母可以试一试以下方法：

1. 家长首先要克制自己。家长离开宝宝时，自己含着眼泪，说话带着哭腔，一定会影响宝宝，所以家长尤其是妈妈一定要克制自己的情绪，表现得高高兴兴的。

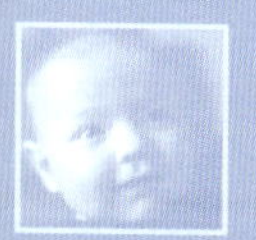

2. 让孩子有属于自己的地方。比如，宝宝的小床是最早专门属于他的地方，而到了1岁后，可以给宝宝布置一个玩具房或游戏角，让宝宝感到有属于自己的东西。

3. 要有锻炼孩子的决心，不要因为宝宝的哭声或黏人而三心二意。也不要认为暂时离开宝宝而觉得他很可怜，舍不得。对孩子说过“再见”后就迅速离开。不要让宝宝感到你的离开是可以商量的，或者只要他哭闹得足够厉害，你就会留下来陪他。

4. “藏猫猫”。你可以和他玩“藏猫猫”的游戏，并逐渐延长你躲起来的时间，甚至可以走得远一点儿。它可以帮助宝宝通过玩来适应与你分开。注意：你躲起来的时间不要太长，也不要走得太远，以免宝宝感到害怕而不愿进行游戏。

5. 为宝宝布置玩耍的环境。过了1岁以后，宝宝很愿意四处走动。因此你一定要把房间安排得很安全，这样当你没有目不转睛地盯着他时，他也可以自己活动一下。当他又跑到你跟前时，你要很高兴地欢迎他，并和他玩一会儿。

宝宝的依恋分哪儿种

1. 安全依恋型：只要在母亲身旁，才能自在地玩耍，友善地对待陌生人；当母亲离开时，就表现出明显的不安和苦恼，寻找母亲，并大哭大闹。当母亲返回后，立即趋向母亲，并平静下来继续玩。约有65%的宝宝属于这一类型的依恋。

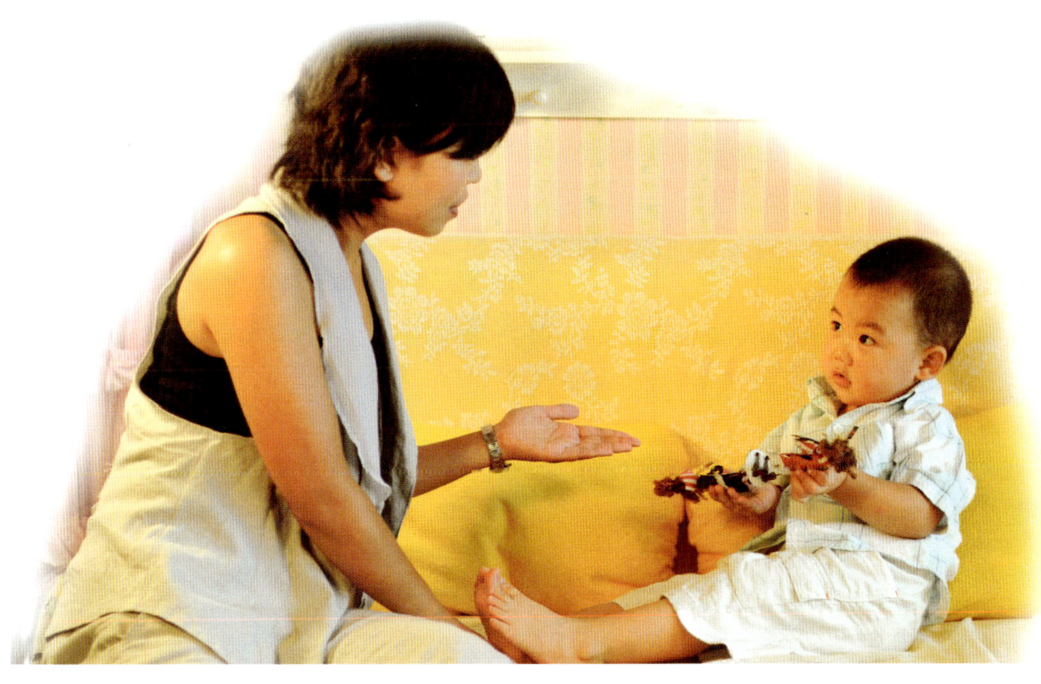

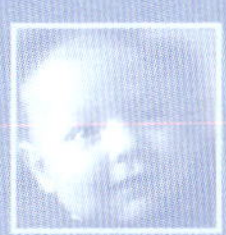

2. 不完全依恋型：母亲在身旁时很少注意母亲，母亲离开时也很少哭闹，即使有也很容易被陌生人安慰。母亲返回后，对母亲不予理睬，或犹犹豫豫地靠近母亲，但扭着身体或眼睛看着别处。大约25%的婴儿是这一类型的依恋。

3. 反抗依恋型：对陌生环境感到不适，总是紧紧地依偎在母亲身边，母亲一离开就显得焦虑不安。母亲返回时，婴儿的表现又似乎很矛盾，如他们可能哭着要母亲抱，接着又生气地挣扎着要下来；他们不再玩玩具，只是盯着母亲。约10%的婴儿是这一类型的依恋。

如何预防宝宝产生依恋情结

要预防宝宝对亲人过分依恋，首先就要让宝宝与其他人多接触，让他走出家门去接触大自然环境，以激发他的好奇心和对其他事物和人的兴趣，逐渐熟悉环境后，他会主动要求到外面去，见到陌生人也不害怕了，愿意与其他小朋友玩耍，并逐渐减少对亲人的过分依恋。在与其他人或小朋友的接触过程中，宝宝也会学到一些本领，这可以帮助宝宝在2岁以后进托幼机构时快速适应集体生活。另外，父母最好在宝宝很小的时候就鼓励他自己动手，并表扬他的独立性。每一次表扬都可以激励孩子在你离开他时仍保持这种独立意识。

116 培养宝宝自己大小便的能力

很多家长觉得宝宝还小，只有1岁多

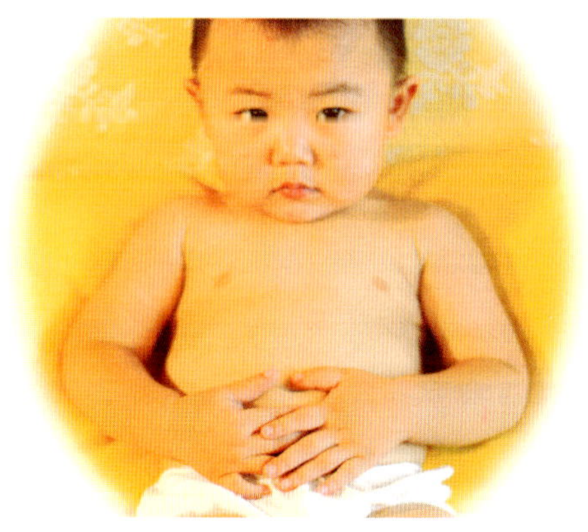

根本无法掌握大小便，或者认为等孩子长大了自然就知道了。其实，这可是小瞧宝宝了。宝宝从一岁半开始，就可以培养自己大小便了。而且一岁半到两岁之间，是培养宝宝大小便的最佳时期呢。

父母的带头作用

父母可以自己给宝宝起个带头作用，让宝宝看见自己大小便，这样在他的记忆中就会对大小便形成初步的印象。其次，可以给宝宝准备一个单独的便盆，并让宝宝自己熟悉便盆，只有亲身经历了，才会有更深的认识。家长还可以让宝宝坐在便盆上，发出“嗯，嗯”的声音，告诉宝宝这是做什么用的。当然这需要反复的强调和引导，对此父母一定要有耐心。

掌握一定的规律

作为家长，一定要熟悉自己宝宝大便的时间，当时间快到的时候，可以把宝宝先放在便盆上，示意他开始排便。当然宝宝很可能不愿意，可能他这时真的没有便意，等过一会儿再试一下。等宝宝度过了适应期，情况就会好多了。在此期间，家长还要不厌其烦的不断重复，强化宝宝的记忆。

另外，训练宝宝小便，最好安排在他一觉醒来或饮水15~20分钟后，这样成功率较大，而且宝宝的印象也会比较深刻；而大便最好安排在清晨，因为肠胃蠕动了一晚，会把之前一天体内的废物排出体内。如果效果不明显，可以先给宝宝喝一杯蜂蜜水，促进宝宝排便。夜间尽量减少宝宝的排尿次数，可以在入睡前让宝宝尿一次，把膀胱中积存的尿液排干净，这样不仅少尿床，也可以让宝宝睡得更好。

需要提醒的是，在训练宝宝时如果宝宝反应激烈，就不要再继续了，以免宝宝产生恐惧抵触的情绪，得到适得其反的效果。

117 注意宝宝饮食与排便的关系

很多家长都会反映自己的宝宝排便不正常，尤其是大便，比如便秘、大便太黏等，其实，宝宝的排便跟日常的饮食有很大关系。

蛋白质过多引起“上火”

与母乳相比，配方奶的蛋白质含量比较高，孩子吃了以后大便较干，人们常说喝奶粉容易上火就是这个原因。这里的“上火”，实际上是饮食不当造成的消化不良，严重的甚至会引起便秘。4个月以前的宝宝还没有添加辅食，若遇到蛋白质过多引起上火，可给宝宝吃点麻油润润肠，大便就可以变得通畅。如果孩子已经添加辅食，可多吃香蕉、红薯、胡萝卜等通便的食物。

补钙补出便秘来

可能很少有人知道，钙也会造成便秘。如果补钙太多，大便就会比较干燥。因此，给宝宝补钙要慎重，只要宝宝吃了足够的奶，补充了鱼肝油，晒了太阳，一般不需要随便补钙。另外，因为钙水是甜的，所以喝惯钙水的宝宝可能会拒绝喝白开水，而对宝宝来说白开水可以帮助消化，缺水也会造成便秘。所以，如果不需要补钙，家长不要随便给宝宝补。

过敏导致的大便异常

由于宝宝的肠道发育尚未完全，容易造成过敏。过敏后有抗原抗体反应，就有

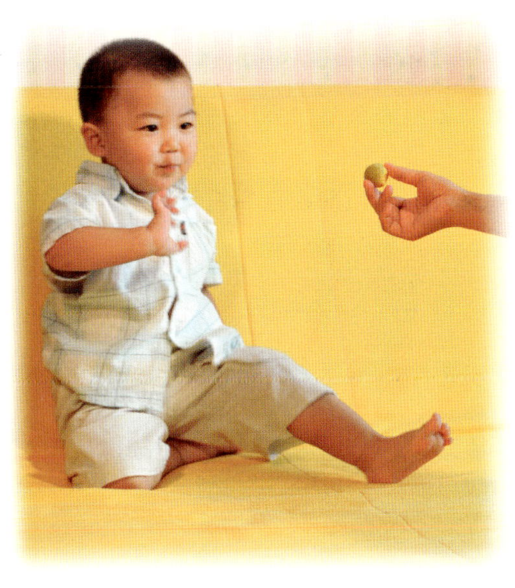

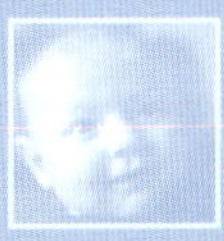

过敏性的症状表现出来，如皮肤上长湿疹，另外，宝宝的大便也可出现异常，可能是便秘或者拉肚子。所以，家长要注意宝宝的饮食，一些比较容易过敏的食物要小心给宝宝食用，如浆果类、椰子、果仁、大豆、荞麦、玉米、豌豆、糖、乳制品、花生酱、番茄、肉桂、蛋白、猪肉、小麦、柑橘类水果、贝壳类、酵母等。

饮食控制防伤胃

宝宝的消化系统发育还不是很完善，因此很容易伤胃。特别是生病的时候，如果不注意饮食调理，就很容易拉肚子，且这个时候拉肚子很难痊愈。生病对肠胃就有影响，口服药、注射药对胃肠道也都有刺激。因此，孩子生病的时候可以适当满足他的要求，如喜欢吃饼干就给他一点儿饼干，但暴饮暴食也伤胃。

118 让宝宝懂得讲卫生

习惯需要从小养成，而且一旦养成就难以改变，所以父母必须从小就培养孩子的良好习惯，而在所有良好习惯当中，卫生习惯是非常重要的一个，因为它会影响孩子一生的健康。

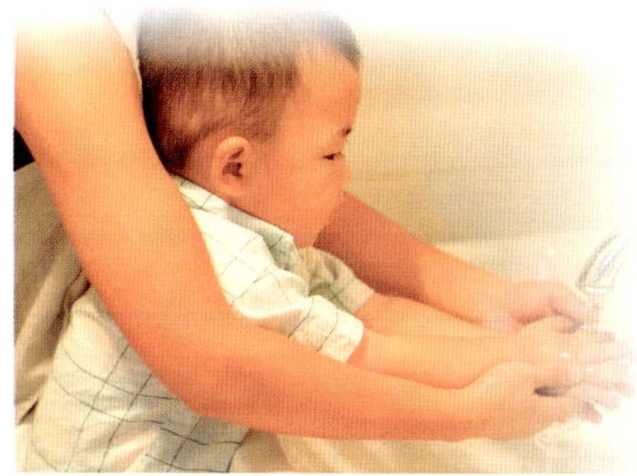

边做边讲，利于宝宝理解

在帮助宝宝做好清洁卫生工作的同时，一边做一边告诉他你在做什么。开始时，先让他配合你洗手，以后可在做每个步骤时边做边讲，如先挽起袖子、打开水龙头、用水将双手弄湿，然后擦香皂、双手手心对搓、再洗手背，再用水冲干净，最后用毛巾擦干。让宝宝自己搓手心，看到肥皂泡后一定很开心，也提高了他洗手的积极性，慢慢地就会自己洗手了。在教的过程中，可以将洗手的每一步骤编成儿歌，边说边做，可能收到更好的效果。

另外，宝宝还不会自己洗脸，大人给宝宝洗脸时，要注意不要让水进入眼睛，引起宝宝的不适，以免他对洗脸产生抵触。宝宝大些后，可以用同样的方法教他洗脸、洗脚等。

让卫生成为日常生活的一部分

从日常生活的小节中灌输健康、防病的卫生知识，并贯彻于行动之中，让宝宝懂得这是生活的一部分。比如，每天回家要先洗手，日常垃圾要随时放入垃圾筐等。这些看似平常的举动，其实对宝宝有很大影响，当他看见你每次这样做的时候，就会不自觉地模仿，时间长了就成了习惯。

教导要符合宝宝的理解水平

对于1岁的宝宝来说，长篇大论地告诉他讲卫生有多么重要，其实是不会有多

大效果的，那些理论分析当然也是多余的，事实上孩子也不可能接受。比如，孩子要喝饮料而不肯喝水，你对他分析一篇饮料里面含有什么有害物质，饮用后身体会有怎样的生物反应，而喝水又怎样有益，他听了也茫然。你可以简单地说：“喝水可以让宝宝少生病，肚子不难受。”而自己也坚持喝水的话，宝宝也就容易接受了。

119 宝宝同步喂养方案

宝宝到了1岁以后，总是愿意自己吃饭，爸爸妈妈要开始培养宝宝自己进食了。而且这时也是培养宝宝良好的饮食习惯的关键时期。

家长与孩子的饮食习惯

很多家长都会抱怨自己的宝宝不好好吃饭，一顿饭跑来跑去，要追着喂很长时间。还有些宝宝偏食、挑食，喜欢吃的就吃很多，不喜欢吃的就一口也不吃。面对这样的孩子家长总爱抱怨，其实父母是孩子的一面镜子，1岁多的宝宝已经会学习周围人的行为举止；一些偏食、不良的饮食和用餐礼仪的形成，可能就是在他与父母家人一同进餐时不自觉地学到的。饮食是一种学习经验，家人的饮食习性常常会影响孩子一生的饮食习惯。因此，家长应以身作则，让孩子了解吃东西和用餐礼仪的重要性。即使孩子的表现一时无法符合大人的要求，但只要持续性地示范，孩子迟早会接受这些良好的行为模式。

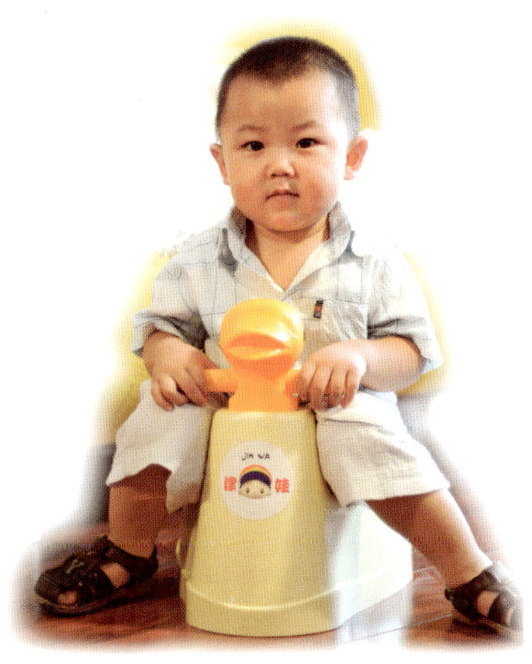

如何让宝宝养成良好的饮食进餐习惯

1. 让宝宝学会自己吃。从几个月大让他抱着奶瓶吃奶，到一岁让他自己拿杯子喝水，至一岁多就让他学习拿勺吃饭，等到两岁半以后宝宝就完全可以自己吃饭了。

2. 吃饭时让宝宝坐在固定的位置。每次都坐在同样的位置，会让宝宝产生吃饭的反射，利于宝宝顺利进餐。同时，与大人一起吃饭时，不要让宝宝成为全桌的焦点，大家都吃得很香定会感染孩子，增加他的食欲。

3. 少吃零食，特别在饭前1小时不能吃。因为零食不但营养价值低，还会影响宝宝的食欲。

4. 不能挑食、偏食。如果小儿不爱吃东西，不要苛责，看看是不是做法上不适合宝宝。另外，家长不要在饭桌上谈论自己不爱吃的菜，这对孩子有很大影响。

5. 不要暴食，即使宝宝爱吃的食物也要有一定限制，否则会出现胃肠道疾病或者“吃伤了”，以后再也不吃的情况。

此外，家长还应注意孩子的饮食质量，色香味俱全的饭菜会大大增加孩子的食欲。如果每天凑合着与大人一起吃，有些孩子会养成对吃饭不感兴趣的毛病。

13～15个月宝宝食谱

香米瘦肉粥

材料：香米50克，瘦猪肉50克，精盐少许。

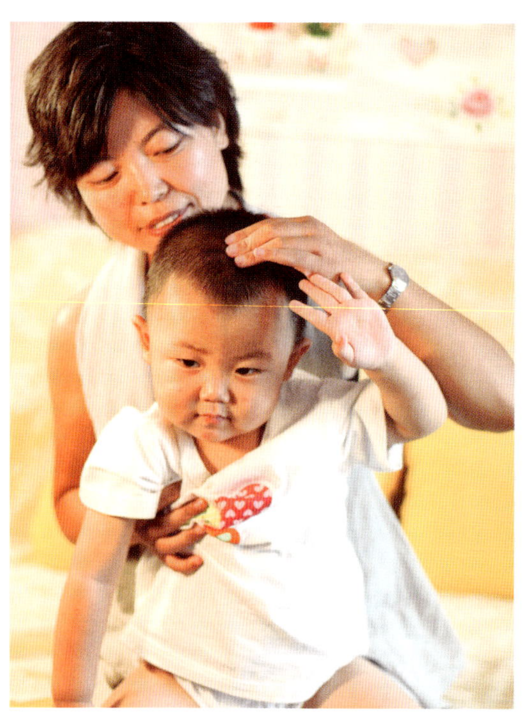

做法：香米洗净，用冷水浸泡两个小时；瘦猪肉洗净剁成肉糜，加少许精盐，搅拌后放入碗中入蒸锅蒸熟；香米放入锅中，加水后微火煮至半熟，将蒸熟的肉糜放入锅中，继续熬煮，直至成稠粥即可。

鱼肉松粥

材料：大米50克，鱼肉松、菠菜各30克，精盐少许。

做法：大米淘洗干净，放入锅内，加适量清水用旺火煮开，改小火熬至黏稠待用；菠菜洗净，用开水烫一下，切碎，放入粥内，加入鱼肉松、精盐，调好口味，用微火煮几分钟即可。

鸡肉沙拉

材料：鸡肉30克，西兰花1朵，熟鸡蛋1个，沙拉酱1小匙，番茄酱1/3匙。

做法：鸡肉煮熟切碎，鸡蛋和西兰花煮熟切碎；用沙拉酱和番茄酱调成味酱，把菜末和鸡肉末混合加入调味酱拌匀即可。

三色凉菜

材料：粉丝10根，鸡蛋1个，黄瓜1只，食醋、盐、白糖各适量。

做法：把粉丝炖好并切短；鸡蛋打碎调匀，煎成饼，并切成细丝；黄瓜切成细丝，撒少量盐腌透后，挤去水分；用食醋、盐、白糖配制好，拌上粉丝、鸡蛋丝和黄瓜丝即可。

菜花炒鸡蛋

材料：菜花两朵，面包粉1大匙，蛋

黄1个，干酪粉适量。

做法：把干净的菜花用开水焯软，切成小块；将蛋黄、面包粉、干酪粉拌在一起，搅匀呈糊状；先用煎锅炒菜花，然后加入蛋黄糊炒熟即可。

120 亲子 online

资优教育

对孩子的早期教育，家长应遵循以下原则：

1. 循序渐进。神经系统的发育成熟有一定的先后顺序，因此早期教育应由浅到深，不可操之过急，否则反而会妨碍宝宝的智力发展。

2. 因材施教。每个宝宝的身心发育水平都存在着差异，其兴趣、能力、性格也各有不同，所以应因材施教，不要和其他孩子做过多的比较。

3. 避免过度教育。好奇好动是儿童的天性，过多地干涉会使孩子胆小、怕事，也会助长他们的反抗心理，所以教育应有节有度。

4. 寓教于乐。做游戏和讲故事是宝宝最容易接受的教育形式，只要与孩子游戏时应注意游戏的活动性、创造性、知识性和角色性，宝宝一样可以获取知识。

适合孩子的玩具推荐

1. 发出声音的拖拉玩具。可以让宝宝随意推拉，增强行走的乐趣和行走能力。

2. 球类。可以让宝宝滚球、扔球、踢球，在活动中感知圆的特征，增强手、眼协调能力。

3. 积木。教宝宝搭高楼、搭火车或教宝宝认识积木的颜色、形状，增强宝宝的想像力和认知能力。

4. 儿童图画书或彩色图片。让宝宝翻看，可以锻炼宝宝的精细动作和认知能力。

5. 毛绒玩具。可以让宝宝给玩具假装喂食、哄睡等来增强宝宝的想像力和社会行为。

6. 玩具电话。让宝宝学习给别人打电话，以此增强宝宝的语言能力和社会交往能力。

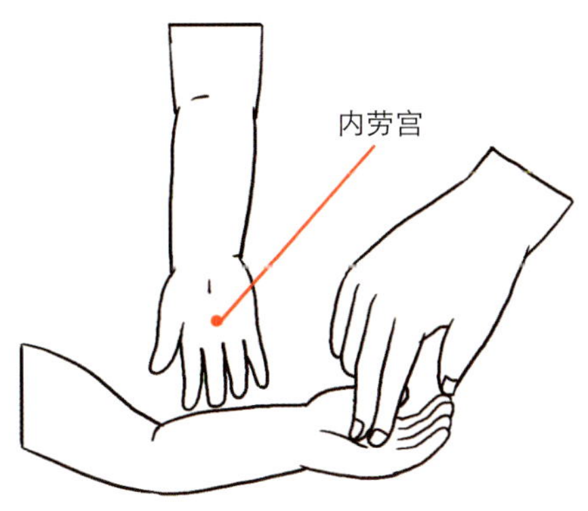

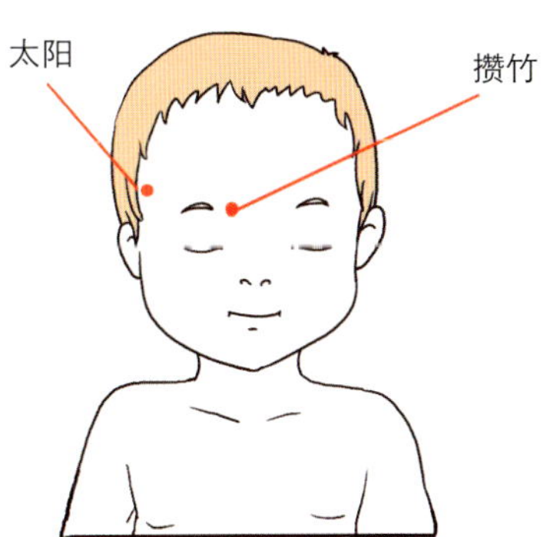

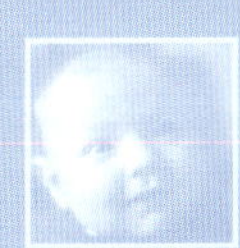

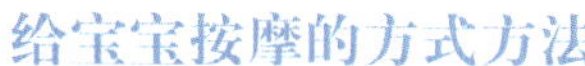

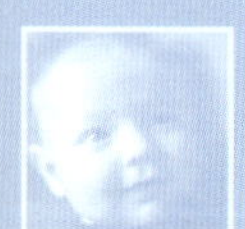

给宝宝按摩的方式方法

给宝宝按摩，可以让宝宝仰卧或坐位，用以下三种方法按摩：

1. 清天河水。家长用一手握住宝宝四指，使其掌面与前臂掌侧向上，另一手食指、中指螺纹面并拢，蘸水自手掌内劳宫穴经掌后腕横纹中点至肘窝止，呈单方向推 100～200 次左右。

2. 推攒竹。家长两拇指自下而上交替直推，推 30～50 次。

3. 揉太阳。家长两拇指外侧自前向后直推 30～50 次。再用中指指端向耳方向揉该穴 30～50 次。

专题：常见问题及处理办法

不爱吃米饭

不少妈妈看到一些食谱上都写着，过了 1 岁，宝宝就可以吃米饭了，还说每天吃 3 次，1 次 1 碗半，可是自己的宝宝就是不喜欢吃米饭。实际上，能够吃完 1 碗半米饭的宝宝并不多，很多宝宝吃 1 碗也是勉强，如果是炎热的夏季，可能只吃 2/3 碗，甚至一点儿也不吃。但只要宝宝吃鱼、鸡蛋和香肠等，即使吃不了那么多米饭也没有关系，只要宝宝精神好，就不必过于担心。还有些宝宝原本就饭量小，这些宝宝也不会过了周岁突然就能多吃饭了，家长不必看到别的宝宝吃多少，就强制自己的宝宝也吃多少。

实际上，米能提供的营养成分主要是糖和植物性蛋白，而如果宝宝吃面包和面条，也可以摄取到充分的糖。同时，鱼、鸡蛋、肉中含有比植物性蛋白更好的动物性蛋白，所以，即使宝宝不吃米饭也不必苦恼。

不会走路

看到别的孩子刚满周岁，甚至没到周岁就能自己走路了，而自己的宝宝都一岁零两三个月了还是不能自己走，母亲的心里真是既羡慕又嫉妒。其实，多数情况下，都不会有问题，因为有不少宝宝到了 18 个月还不会走路，但是以后的成长中一样完全正常。

只要孩子抓住东西就可以走，即便走起来比较笨拙，以后就一定能走得不错。有时候，特别是冬季，孩子穿得较多，又垫着尿布，往往不能充分地进行走路练习，这也会影响孩子走路。所以，在冬季要把房间弄得暖和一些，将尿布换掉，给孩子练习走路创造条件。

有些孩子走路晚的确是有原因的，比如出生时体重不足 2 千克的孩子，走路晚一点儿是很正常的。而太胖的孩子由于走起来吃力，所以走路也可能较晚。另外，一些疾病，如髋关节脱臼、佝偻病等也可以造成孩子不会走路，不过这种现象现在已经基本见不到了。当然，如果宝宝到了周岁还不能坐着，就应该到医院进行检查。

Part 15 16~18个月

每天都有新挑战

“这个小淘气真的是越来越精明了，他有许多你想不到的举动和言语。面对这样的宝宝，真的感觉天天都有挑战。所以，爸爸和妈妈也要和宝宝一样，每天都要有进步，这样才不会让宝宝笑话哟！”

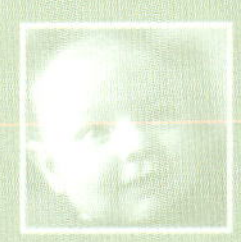

121 宝宝的发育特征

16～18 个月的宝宝绝大多数都已经能够走得很好了，因此其活动范围大大增加，所了解的事物也越来越多，其身体发育和智力发育都上了一个新台阶。

身体发育特点

随着月龄的增加，宝宝的身体也在逐渐长高、体重也在不断增加。如果是男宝宝，体重约 11.16 千克，身高约 82.31 厘米，头围约 47.54 厘米，胸围约 49.08 厘米；如果是女宝宝，体重约 10.83 千克，身高约 81.62 厘米，头围约 46.52 厘米，胸围约 47.32 厘米。

到了这几个月，宝宝的牙齿大约可长出 12 颗，并且已长出上下尖牙。

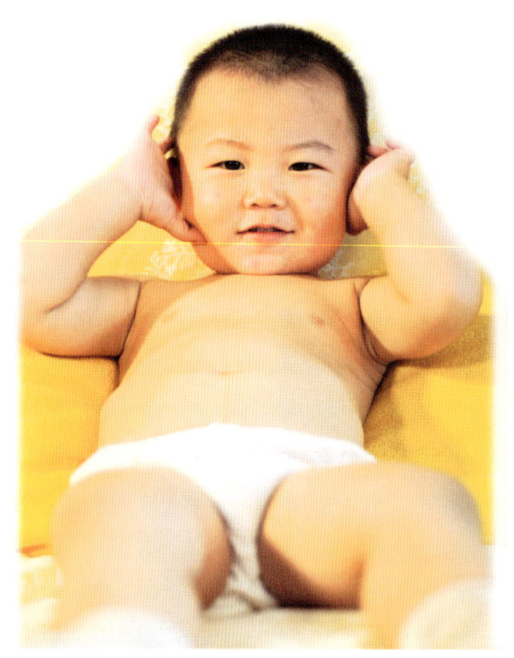

过了 15 个月后，你会发现宝宝能用手拿着玩具倒退着或向旁边走，有的甚至可倒退走几步；宝宝还能扶着栏杆连续两步一级地走上楼梯；如果你拉着宝宝的一只手，他还能自己下楼梯。在精细动作上，宝宝可以独自用积木搭起四层塔；将一本图书放在宝宝面前，当你和他讲书上的画时，他能用手从一个方向把书页翻过去；另外，宝宝还能够自己将瓶盖放在瓶口上。

智力发育特点

此时的宝宝很爱学东西，在大人的示范和指导下，宝宝能将桌上排成一列的四块方木当成“火车”推着走；宝宝能自发地或按大人的要求把瓶子翻转后，将里面的小丸倒出来；宝宝还能模仿大人明确地在纸上或桌面上画一笔道；也能将三块彩拼板放进相应的洞中。

语言上的进步也非常大，能说 20～30 个字，而且说出的这些字均有含义，包括称呼兄弟姐妹、亲戚朋友等，但发音不一定清楚；能将 2～3 个字组合起来，形成有一定意义的句子，如妈妈走、吃饼干等，有时常伴有手势；让宝宝看过鞋、铅笔、钥匙、钱币和球等物品后，宝宝能说出其中一种；能正确指出身体的四个部位，如眼睛、耳朵、鼻子、嘴、手等。

122 抓住宝宝语言发育的关键期

这一段时间是宝宝学说话的一个关键

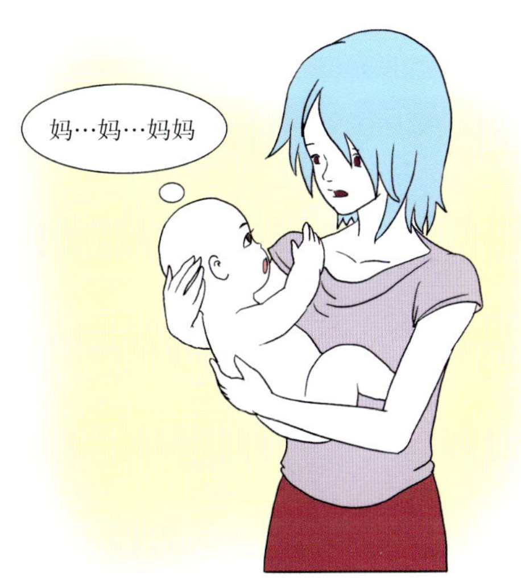

时期，因为此时的小宝宝已经进入了语言发育的另一个时期——单词阶段。如果你够细心的话，可以发现这个时候的宝宝主要是以词代句，一词多义，妈妈一定要足够重视和了解这个阶段。

宝宝听懂你的话了

这时的小宝宝已经能听懂多数常见的最基本的日常用品名称了。比如，当你说出某个事物的名称时，他就能够从周围的环境或者图画中认出这个物体；当你说出身体的某一部位（如鼻子、眼睛、腿等）时，他也能用手指出被说出的那个部分，而且还常常一同说出来；一些简单的命令宝宝也可以执行得很好了，如“把小汽车放到桌子上”、“过来和妈妈抱抱”等。由此可见，此阶段宝宝能听懂的话比他能说的话要多得多。不过，在以后的日子里，他将逐渐学会说这些话。

妈妈们需要做的是，一定要有耐心，不要因为宝宝总是把所有的东西都叫“da-da-da”就显得不耐烦甚至说些诸如“说的什么呀，乱七八糟的”、“快别说了”、“小笨笨”等。尽管宝宝可能不太理解你的意思，但是你的表情和语调却可以烙在宝宝的心里，甚至会影响他今后的语言表达。

一词多义的表达方式

这时的小宝宝虽然能说一些词，但词汇量还不太丰富，大概有二三十个单词，甚至更少。但是在爸爸妈妈的教导下，小宝宝头脑里关于词与具体事物和情景的联系却已经建立了不少，并且逐渐理解了更多的词和简单的句子。到18个月时，宝宝大约能说出几十个字，会说几句2~3个字的简单话，如“妈妈再见”、“宝宝拿”等。

这几个月里，宝宝说话的一大特点就是单音重复，如“抱抱、狗狗”等。他还会用一个单词表达多种意思，这是因为对宝宝来说，一个单词就是一个“句子”，同一个单词在不同的场合可以代表不同的意思。如“水”，他口渴时就表示“我要喝水”，看到水时就表示“地上有水”；又如“娃娃”，当想要时就表示“把娃娃拿过来”，他不想要时就可以表示“把娃娃拿走”。可见，他最初几个单词所表达的意思，在很多时候都与你所理解的意思不一样。到底是什么意思，妈妈一定要结合当

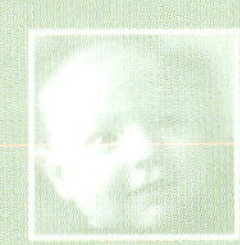

时的情景具体分析，然后逐步顺着宝宝的思维去“领会”。

语言与思维的关系

语言现象实际上是一个完整的过程，包括：信息输入、处理、信息输出。当宝宝“听”时，我们的语言仅仅是以声音的形式存在，并作为第一信号作用于宝宝的听觉器官，但这只是一种输入信号。当宝宝逐渐“听懂”即理解我们的语言后，这些“输入信号”就成为真正意义上的语言。此时，我们的语言就成了第二信号作用于宝宝的大脑听觉语言中枢，同时宝宝的大脑经过思维会告诉宝宝如何做(如听到简单命令，宝宝可以完成)。而当宝宝会“说”的时候，他就可以在思维的基础上把自己想要表达的意思通过发音器官输出来并不断调整自己的思维过程，也就是说，语言和思维是相互依存的。有时候，我们听见宝宝总是“自言自语”，这实际上就是宝宝通过外部语言来进行思维的具体表现。所以，爸爸妈妈要注意，在培养宝宝语言能力的过程中，一定要把语言的音形外壳与其本身的语义结合起来，否则无论你怎么努力地教，宝宝也不过是“鹦鹉学舌”，不但不能促进宝宝思维的发展，时间长了还可能导致宝宝产生厌烦情绪。

123 发展宝宝语言能力的方案

这一时期对宝宝的语言发育十分重要，所以，爸爸妈妈要注意从生活中不断挖掘

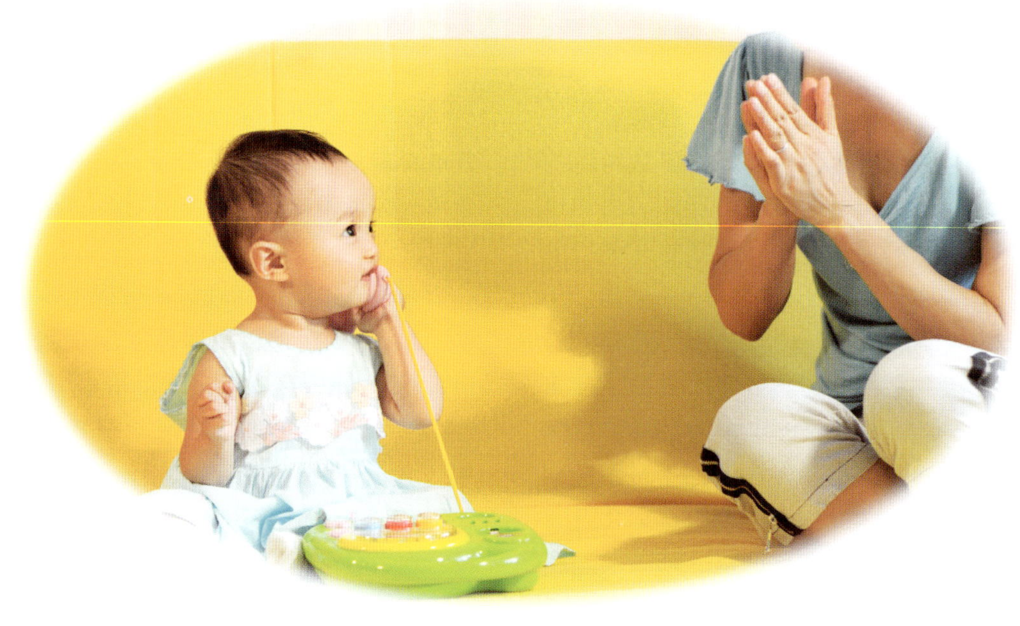

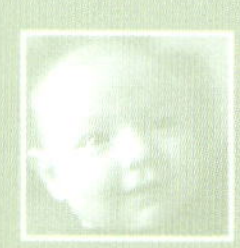

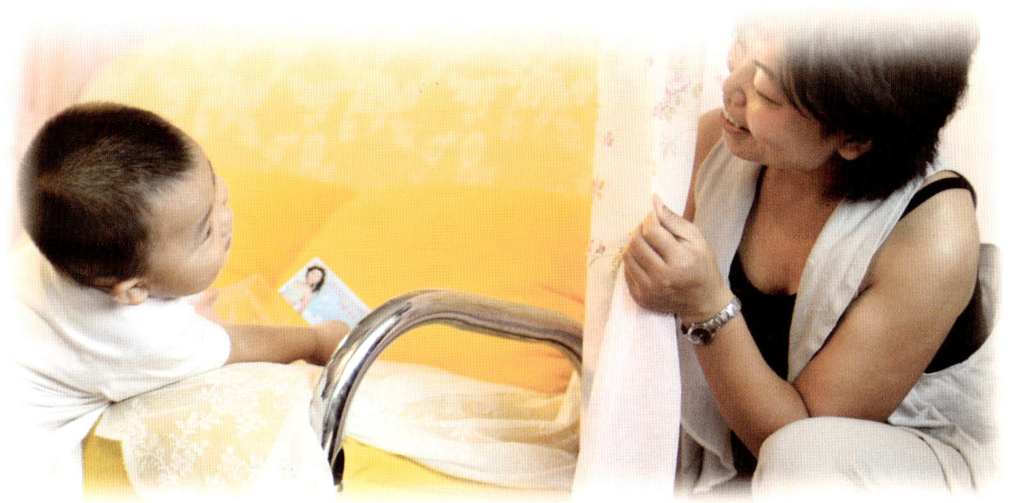

宝宝的语言潜能，并通过各种方法来刺激宝宝的语言发育。

鼓励宝宝学会表达

语言能力的发展是在与他人的不断交往并主动运用语言的过程中完成的。因此，家人要有意识地为宝宝创设各种宽松的语言环境让宝宝来表达，鼓励宝宝主动学习、建构语言。

日常生活和对宝宝的照顾中，随时都可以提醒宝宝多说，比如：妈妈拿着一个红色的球和一个蓝色的汽车问宝宝："宝宝，今天我们玩红色的球，还是玩蓝色的汽车?"这样不仅可以增加宝宝大脑的思考，还可以鼓励宝宝大胆表达自己的想法，并体验到语言交流的意义和快乐，从而形成良性循环。

另外，对宝宝的鼓励一定不能少。当宝宝说出的语句不太完整，或者口齿不清，或者词不达意时，爸爸妈妈要先夸奖一下"宝宝说得真好"，然后再耐心地引导宝宝，鼓励宝宝再说一遍或者两遍，逐渐让宝宝掌握词语，切忌急于纠正，否则会给宝宝挫折感和心理压力，使得宝宝畏惧说话。

避免过分满足宝宝的要求

实际上，此时的小宝宝已经在很大程度上能够将各种事物联系在一起了，比如他知道饮水机与喝水是相联系的，坐上小车与外出是相联系的，香皂与洗手是相联系的等。但此时的宝宝仍旧表达不太好，所以他们常用动作来表示：如用手指着饮水机，就是渴了想喝水等。家人一看到宝宝指着饮水机，马上就明白宝宝要喝水，

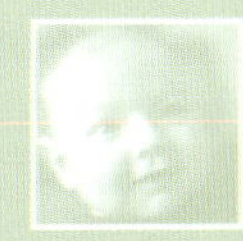

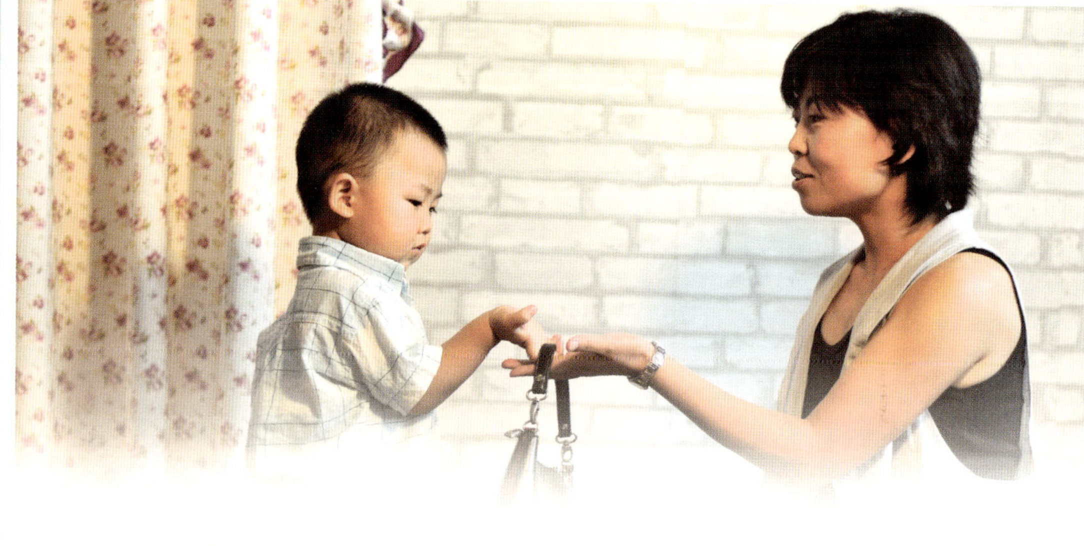

于是赶紧给他接水并递给他。但是，这种满足宝宝要求的方法虽然常常减少了宝宝的苦恼和不满，但却会阻碍宝宝的语言发展。因为他不用说话，就能够达到目的，这样宝宝就失去了说话的机会。最好的办法是，当宝宝指着饮水机想喝水时，你不妨给他一个空水瓶，他拿着空水瓶，想喝到水就会努力去说“水”，哪怕他只说一个字，也应马上鼓励他，因为这标志着宝宝懂得用语言表达自己的要求了。

扩展宝宝的词汇量

此时的宝宝多数都已经有了要表达的愿望，但却常常因词汇的缺乏而限制了语言的表达。因此，家长要注意日常生活中抓住各种机会，陆续教给他新的词汇储备。比如：让宝宝和你一起择菜、洗水果，告诉他各种蔬菜、水果的名字及其颜色、外观的形容词，让他练习用这些词说一句完整的话；当你到邮局寄信、到商场购物时，都可以带上宝宝，给他讲解看到的所有新知识、新词汇的意思，满足他的好奇心，同时激励宝宝说出自己的想法和感受。尽管很多东西宝宝都听不懂，也常常对你的话没有回应，但是这些词是可以印在宝宝的脑海里的，对他进入以后的语言爆发期有很大作用。

当然，扩展宝宝词汇量要注意以下几点：

1. 尽量是宝宝看得见、摸得着的感官事物，这样事物就可以具体、直接、形象地刻画在宝宝的大脑中。

2. 宝宝喜欢才能学得快，爸爸妈妈要注意宝宝的兴趣，多从他感兴趣的事物说起。

总之，帮助宝宝扩大词汇量要根据他的实际接受能力和心理发展状况，投其所好。

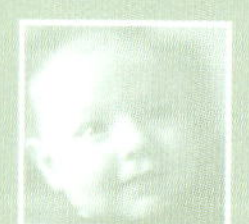

宝宝学说话，爸爸作用大

美国北卡罗来纳大学的专家曾调查了92个家庭（宝宝的年龄在2~3岁之间），得出的结论是，在宝宝最初获得语言能力的过程中，爸爸的作用要比妈妈大很多。这可能是因为妈妈每天“说得太多了”，以至于超过了宝宝的模仿能力。虽然妈妈与孩子的交流要多于父亲，但宝宝通过模仿父亲的话语可以掌握更多的词汇。幼儿通过父亲掌握的词汇越多，其语言能力发展得越快。不过在3岁以上宝宝的语言学习过程中，妈妈可是起主导作用的。

124 预防宝宝口吃的毛病

18个月的宝宝通常还不能说出整句的话，多数还处于单词阶段。所以对于口吃的现象常常并不明显，但是，此时的语言教育如果不当，却可以造成日后宝宝出现口吃。

宝宝口吃的原因

宝宝口吃通常表现为言语不流畅、阻塞和重复，造成口吃的原因大致有三种：

1. 发育现象：在幼儿期，由于宝宝掌握的词汇量有限，一些想法常常不知道如何表达，这时宝宝就可能偶尔出现口吃，这是宝宝语言发育中的常见现象。

2. 精神紧张：在宝宝学说话的阶段，如果父母要求过高，当宝宝出现发生不准、语法错误等正常现象时总是急于纠正或者态度严厉，就会使宝宝感到紧张，并伴随引起发声器官的紧张，从而引起口吃。

3. 模仿：如果周围有口吃的人，而且当这个人说话时大家总是加以关注（如取笑、重复等），宝宝就会认为这样可以得到人们的关注，从而进行模仿。爸爸妈妈一定要教育宝宝不能学口吃的人说话，告诉他那样说话并不好。

如何预防宝宝口吃？

预防宝宝口吃也是基于产生口吃的原因来采取措施，主要有：

1. 教宝宝学习语言时，家长要有足够的耐心，要等他开口而不是催他开口；同时要注意在宝宝情绪好时，愿意开口的时候教他。

2. 不要将家长的急躁情绪传给宝宝，或者给他施加压力，而是应让他感到很放松，把学语言当做是在做游戏。

3. 经常给予鼓励，尤其是宝宝说得好的时候。而当宝宝说出一些不合语法的错误时，不要急于纠正，频繁的纠正，会使宝宝产生恐惧心理，害怕说错话，遭到家长的批评而导致口吃。

4. 尽量减少让有口吃的人教宝宝说话。

5. 有意识地控制宝宝说话的速度。

6. 扩大宝宝的词汇量，这样宝宝就不会因不知说什么而“卡壳儿”了。

7. 宝宝的饮食不要过于精细，应适当加些粗颗粒食物及烤馒头片等稍硬的食物，这对宝宝的舌的灵活性和发音都有好处。

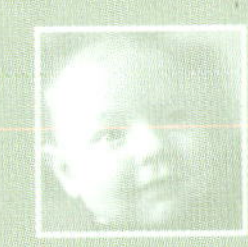

125 如何给1岁半的宝宝正确用药

宝宝过了1岁半，抵抗力也有所增加，一些常见的小问题也大可不必总往医院跑。不过在家给宝宝自行服药时，最好选择传统的经典药品，因为它们经受住了时间的考验，相对更加安全。另外，还应注意：

慎重选择新药特药

许多父母带孩子看病，总是要求大夫开最贵最新最能迅速起效的药品，以求尽快解除孩子的痛苦。但是，婴幼儿正处于生长发育的动态变化之中，机体的各个组织器官都尚未成熟，功能也不完善，与成人相比更易发生药物的不良反应。就像20世纪60~70年代时的四环素药一样，不知毁了多少孩子的牙齿！所以，选择传统的经典儿童药品更安全，因为它们经受住了时间的考验。另外，要注意，不是最有效的就是适合孩子的，随着康得、康泰克等含有PPA成分的药品下架，很多父母都应该认识到这一点，不要盲目给宝宝服药。

选择药物种类宜少而精

给宝宝服药种类不宜过多，可用可不用的药物尽量不用。如需同时服用几种药物，要严格遵守医嘱将服药时间错开，以免药物在体内相互作用而产生毒副作用或降低药效。

家庭用药三思而行

随着非处方用药的增多，许多父母选择自己给孩子下药。这样既可以避免在医院与其他患者交叉感染，也很方便。对轻微的感冒、腹泻或积食，可以自己服药。但是如果病情继续发展，就必须就医。另外，自行服药要充分了解所用药物的有效成分、治疗原理、用药剂量及注意事项和不良反应。比如阿司匹林，儿童是忌用的。

遵医嘱服药

1岁半的孩子已经有了自己的想法，如果药的味道苦，他会拒绝吃药，可采取的措施有：苦味太重可加点儿糖；药片、药丸可研细后溶于水制成“汤剂”；中药汤剂晾凉可减轻苦味。另外，可使用试管型喂药器或滴管。最好不要用普通汤匙喂药，因为它不容易控制药量。尤其是当宝宝哭

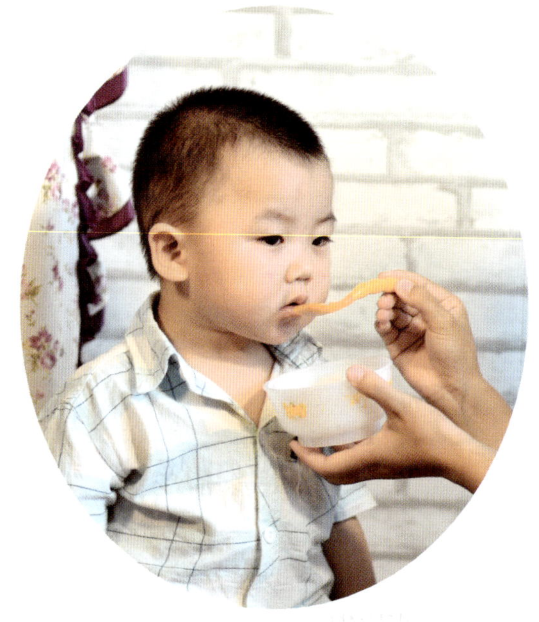

闹拒绝时，容易伤到宝宝娇嫩的小嘴，也容易碰洒药水。此外，即使吃了药，效果不明显，也不要擅自增加剂量，而是要再次询问医生，听从遗嘱。

126 宝宝同步喂养方案

16～18 个月的宝宝已经有了相当的拒绝能力，同时也需要充足的营养来保证他的健康成长。同时，父母也要注意培养宝宝的良好的饮食习惯。

宝宝吃什么

这个阶段仍然要尽量少给宝宝吃油腻和含糖的食品，如糖果、薯片和含糖饮料等。日常的饮食要让宝宝广泛品尝更多的口味，而不只是喜好浓烈或人造的味道。

宝宝 1 岁以后，你就可以开始给他一点全脂牛奶喝。不过，如果你和宝宝都喜欢的话，仍可以继续母乳喂养。一般来说，每天应尽量让宝宝喝 350～450 毫升的牛奶，但不宜过多，因为奶太多的话可能会影响宝宝吃其他的食物，这样也会造成宝宝营养不良。如果宝宝不喜欢喝牛奶，可以试着用奶酪、酸奶等其他形式的奶制品来替代。除此，要尽可能地安排得花色品种多样化一些，荤素搭配，粗细粮食交替，保证每天都能够摄入足量的蛋白质、脂肪、糖类以及维生素和矿物质等综合营养素。

把食物弄得好玩一些

试着给宝宝提供更具有创造性的食物。要一直给他吃他喜欢的食物，同时也要提

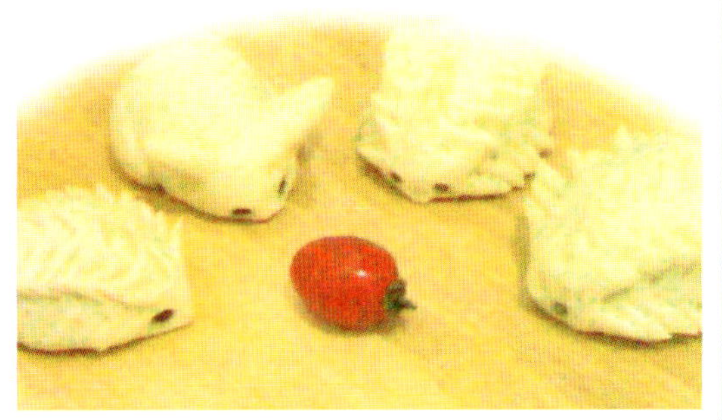

供新的水果和蔬菜，这样他才有机会享受营养多样的饮食。宝宝们吃饭有时全凭心情，当你把食物做得很有创意，很好玩时，宝宝就有兴趣了，如你可以给他做个小西兰花“树”，或肉汤“河”里的炖肉，或土豆泥“大山”。为此，可以准备些模具，把蔬菜或面食切出各种形状！

16～18 个月的宝宝食谱

土豆蛋黄粥

材料：土豆 1/3 个，牛奶 2 大匙，熟蛋黄 1 个，盐适量。

做法：土豆去皮，炖烂，捣碎并过滤，加牛奶用文火煮，并轻轻搅拌，黏稠后加盐；蛋黄捣碎后，放入土豆奶粥里即可。

夹馅面筋

材料：面筋泡、猪肉各 300 克，白菜叶 150 克，白糖、酱油、淀粉、料酒、盐、葱末、姜末各适量。

做法：白菜叶洗净，撕成块；猪肉洗净剁成泥，加葱末、姜末、料酒、酱油、白糖、淀粉拌匀成馅；将面筋泡开一个口，把里面捣碎，放入肉馅；烧热油锅，把塞

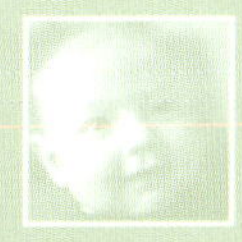

好肉馅的面筋开口朝下略煎，再加盐和适量水烧 10 分钟，下白菜叶，烧至菜叶入味即成。

鸡蛋蔬菜饼

材料：胡萝卜、蘑菇、西葫芦、葱花、瘦肉、鸡蛋、盐各取适量。

做法：将所有材料切丁，瘦肉剁成末；热锅凉油，先把胡萝卜丁放进锅里煸出红油，然后依次放入蘑菇丁、西葫芦丁、瘦肉末，翻炒几下，盛出备用；鸡蛋打碎，加葱花和少量盐，入油锅摊鸡蛋，鸡蛋成型后，将之前炒好的材料倒在鸡蛋上面，定型后反面煎成蛋饼型即可。

鲜虾菠菜面

材料：虾仁 10 克，菠菜 30 克，鸡蛋 1 个，儿童面条适量。

做法：先将菠菜洗净，切成约 2～3 厘米的碎块；儿童面条切成 2～3 厘米的段；面条段、菠菜段及切碎的虾仁一同以中火煮沸；鸡蛋打匀，加入沸腾的锅中，再煮沸 5 分钟至面条熟烂即可。

三丝丸子汤

材料：瘦猪肉馅 100 克，白菜叶、胡萝卜丝、玉米淀粉、盐各适量。

做法：将瘦猪肉馅和玉米淀粉混合后沿同一方向搅拌到有弹性，再分搓成一口大小的丸状；锅内放水，烧到八成开，将肉丸放到水中，大火煮 5 分钟左右；出锅前，将白菜叶和胡萝卜丝、盐放入锅中，煮软。

127 亲子 online

资优教育

现在，我国家庭大多都是独生子女，尤其在城市，在家里“独”惯了的宝宝，就难免会对其他小朋友“霸道”。作为家长怎样解决孩子之间的矛盾呢？

首先，家长要明白，孩子间的矛盾是难免的，家长不要小题大做，更不要把孩子之间的争执等同于大人之间的矛盾。

其次，家长要保持冷静的态度。无论谁是谁非，家长要耐心地批评教育，让孩子认识到自己的错误，并给被伤害的小朋友道歉。如果自己的孩子受了委屈，要充分肯定孩子的行为：“你是对的，他打了你，是他的不对。”这样可以让孩子丢掉委屈，产生自豪感。

最后，家长也应教给宝宝一些自我保护的方法，比如，当别人打过来时，要知道用手去挡开或者避开，该争的时候要去争，不要过于谦让，以免孩子形成懦弱的性格。

适合孩子的玩具推荐

1. 大型推动玩具。可以让宝宝随意推动，以增加其行走的乐趣；在车里放满玩具或食品，让宝宝送到屋子里的不同地方，可以增加宝宝行为的有意性和想像力。

2. 适合宝宝抓握的沙包（要注意缝合紧密，不易破损，轻重适宜）。可以指定一个目标，如室内的盒子或室外的大石头，让宝宝用沙包击中目标，可以锻炼宝宝的

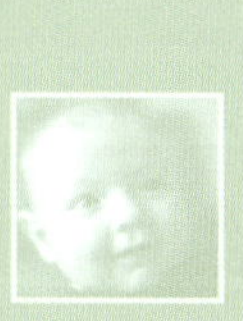

手、眼协调能力；同时，还可以教宝宝认识沙包的形状、颜色。

3. 烹饪玩具。和宝宝假装做饭，帮助宝宝把不同的食物分类，例如水果、蔬菜等，不仅能够锻炼宝宝的精细动作和想像力，还可以提高宝宝的分类能力。

给宝宝按摩的方式方法

这种方法很适合1岁以上宝宝按摩。

1. 背部掌擦法。宝宝俯卧或趴均可，大人双掌放松平放在宝宝两侧肋骨下方，将右手掌缓慢向上推至宝宝的左肩，并用手指轻轻按摩肩膀周围。再用左手缓慢向上推至宝宝的右肩，双掌交替以对角线做掌擦的动作。

2. 瑞典挤奶式。宝宝仰卧，大人一只手握住宝宝脚踝，另一只手呈“C”形握住宝宝小腿下方，然后往大腿方向推滑，左右脚可交替重复数次。

3. 脚底分推式。宝宝仰卧，大人双手握住宝宝的小脚，利用双手拇指的指腹，由脚掌中心向脚旁分推，并慢慢下滑分推至脚跟处。

专题：常见问题及处理办法

哭昏过去

随着宝宝逐渐长大，小家伙的脾气也

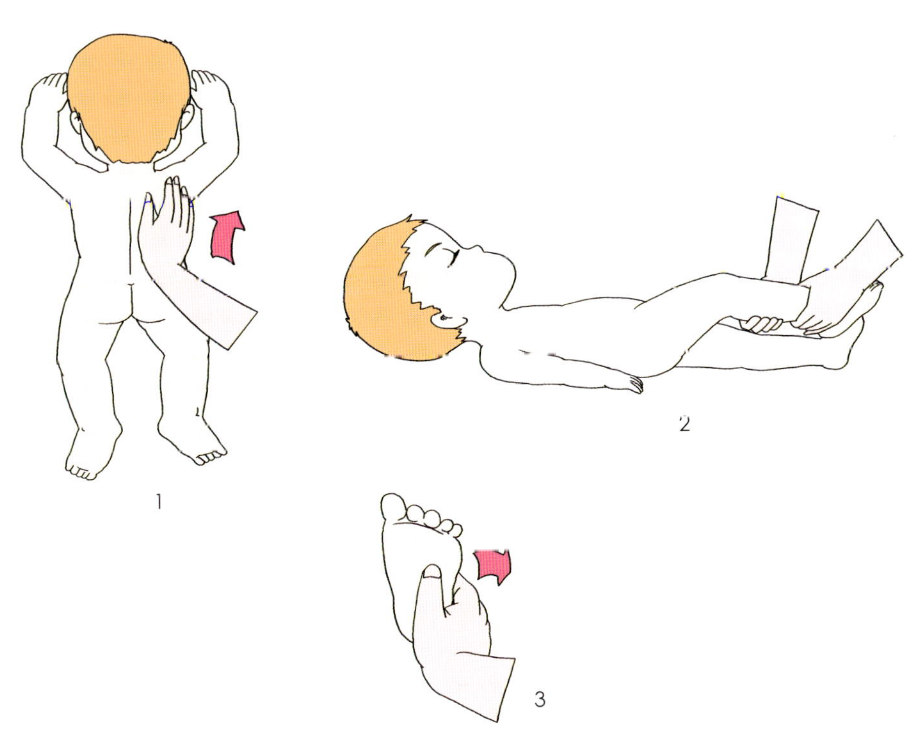

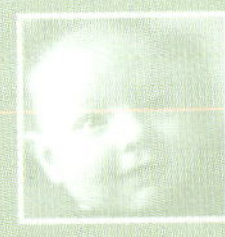

常常越来越大。有些宝宝甚至会在自己的愿望不能实现时大声哭泣，甚至大哭一声之后突然憋气，口唇发紫，数秒钟内紧握拳头，两眼上翻，这叫屏气发作，医生将其成为“愤怒性痉挛”。

这种痉挛，母亲不必担心会转变成癫痫，而且日后也不会因此而发生癫痫或智力低下等。孩子一发生这种痉挛后，家里人就立刻妥协，孩子就会越发任性，甚至将这种抽搐作为武器。这时，家里就要统一行动，对孩子的发作不予理睬。当孩子和母亲争吵的时候，其他人不要帮着孩子说话，而是尽量将孩子带到户外去消耗体力。这样，孩子慢慢会认识到这种抽搐并不能帮助他实现愿望，就会慢慢的好起来。

性格有些孤僻

性格孤僻的宝宝更应该引起爸爸妈妈的重视，他们开始说话的时间往往比同龄的宝宝晚，而且内容也少；即使会说、能说，他们也不会主动与别人说话，不会以提问的形式与别人交谈。对于这样的宝宝，爸爸妈妈不要灰心，应趁宝宝年龄尚小，用爱心让宝宝告别孤僻：

1. 感受亲情法：亲情是宝宝感受爱意的最佳切入口，要让宝宝感受到爸爸妈妈是永远接纳他的，让宝宝在亲情中用心观察和体会，用心沟通和训练。

2. 游戏法：为宝宝设计几个轻松且有目的的游戏，因为对于性格孤僻的宝宝来说，游戏会让他们感到愉悦和轻松，从而更容易表达自己的想法和感受。

3. 同伴感染法：日常也可以多让宝宝与善良、活泼、有带动性的宝宝玩耍，让他们给宝宝以潜移默化的影响，带动宝宝走出自我封闭的天地。

4. 音乐法：在音乐的感染下，宝宝的情绪通常会慢慢稳定下来，伴随着轻柔的音乐，他们会不经意地拍手说儿歌、对着镜子跳舞。日久天长，性情也慢慢开朗起来。

5. 情景法：给宝宝创造一个逆反的情景，让宝宝无法达到自己的目的，以便激发宝宝抚向父母或同伴寻求援助，从而增加宝宝与别人的交流。

Part 16 19~21 个月

锻炼宝宝的注意力

“当周围有声响、动静、光线变化、有人活动时，你的宝宝是继续做自己的事情还是停下来去看？其实，注意力的好坏对宝宝将来的学习会有很大影响。所以，爸爸妈妈要用心培养才行。”

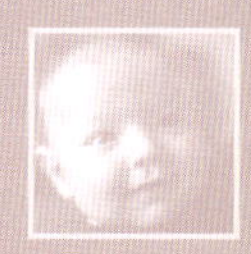

128 宝宝的发育特征

小宝宝的成长真可谓是“日新月异”，也许日夜陪伴宝宝的你没有发现今天和昨天又什么不同，但是经历过几个月后，等你回头看看宝宝的照片，就会发现：才不过一两个月，宝宝就有了惊人的变化。

身体发育特点

到了这几个月，如果是男宝宝，体重约12.64千克，身高约89.06厘米，坐高约54.02厘米，胸围约49.06厘米；如果是女宝宝，体重约11.92千克，身高约87.42厘米，坐高约53.06厘米，胸围约48.47厘米。

宝宝的牙齿大约长出16颗，而且已长出第二颗乳磨牙。此外，2岁左右的宝宝，腹部前突比以前大大减轻，大小便也已经基本能够自我控制了。

这一段时间内，宝宝的动作发展较快。会走、跑、跳、攀登、钻圈、低头弯腰等动作，不过还不够稳定和灵活，常常需要大人的提醒和帮助；手能握笔、折纸（不成形），可以抓豆、搭积木等。

智力发育特点

宝宝过了1岁半以后，尽管自我意识仍处于模糊状态，但已经逐渐意识到自己和他人的区别，并开始试着用“我”来替自己的名字，这标志着宝宝自我意识开始有了质的变化。

这一阶段，宝宝的语言发展迅速，也是宝宝理解词义和表达能力迅速提高的时

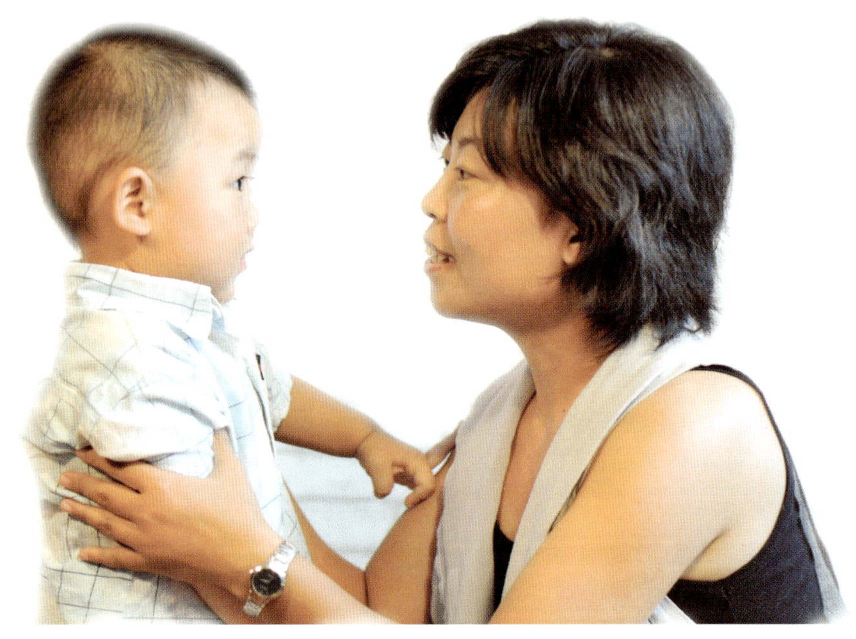

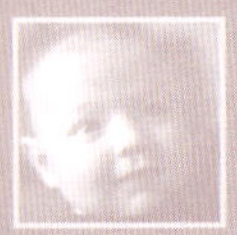

期。他们从最初的模仿成人语言，逐渐发展到形成主动性语言，且词汇量迅速增加；开始把单词组成简单的句子；宝宝在这一段时间，说话的积极性大大提高。

在交往上，宝宝与人交往、合群和探索的愿望和能力有所增强。开始由被动向主动发展，由观看小伙伴游戏趋向自己参与；对周围环境探索的欲望、兴趣、能力有所提高。

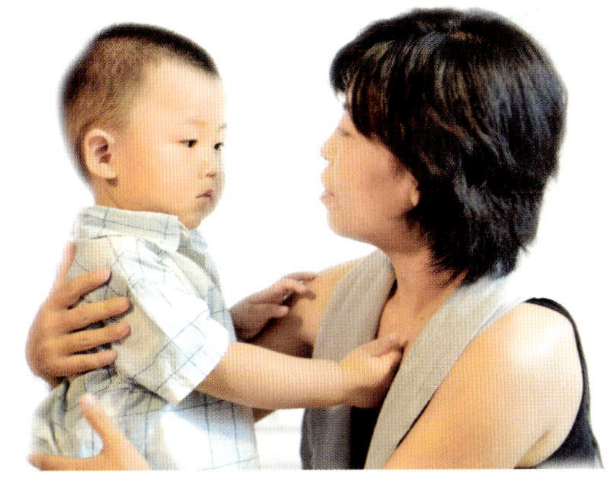

129 培养宝宝的语言、认识能力

当宝宝长到 19~21 个月时，大脑的各项生理功能已经基本上发育完成了，而且经过近两年的积累，宝宝的大脑中也储备了不少词汇，所以会时常说出你想不到的话语。因此，对小宝宝进行进一步的语言教育与训练也就显得非常重要了。

如何让宝宝爱上说话

只有宝宝想说话，才会让语言得到更好的发展。因此，父母要积极为宝宝营造一个轻松自然的氛围，让他在轻松无压力的环境中敢说、爱说。

效果最佳的是在日常的生活中催生宝宝说话的愿望。如在与宝宝一起玩耍时，蹲下来与之交谈。在进餐时，妈妈先提出“我喜欢吃西红柿，宝宝喜欢吃什么呀”？宝宝可以说喜欢吃什么，也可以说不喜欢吃什么。如果宝宝说不喜欢吃什么也不要阻止和训斥他，要在事后加以引导。还可以让宝宝说一说，今天的早餐、午点吃了什么，味道如何等，这样逐渐在交谈中建立情感和友谊，宝宝就会无拘无束地与你说个不停了。

另外，爸爸妈妈在与宝宝相处时，不要总是高高在上，要成为他们的朋友，有平等谦和的态度，使幼儿感到亲近，以激发和强化他学习语言。同时，要为宝宝创造自主表达与自由表现的机会，使他们在愉快轻松的氛围中，有话愿说，有话敢说，成为语言学习的主动者，而非被动的接受者。

多看书，继续增加词汇量

要想促进宝宝的语言发育，必不可少的一个环节就是增加宝宝的词汇量，而看书正是增加宝宝词汇量的一个好方法。但是，该如何让小宝宝学会看书呢？

对于 1 岁左右的宝宝，可以买一些画有动物、水果、日用品等方面的图画书，最好每页不要超过 4 幅画，以免给宝宝造成乱的感觉，然后慢慢带宝宝认图；当宝宝到了 1 岁半左右，可以给他买一本硬纸

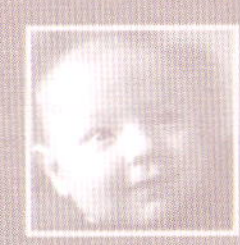

壳做的书，教宝宝学习自己翻书页或找到自己喜欢的图片，并逐渐引导宝宝说出来；之后，可以买些色彩鲜艳、内容简单，带有一定故事情节的图画书，每天和宝宝一起看书，给他讲书上面的故事，通过循序渐进的引导，宝宝会慢慢喜欢看书，并从中积累大量的词汇，激发语言潜能，并受益终身。

好玩的语言游戏

游戏是宝宝最乐于接受的训练形式，下面两款语言游戏很适合这个月龄的宝宝：

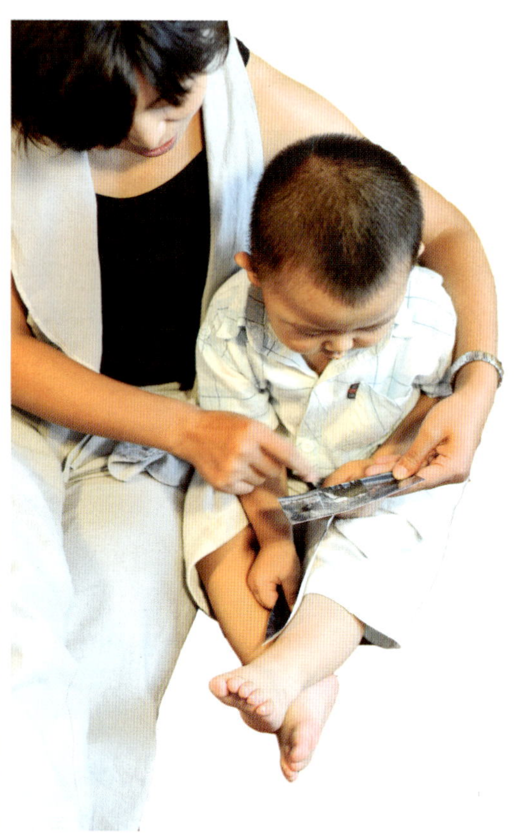

鹦鹉学舌

游戏方法：首先向宝宝讲清楚游戏规则，即认真听妈妈的话，并进行复述。妈妈先从简单的话开始，比如“你好吗?”“花是红色的”等，让宝宝跟着学说。然后，慢慢发展为较为复杂的话，如“风吹着小树在摇动”，或者说一些简单的绕口令，如“吃葡萄不吐葡萄皮”。除此，还可以模仿各种动物的叫声，或有节奏的敲击声及简单的乐器声等。不过在游戏的过程中，如果宝宝重复的不清楚或说不上来，妈妈不要心急，要将语速放慢些，鼓励宝宝说出来。

指出画中的东西

游戏方法：妈妈准备几本简单易懂的图画书，跟宝宝一起翻看。然后问宝宝：“树上有几只小猴子?”“小猫咪在哪儿?”“公园里都是哪些人?”并引导宝宝对问题做出回答。如果宝宝没有看懂画的内容，妈妈要注意引导。如果宝宝回答不出妈妈的问题，不要老是询问，以免宝宝产生厌烦情绪。

如何培养宝宝的认识能力

宝宝的认识能力和语言能力有很大关系，因为只有宝宝认识了，才能说出来。为此，爸爸妈妈在日常生活中要多多用心。比如，父母可以自制一些纸卡，上面分别画上小猫、鱼、小猴、桃、下雨、伞等，并问宝宝一些问题，如：“小猫爱吃什么?”“下雨了要怎么办?”让宝宝把有关的纸卡配对，以了解简单的事物对应关系。

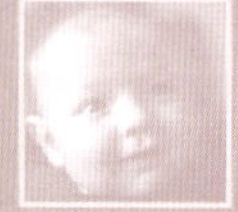

另外，家长也可以剪个方形，对折成三角形，用橡皮泥捏成小圆球，目的是让宝宝认识和理解各种形状。当宝宝能够从 1 按顺序数到 5 后，就要训练孩子对数的真正理解，以实物为依托，让孩子数一数家里有几口人，需要几个碗，几双筷子等。这些日常琐事都可以提高宝宝的认识能力，并对语言发育起到推波助澜的作用。

130 灵活宝宝的肢体动作

肢体动作虽然是每个宝宝都会有的，但它也是一项智能。这就是肢体——动作智能，即善于运用整个身体来表达想法和感觉以及运用双手灵巧地生产或改造事物。它对宝宝的身体和智能发育都有着非同寻常的意义。

0～2 岁时的契机

0～2 岁是宝宝肢体——动作智能发展的基础期，如果你之前都没有重视这一项，那么从现在开始，“亡羊补牢，为时未晚”。宝宝的肢体——动作智能训练主要在于建立各领域及各系统的基本能力，并发展基础情绪与生活作息功能。重点的发展项目包括前外侧触觉系统（知觉方面）以及抗重力大肌肉群（动作方面）。

前外侧触觉系统训练

1. 每天为宝宝提供多元触觉按摩刺激，并借由游戏的方式进行，以至少两种粗细对比的质感对象（例如海绵及软刺猬玩具）接触宝宝的皮肤，尤其是两手手肘以下、

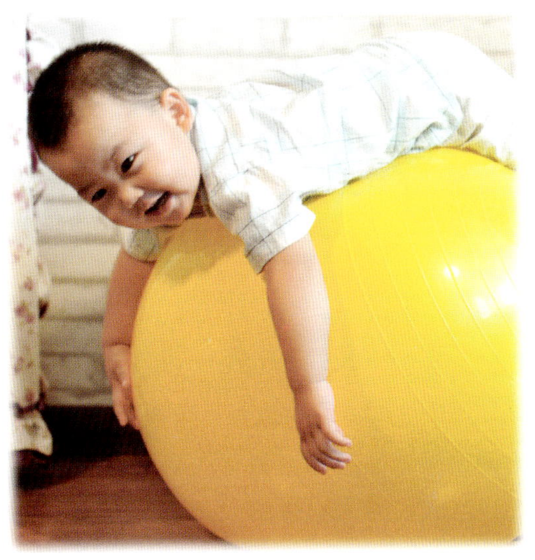

背部、两膝以下至踝关节及脸部脸颊等区域。比如，可以在洗澡时以及亲子游戏互动等自然情境下进行，不要过度用力以免造成皮肤伤害，并避免在餐后立即施行触觉刺激活动。

2. 提供孩子口腔触觉刺激。妈妈可以用手指指尖肉垫或幼儿专用牙齿清洁软指套，以略带压力但稳定缓慢的速度轻搓宝宝牙龈牙肉部分以及口腔内部两颊颊肉部分。要以循序渐进的方式进行，先由门牙开始，并配合游戏逐渐增加刺激的时间及广度，动作要轻柔。妈妈同时要注意手指安全，食指动作的同时，以拇指和中指固定下颚，以免宝宝咬伤妈妈的手指。

抗重力大肌肉群训练

1. 鼓励宝宝爬行并增加爬行时间，尤其是 7 个月至 1 岁之间的孩子；现在宝宝

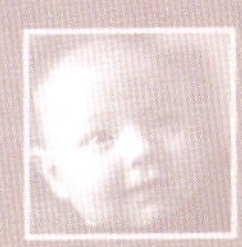

已经会走了，可在两脚上用重量环（一脚不要超过 1 千克）加重以提高训练量及爬行意愿。

2. 利用充气弹性大球进行游戏，可将宝宝置于大球上，或躺或趴，伴以轻微的上下弹动，借以刺激其运动以及大肌肉收缩。

131 多样化的幼儿体能训练

亚里士多德有句名言：生命在于运动。的确，健康的身体对每个人来说都非常重要！其实，老人们说的“三翻、六坐、七骨碌、八爬”，都是为了帮助宝宝为这些行为能力的形成做好准备。所以，爸爸妈妈也要给自己的宝宝进行体能训练。

日常给宝宝进行体能训练时，不需要特别严格的步骤和方法，一般来说，父母从以下几个方面进行就可以了：

卧：让宝宝在一个平坦、宽广、硬度适当的地方进行自由滚动，可以教宝宝连续滚动。

爬：宝宝会走以后，对于爬就似乎有些不屑一顾了，父母可以与宝宝一同快速爬，这不仅可以锻炼宝宝的体能，还能提高宝宝的四肢协调能力。

站：训练宝宝单脚站立，为安全起见，可以由父母拉住宝宝的一只手，或让宝宝扶墙或沙发等。

走：训练宝宝扶物上、下楼梯；走斜坡；用脚尖走。做这些训练时，父母一定要在宝宝左右，以保证安全。

跑：之前宝宝跑起来可能双手没有动作，现在可以让宝宝协调摆臂向前跑。

跳：开始时，父母可以拉着宝宝的手让宝宝被动向上跳，然后逐渐双脚跳离地面。

投：训练宝宝过肩投物。父母可以给宝宝一个稍有分量的小球或者其他物品，教宝宝把手举起来，向前上方投。

钻：这个训练应以游戏为主，比如父母可以将两个凳子拉开，上面放上一个小木板，让宝宝玩耍钻过去。

球：给宝宝准备一个色彩艳丽的球，使之对球产生兴趣，之后无论是滚球、追球，都可以使宝宝的体能得到锻炼。

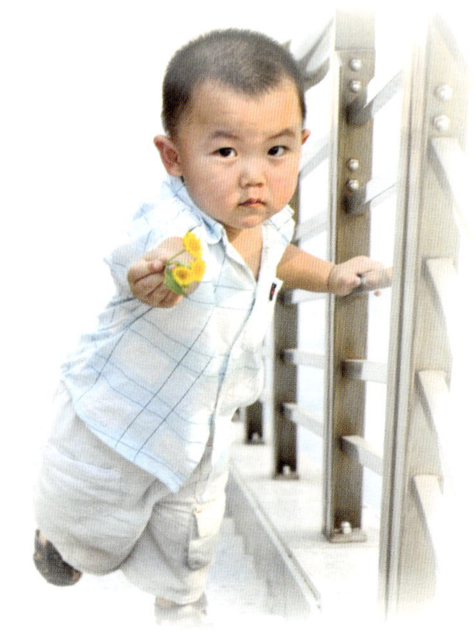

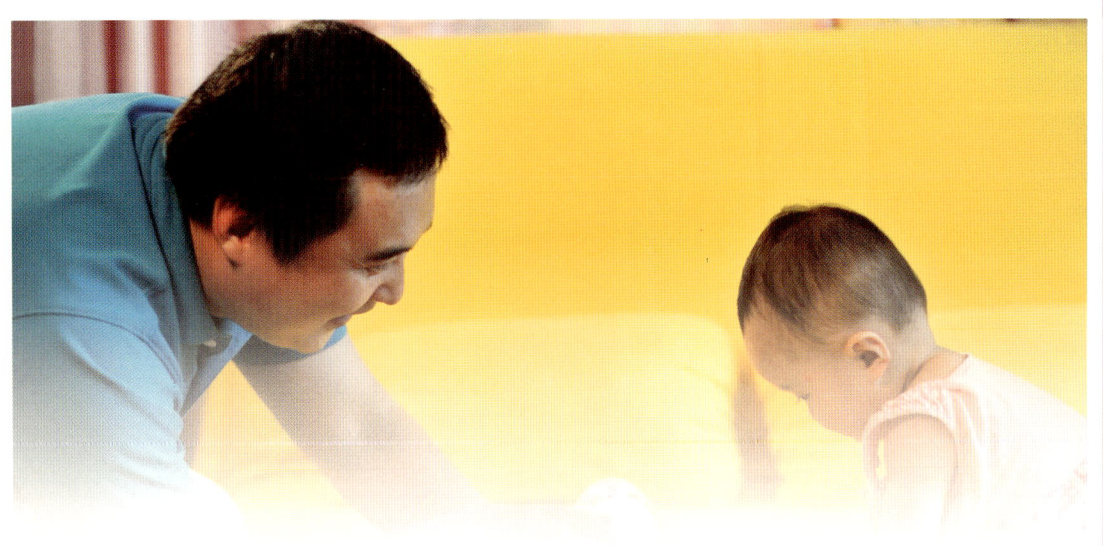

132 了解宝宝的情感发育

随着宝宝逐渐长大，他的心理也发生了很大变化，比如，宝宝会黏住妈妈不放、达不到目的就大哭大闹、不与别人打招呼等。其实，这些都是宝宝正常的情感发育，但父母一定要正确引导，否则也容易让宝宝养成坏习惯。

宝宝变得不听话了

1 岁多的宝宝，当自己达不到目的时，常常会用肢体动作进行宣泄，如大声哭闹、跺脚、躺在地上打滚儿等。实际上，这是宝宝情绪的自然宣泄。但很多妈妈会就此屈服，虽然这样止住了宝宝的哭声，但这如同告诉孩子，只要使劲儿闹，所有的事情都能解决。于是，只要妈妈不答应要求，他就会运用这种方式。

对于这种情况，第一次的处理最为关键。当孩子躺在地上边哭边挥臂蹬腿时，妈妈要装作没看见，过一会儿，他就会渐渐安静下来。再过一会儿，他就会自己起来的。但只要妈妈屈服 1 次，以后再想采取不理睬的方式就很难成功，因为他知道最后他会成功的。另外，有些孩子更为难缠。当愿望得不到满足时，他会往墙上或地板上撞头。这样一来，几乎每个母亲都会妥协。对待这样的孩子，最好是设法让孩子的体力在户外得到充分的消耗，而不要采取给孩子点心等来收买孩子的做法。

黏人的小宝宝

20 世纪 40 年代心理学家鲍尔贝提出：“婴幼儿与母亲间温暖、亲密的连续不断的

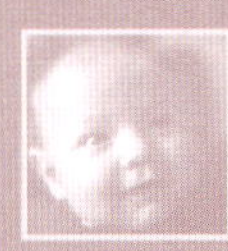

关系，适度的依恋（即黏人现象），可以使幼儿找到满足，找到愉快。安全的依恋将导致一个人的信赖、自我信任，并且成功地和自己的伴侣与后代和乐相处。”所以说，宝宝的黏人状况如果不是太严重，父母不必忧虑，反而要以健康的心态来看待。

实际上，宝宝的需求常常能够在哭、笑、食物中得到满足，父母要全方位地给宝宝提供触觉、视觉、听觉的刺激，使得孩子的触角更宽更广，兴趣及乐趣更多，那么黏人的“无尾熊”行为可能就自然而然地消失了！

133 开发宝宝潜在智能的游戏

2岁之前是宝宝大脑发育最为迅速的时期，父母要抓住2岁前这一段时间，多与宝宝做有益于潜能开发的游戏。

猜猜谁在叫

游戏目的：这个年龄段的宝宝，已经开始对动物感兴趣了。通过这个游戏可以锻炼宝宝的听觉辨别能力，发展宝宝的自然智慧。

游戏准备：录音机，一盘录有小动物叫声的磁带。

游戏方法：①先给宝宝听一遍磁带，让宝宝初步感受各种动物的叫声；②妈妈放一个动物的叫声，问宝宝：“这是什么动物在叫？”可以采取一问一答的形式；③宝宝听完后，妈妈可让宝宝跟着录音机学动物的叫声，如果宝宝学不好，妈妈可以做一些指导；④妈妈可以让宝宝自己学动物叫，不需要录音提示。

搭高楼

游戏目的：通过游戏锻炼宝宝的手、眼协调能力，练习码高。

游戏准备：准备一些积木。

游戏方法：引导宝宝将积木一块一块地叠起来搭成高楼。家长自己也可以搭一个，比一比谁的高楼高，以增加游戏的乐趣。或者将平时用过的空纸巾盒、空易拉罐等收集起来，做成经济又安全的“积木”供宝宝玩，但要保证卫生。

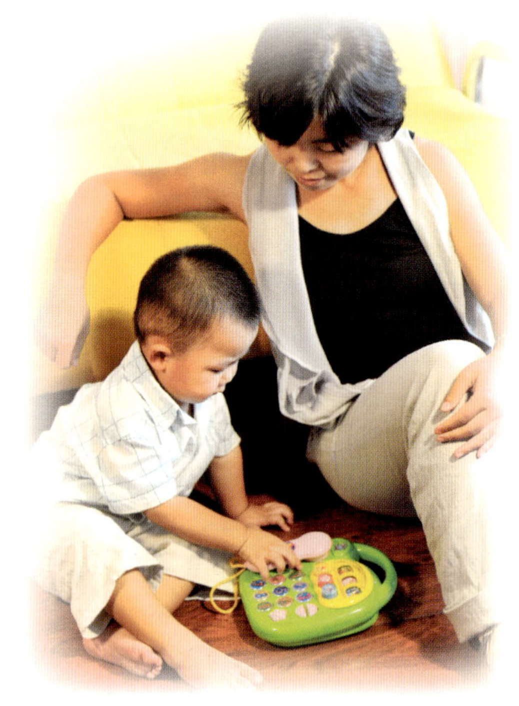

宝宝的家人

游戏目的：通过游戏锻炼宝宝的语言表达能力以及观察能力，从而开发宝宝的左脑，提高宝宝的语言能力。

游戏准备：准备一张家里各个成员（如爸爸、妈妈、爷爷、奶奶等）在做一件事情时的照片。

游戏方法：妈妈问宝宝："宝宝，照片上都有什么人啊？"若宝宝说不上来，妈妈要引导宝宝回答："有爸爸、妈妈……，还有我。"接下来，出示爸爸看书时的照片，问宝宝："爸爸在做什么？"同时，引导宝宝回答："爸爸在看书。"然后，逐一展示图片，让宝宝回答。每当宝宝回答正确时，妈妈要及时鼓励，以增加宝宝的游戏兴趣。

134 如何锻炼宝宝的注意力

良好的注意力是宝宝将来学习知识的必要条件，但是注意力需要从小进行培养，为此，爸爸妈妈要多注意日常生活中给宝宝营造培养注意力的氛围。

营造安静、单一、有序的生活环境

物质上：丰富的物质环境自然可以为宝宝提供更多的智慧发展空间，但是杂乱无章的摆放则会适得其反，所以在孩子的视线范围内，玩具不宜过多，分开投放，给宝宝营造一个安静简朴的物质环境。

规律上：幼儿的体能和注意稳定性差，容易疲劳和转移。因此，父母安排宝宝的一日生活要动静交替，但不要过于频繁，注意调整好孩子的呼吸，在不同性质活动之间的转换要平和。

时间上：给宝宝一定的时间留白，让他自主地学会在一定的时间完成一件事（不一定要求孩子一定要做家长安排的事情），在孩子认真做一件事时，尽量不去打扰或者帮忙。家长也可以专心地做自己的事情，提醒孩子不要来打扰，给孩子做好榜样。

用游戏培养孩子的自我约束力

孩子在游戏时常常能够全神贯注，所以，父母要注意用游戏来锻炼孩子坐下来、静下来。适合这个年龄段的游戏有：

拼图：让孩子选择自己喜欢的图片，年龄较小的孩子要注意难度小一点儿，拼图最少的有 2 块拼，有助于孩子获得成功后有信心继续游戏。

交通警察：父母与孩子玩警察站岗的游戏，每次站岗要求 1 分钟，逐渐过渡到 2 分钟或 3 分钟。

捉迷藏游戏：家长和孩子一起玩儿，开始可以很快找到宝宝，然后慢慢拉长时间。

猜猜谁不见了：家长拿出 3~5 种物品，让孩子观察一会儿，然后让他闭上眼睛，趁机悄悄拿走几样物品，然后让他说出哪些东西不见了。

饲养小动物或者植物

家中可以饲养一个小动物，每天引导孩子去喂食，看看它们吃东西了吗？帮助小动物打扫房间。或者看看宝宝养的花长

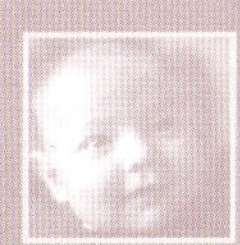

出几片叶子来了？引导宝宝每天观察，每天记录，慢慢的，孩子长期对事物的关注力也会加强。

135 不可忽视对宝宝的早期安全教育

过了1岁半，宝宝的运动能力和好奇心都大大增强，所有能摸到的东西都要摸摸，摸不到的东西会想办法爬高弄到手。所以，家长一定要做好早期的安全教育，让宝宝平平安安度过一个美好的童年。

防止意外教育

要告诉孩子，什么东西可能会伤害到他。如，当他要玩暖瓶时，你要告诉他开水会烫着。可以当着他的面，倒出少许开水，稍停片刻，让孩子摸一下，让他有个感性认识。

孩子都喜欢登高爬低，强烈的好动与好奇常使他们忘记了危险。父母要常提醒孩子，不去危险的地方，不做危险的动作。如不从窗台上俯身下望，不站在窗台边，不从高台上跳下水等。而且，当孩子出现危险倾向时，要立即严厉制止。

室外活动时，要让孩子知道躲避汽车，不在马路中间玩儿，不要在横穿马路时猛跑。要告诉他车来后躲避的方式。比如，当汽车过来时，妈妈要牵着孩子的手，避到近侧的路边，而不是慌乱地抱起孩子。过路口时，要让孩子记住走人行道，看红绿灯。

此外，生活中还有许多可致意外的因素，如小扣子、小玩具会被孩子吞入口中，锐利的物品会扎着孩子，电源插座会电着孩子……所以防意外教育要随时进行。

防止走失教育

1岁半多的孩子已经基本可以理解大人的话了。所以要及时告诉宝宝家庭地址、爸爸妈妈的姓名、自己叫什么，再大一点儿，最好能让孩子知道父母的电话和单位。只要注意教育，3岁内的孩子完全可记住这些内容。当孩子在室外做游戏时，家长应在边上看护，如一时有事，要托付他人，并告诉孩子不能跟陌生人走，即使是熟人，爸爸妈妈不在时也不要跟他离开家。

防止伤人教育

宝宝与其他小朋友一起玩耍游戏是好事，但孩子往往不知轻重，有时会伤着对

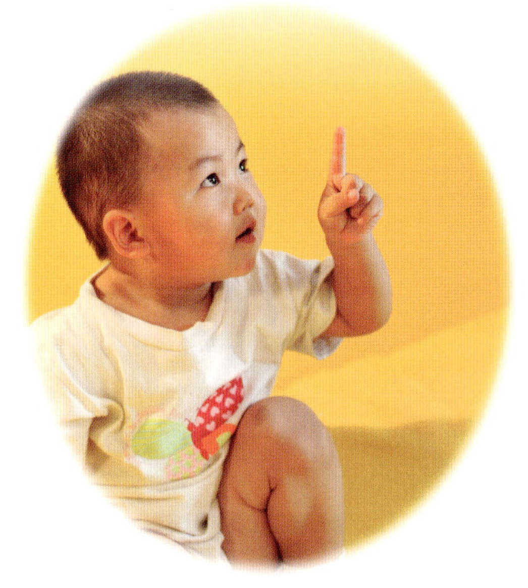

方或被对方伤害。有些家长在自己的孩子被打后，经常教育说："他打你，你就打他！使劲打！"在这样的说教下，孩子在动手打架时，就会真的狠狠打，而很容易使对方受伤。当然，也不能让孩子不知避开他人的攻击，要告诉孩子，不与拿棍子、刀子的小朋友玩，如果小朋友动手时，要挡开他，使他不能抓伤、捅伤自己。总之，要教育孩子尊重生命，这可以在平时讲故事时，给他灌输这方面的内容。要告诉孩子不能拿石头、棍子打人，也不能用手去碰触别人的眼睛，不要用力去推倒小朋友，不要咬小朋友等。

分清鲁莽和勇敢

小宝宝总爱追着大宝宝玩耍，这是因为在他们眼里，大宝宝能做很多他们做不了的事情，很英勇。这是所有孩子的共性。崇尚勇敢精神当然是好事，但是宝宝还小，往往不清楚什么是勇敢，什么是鲁莽，特别是现在不少动画片都有打打杀杀的镜头，"英雄人物"也常常具有超人的能力，可以刀枪不入，凌空飞行……宝宝看到这些镜头会认为是可行的而加以模仿。所以，父母首先要给孩子选好电视节目，如果宝宝看到电视中的"英雄"并表现得跃跃欲试时，要告诉孩子，这是不应该学的。如果孩子鲁莽地要做什么危险的事时，要及时想办法防止出危险，并妥善处理。

安全教育是让孩子有避害意识的教育，是让孩子明白遇到危险该怎么做，是一种积极的预防手段。要使孩子心里真正明白，才能达到目的。

136 警防宝宝易患的暑热症

每年到了连续高温的天气，因发烧而到医院就诊的宝宝就多了起来。不过有些小宝宝的发烧症状却与病毒和细菌没关系，他们患的是夏季热，也叫"暑热症"。一般等到天气凉爽后，都可自行缓解。

宝宝患暑热症有哪些症状

患上暑热症的宝宝发烧一般都在 38℃以上，但很少超过 40℃。一般很少出汗，宝宝患病后精神状态还好，但也可能出现一些消化不良或类似感冒的症状，主要是发热，发热一般从早晨开始，在白天体温逐渐升高，下午逐渐下降，晚上降至最低。但从第二天早晨又开始升高。而且，服用退热药没有明显效果，但如果把宝宝带到比较凉爽的地方，体温会自然降下来。另外，患暑热症的宝宝总是感觉口渴，喜欢喝水，由于喝水多而排尿次数和尿量都会有所增加。

暑热症的原因是什么

宝宝患上暑热症，主要是由于夏天气持续高温，而宝宝（特别是 3 岁以下的宝宝）由于自身中枢体温调节功能发育还不完善，产热和散热功能不平衡，在六、七、八三个月的高温天气里，就容易使体温升高，患上暑热症。

如何防治宝宝暑热症

为了不让宝宝患上暑热症，天热时不

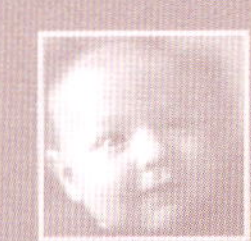

要给宝宝穿得太多或太厚，以免影响身体散热；注意调节环境温度，如使用空调器或去凉爽的地方居住。

如果宝宝已经患了暑热症，要马上安置在室温22～25℃的房间里；另外，给宝宝洗温水浴也有降温效果，但水温要比体温低3～4℃，每次20～30分钟，每天2～3次；一些西瓜汁、绿豆汤、冬瓜水等饮料，既可补充水分又能解暑；可在医生的指导下，服用一些防治暑热症的中成药或药膳。但如果宝宝3～4天后体温不降，或出现高热惊厥等症状，就要及时就医。

给宝宝喝——解暑热的食疗调养粥

宝宝患了暑热症后，除了要让宝宝待在凉爽的环境里，尽快降低体温外，还可做些解暑的粥，以下几款对小儿暑热症都有很好的解暑降温的效果，妈妈可对症给宝宝喂食。

荷叶冬瓜粥

材料：新鲜的荷叶2张，冬瓜250克，粳米30克，白糖适量。

做法：将新鲜的荷叶洗净后煎汤500毫升，滤后取汁备用；冬瓜去皮，切成小块，加入荷叶汁及粳米，煮成稀粥；加适量白糖调味即可，早晚服用。

功效：清热生津、利水止渴、清热解暑。适用于发热不退、口渴、尿少的病儿。

蚕茧山药粥

材料：蚕茧、红枣各10个，山药、糯米各30克，白糖适量。

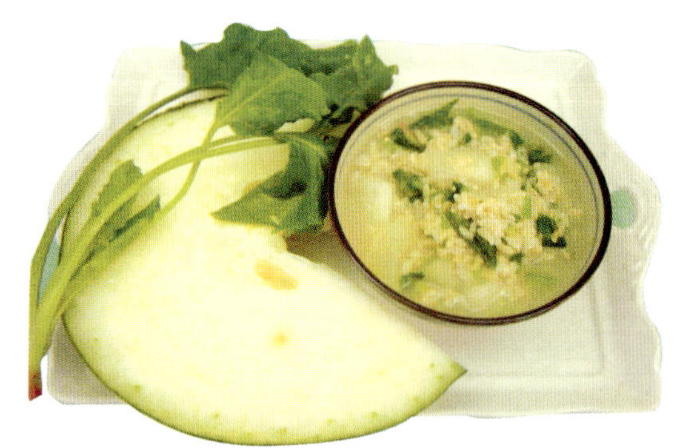

做法：先将蚕茧煎汤500毫升，滤液去渣；将红枣去核与山药、粳米一起加入蚕茧汤中煮成稀粥，早晚各服一次。

功效：止渴解毒、健脾和胃。适用于低热、神疲乏力、胃纳减退、大便溏薄的患儿。

益气清暑粥

材料：西洋参1克，北沙参、石斛各10克，知母5克，粳米30克，白糖适量。

做法：先将北沙参、石斛、知母用布包加水煎30分钟，去渣留汁；将西洋参研成粉末，与粳米加入药汁中煮成粥，加适量白糖调味即可，早晚服用。

功效：益气养阴、清热止渴。适用于发热持续不退、口渴、无汗或少汗的患儿。

137 宝宝同步喂养方案

所有的爸爸妈妈都希望自己的宝宝更聪明，因此让宝宝参加各种智力开发活动。不过，除了这些，日常饮食对宝宝的大脑发育也有着至关重要的作用，爸爸妈妈一定不要忽略掉。

适合宝宝的健脑食品有哪些

鲜鱼：鲜鱼中富含钙、蛋白质和不饱和脂肪酸，能够分解胆固醇，使脑血管通畅，因此被称为“儿童健脑最佳食物”。

蛋黄：蛋黄中的蛋碱和蛋黄素等是脑细胞所必需的营养物质，宝宝适当多吃些蛋黄可给大脑增添活力。

牛奶：除了钙和蛋白质外，牛奶可提供大脑所需的各种氨基酸，并增强大脑活力。

大豆：大豆含有蛋黄素和丰富的蛋白质等营养物质，儿童每天吃上一定数量的大豆或大豆制品，能很好地增强记忆力。

木耳：木耳中含有蛋白质、多糖类以及矿物质和维生素等营养成分，因此，也是儿童的健脑佳品。

圆白菜：圆白菜含有丰富的 B 族维生素，儿童常吃些卷心菜，能够很好地预防大脑疲劳。

香蕉：香蕉除了有润肠通便的作用外，其中含有的丰富矿物质和钾离子对儿童健脑也有一定的作用。

核桃：核桃中富含钙、蛋白质和胡萝卜素等多种营养，宝宝常吃可起到益智健脑的作用。

此外，小米、玉米、金针菇、香菇、胡萝卜、洋葱、马铃薯、海带、栗子、黑芝麻、苹果、花生以及动物的脑和内脏等也是比较理想的健脑食物。

大脑发育的明星营养素

锌：人脑中锌含量占全身锌总量的 7.8%，如果缺锌，会直接影响脑神经发育，使记忆力、理解能力下降。含锌丰富的食物有：人奶、瘦肉、肝、蛋、牡蛎、芝麻、花生、核桃、胡萝卜、土豆等。

蛋白质：大脑细胞中 35% 是由蛋白质构成的，大脑的记忆、思考、语言等活动的能力正是仰仗了蛋白质的作用。含优质蛋白质的食物有：瘦肉、奶类、蛋类、大豆、鱼虾等。

卵磷脂：卵磷脂是乙酰胆碱的能源，而神经的冲动和传导正是靠乙酰胆碱在脑细胞中起的作用，从而得以实现的。含卵磷脂的食物有：动物的脑、蛋黄、大豆、

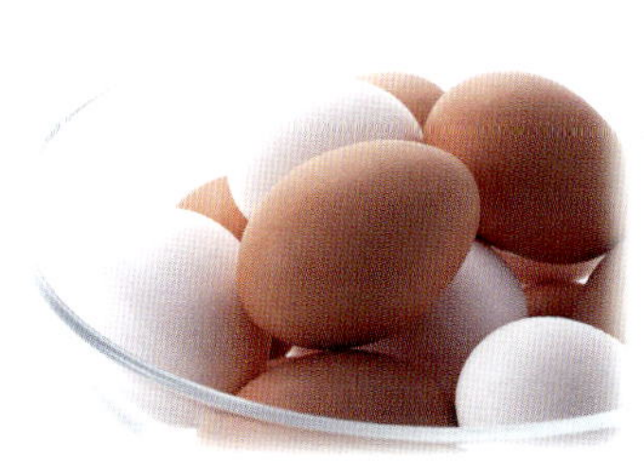

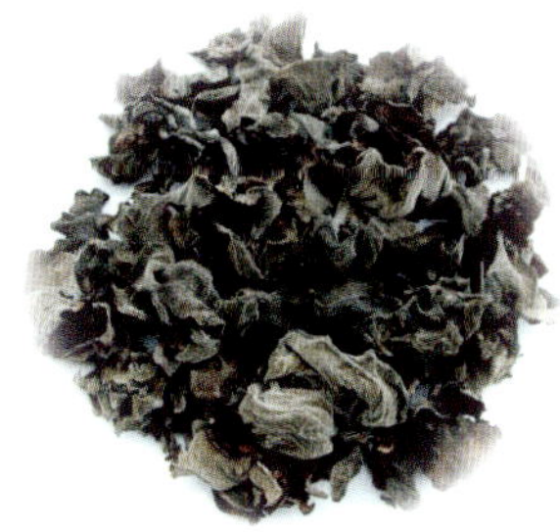

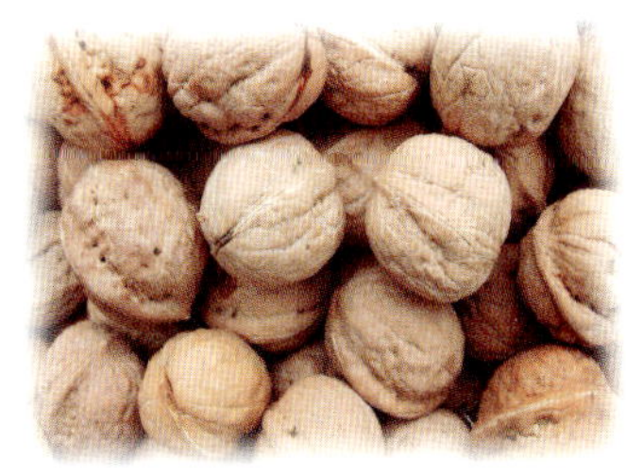

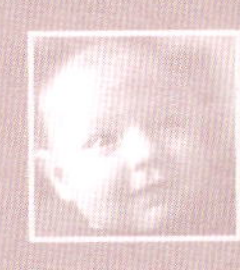

肝、鱼等。

脂肪：脑细胞中有60%的不饱和脂肪酸，而这种脂肪酸不能在体内合成，必须从食物中获得。富含不饱和脂肪酸的食物有：玉米芽油、红花油、芝麻油、核桃、小米、花生、瓜子仁、松子、动物脑及内脏等。

能量：大脑每天所消耗的能量占全身需要量的五分之一，它由主食米、面等经过体内一系列生物化学的作用，最后转化而成。

此外，宝宝的大脑发育还需要一定量的钙质、维生素等。所以宝宝每天需要摄入多种食品，营养素之间相互协调和互补才能更好地发挥作用。

19～21个月宝宝食谱

香菇鸡粥

材料：大米、鸡胸肉各50克，香菇2朵，青菜2颗，葱、盐、酱油各适量。

做法：大米淘净，香菇用温水泡软剁碎，鸡胸肉剁成泥状，青菜、葱切碎；油锅热后，放入葱花、鸡胸肉、香菇末翻炒，滴少许酱油；大米洗净，下锅，翻炒均匀；加适量清水，加盖熬煮成粥，熟后放入碎青菜；加少许盐调味即可。

香香骨汤面

材料：猪或牛胫骨或脊骨200克，龙须面5克，青菜50克，盐、米醋各适量。

做法：将骨砸碎，放入冷水中用中火熬煮，沸后加适量米醋，继续煮30分钟；弃骨取清汤，下龙须面；将洗净、切碎的青菜加入汤中煮至面熟；加盐调味即成。

番茄鲫鱼汤

材料：番茄1个，鲫鱼1条；酒、盐、葱花各适量。

做法：番茄洗净，用少量的油煎透；鲫鱼剖洗干净，用酒和少量的盐抹一下，并用少量的油煎至七八分熟；番茄放入锅中，与鲫鱼加水同煮至烂熟；起锅时放少许葱花即可。

138 亲子online

资优教育

也许家长通过努力可以创造一个能够刺激宝宝发展的环境，但却绝不可能创造出一个资优宝宝。那么，你的宝宝是资优宝宝吗？其实，我们可以大致地自己判断一下。

资优宝宝通常在早期都会有一些征兆，比如：语言能力上的进步，如果他在2岁前就有流利的语言能力，那么这是相当明显的征兆。另外，就是能较早学会识字，很多聪明的孩子在2～4岁左右学会识字阅读，其中有6%的宝宝在2岁左右时就学会识字了。

除此，资优宝宝还可能出现下面特殊才能：具有良好的推理能力；对地方及姓名的记忆力尤佳；具有敏锐的观察力；好奇、喜欢提出问题；具有丰富的想像力及创造力；喜欢和大人而非其他小孩相处；

能够了解抽象观念；性格独立；有能力解决问题，如玩拼图等益智游戏特别好；能够在很长的时间内集中注意力。

适合孩子的玩具推荐

1. 玩沙：18个月以后的宝宝已经知道不能随便把什么东西都往嘴里塞，所以可以让他们玩沙了。家长可为宝宝提供小铲、小耙、小桶等，让孩子发挥创造能力，把沙堆砌成各种形状。

2. 娃娃：这时的宝宝已经开始有个性表现了。有了娃娃玩具，特别是女孩子，就可以像妈妈对待自己那样为娃娃洗脸、穿衣、喂食、赞扬或责备娃娃了。

3. 叠被：既可叠成高塔，又可缩成一只单杯，还可把一些小东西藏在里面。这样，宝宝会认识到有些东西虽然看不见，但却是存在的。

4. 图画书：此时的宝宝已经认识了不少物品，通过在图画书中找到自己认识的物品，可以增加孩子的认知兴趣。父母还可以通过图画书让孩子认识更多的事物。

给宝宝按摩的方式方法

中医认为，小儿为稚阴稚阳之体，处于升级萌发蓬勃之时，应注意调护。下面按摩方法可起到强身保健的作用。

按摩方法：按揉中脘穴300次；摩腹300次；按揉两侧足三里穴各50次，捏脊3~5遍。此法宜在清晨或空腹时进行，每天1~2次，每周1个疗程，中间间隔3~5天。

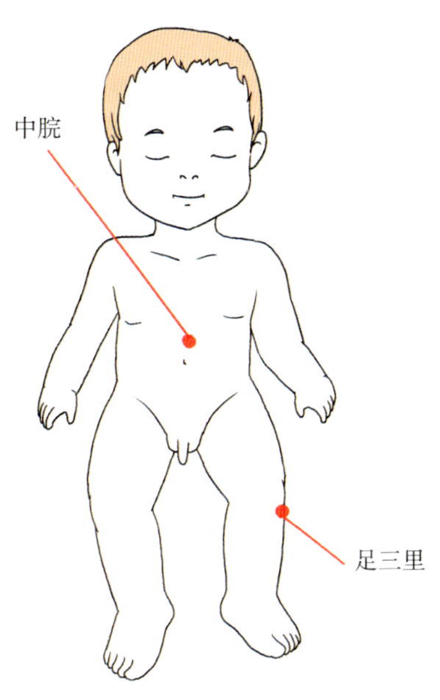

专题：常见问题及处理办法

边吃边玩

有些宝宝虽然食欲不错，但总是不能专心吃饭，甚至要四处走动。这是因为有宝宝喜爱的东西或者有引起他兴趣的东西。作为家长，需要做的是要给宝宝创造一个良好的进餐环境，不要把会引起他注意的东西放在旁边。当宝宝感到肚子饿时，应该不乱动才对，如果他边吃边玩，那有可能是他还不饿。父母可以试着把一日三餐的时间向后延长，等宝宝真正饥饿时再给他吃也许会好一些。

同时，父母也要清楚，这个年龄的宝宝很少能够端端正正、一心一意地吃饭。当宝宝的肚子有一定程度的满足后，他就

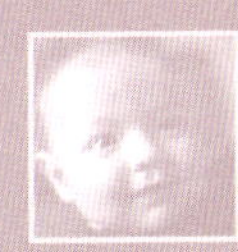

会马上开始玩，这是很自然的现象。至于要宝宝吃到什么程度才让他去玩，需要由父母根据自己宝宝的饭量做适当的判断，但不可追逐喂食。

打喷嚏、流鼻涕、鼻塞

有些宝宝动不动就打喷嚏、流鼻涕、鼻塞，弄得全家人手忙脚乱，甚至要去医院打针、吃药。这种情况通常有两种原因，一是感冒；二是过敏。

对于感冒的宝宝，如果情况较轻，没有发热，可用热敷疗法。即把拧干的热毛巾敷到宝宝的鼻子到口的部分，鼻黏膜湿润后，宝宝就会舒服多了。但如果流鼻涕时间超过一周或鼻涕由清变黄时，就要去找医生了。如果是过敏性鼻炎引起的，则可不必担心，待宝宝长大，体质增强后多数都可自然痊愈。

喜欢看电视

给宝宝选择一些好的电视节目，可起到促进宝宝智力发育的作用，但如果长时间让宝宝看电视或离电视太近，则会对宝宝的视力产生不利影响，而且电磁辐射也会对宝宝的身体造成一定影响。

但是，完全不让宝宝看电视是不现实的。因此，父母应尽量缩短宝宝看电视的时间，并离电视远一点儿，同时，也要给宝宝挑选适合他们的卡通片。另外，在宝宝看电视后，可以给他们吃些水果、维生素 A 等，对促进宝宝眼睛疲劳的恢复很有好处。

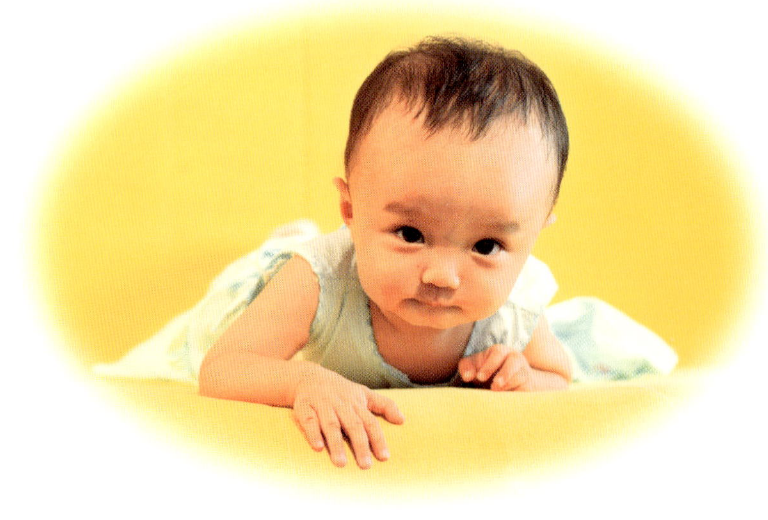

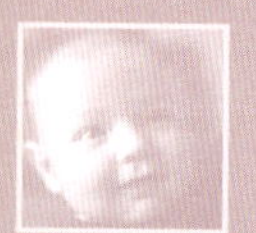

Part 17 22～24个月

让宝宝成为“观察家”

“宝宝学着你撕开纸巾的封条，拿出一张餐巾纸并擦擦嘴时，你是不是觉得小家伙真棒，学会讲卫生了！其实不然，这是他观察的结果，他看到你那样做，所以记下了，学会了。他现在是一个‘小小观察家’了！”

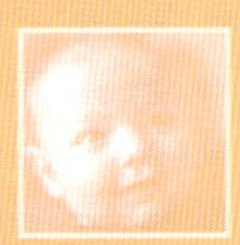

139 宝宝的发育特征

宝宝快 2 岁时，身体的发育比之前的几个阶段有所减缓，但你还是能发现宝宝有了很大变化。

身体发育特点

到了 1 岁的最后 3 个月，男宝宝的体重约为 13.41 千克，身高约为 92.00 厘米，头围和胸围分别约为 49.30 厘米和 50.20 厘米；女宝宝的体重约为 12.65 千克，身高约为 90.20 厘米，头围和胸围分别约为 48.19 厘米和 49.02 厘米。

到 2 岁时，宝宝基本上已经长出了全部 20 颗乳牙，咀嚼能力大大提高。另外，2 岁左右的宝宝，腹部前突已经比以前减轻，大便已经完全能自我控制了。宝宝走路已经很稳了，能够跑，还能自己单独上下楼梯。宝宝现在最喜欢大运动的活动和游戏，如跑、蹦、爬、跳舞、踢球等。并且很淘气，常会推开椅子，爬上去拿东西，甚至从椅子上桌子，从桌子上柜子，总之，一会儿也闲不住。

智力发育特点

将近 2 岁的孩子，注意力有了很大进步，能够更长时间地集中在一件事上了；记忆力也增强了，他大约已经掌握了 300 多个词汇，能够迅速说出自己熟悉的物品名称，会说自己的名字，会说简单的句子，能够与大人进行简单的对话，能够使用动词和代词，并且说话时具有音调变化。

现在的宝宝喜欢一页一页地翻书看，当你给他看图片时，他能够正确地说出图片中所画物体的名称。大人如果命令他去做什么，他完全能够听得懂，并且去做。这时开始，宝宝喜欢学着唱一些有音调的歌，还喜欢猜一些简单的谜语。

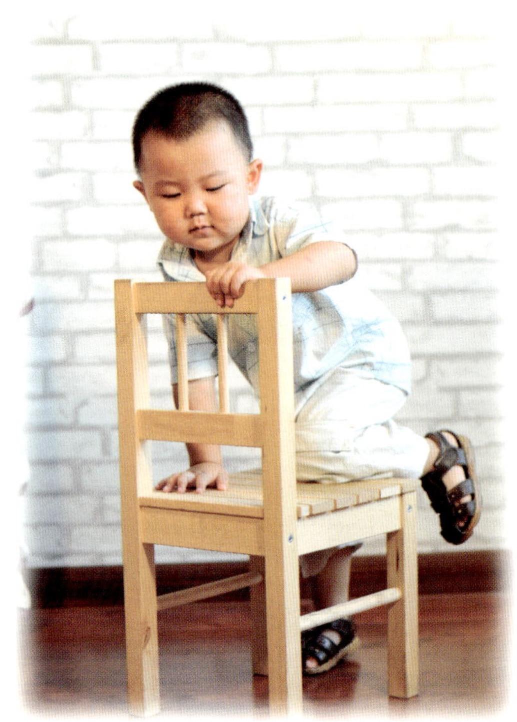

140 宝宝的情绪“反抗”

实际上，有些宝宝过了 1 岁半以后，就进入了所谓的“第一反抗期”。过去听话的乖宝宝，逐渐变得任性，经常说“不”。对于喜欢观察事物的宝宝来说，他发现一个小动作，就能拒绝爸妈的要求了。

宝宝的“反抗”

其实，宝宝并不是毫无道理地抵抗，很多时候他们是在坚持自己的主张。当宝宝不想做爸妈指派的“任务”时，他就会将头转过去或是用哭声抗议，如果宝宝的拒绝得以实现，他就会得到“自我”确立。

例如，想自己穿鞋、不想吃今天的午餐等，这都是宝宝在坚持自己的主张。对于四五岁的宝宝来说，他会说：“我自己穿鞋！”“我不想吃今天的午餐。”但对于语言表达能力还相当贫乏的2岁宝宝来说，只会用转头、推开、哭闹表示自己的想法。当爸妈发现宝宝确实不想听从自己的“指挥”时，就会放弃自己的行为。这时宝宝就会发觉自己这样做可以不用再“听从命令”，于是宝宝就学会用反抗使自己变得更自由。

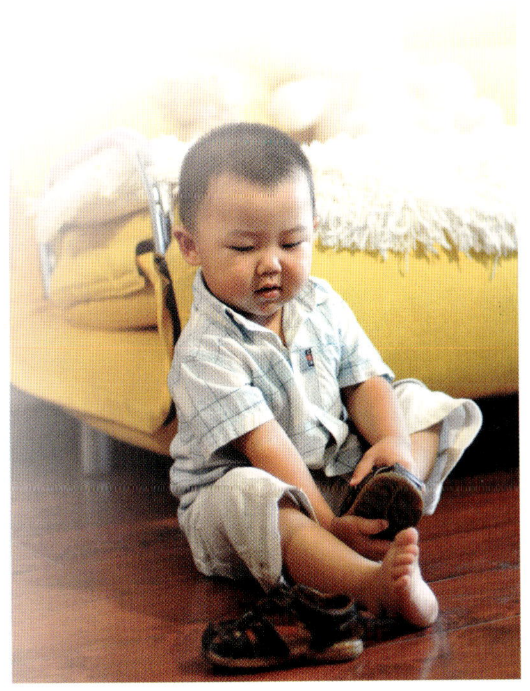

所以，爸爸妈妈们应该正确地看待这一现象，尽量放手让宝宝自己动手尝试各种事物。这样做的结果，不仅满足这一时期宝宝心理上的需求，同时还可以提高宝宝各个方面的能力。

怎样减少宝宝的“反抗”

如果能够正确诱导孩子安度反抗期，让孩子较快确立“自我”，使“自我服务”不偏于“唯我独尊”的意识，其反抗便会逐渐消失。这里介绍3种诱导方法：

1. 让宝宝帮你做些简单的事。比如，可以让宝宝帮你“擦桌子”，虽然他擦不干净，但他做的事，常不愿意成人再做一次。孩子证明自己可以和大人做同样的事之后，会产生很大的满足感，这种满足感可使他保持较久的良好情绪。

2. 让宝宝独自完成一件事。当宝宝单独完成一件他认为很大的事情时，他就会很满足。即使做得不好，爸妈也要夸几句，这样可以减少宝宝的反抗情绪。

3. 让宝宝多体验，不管他做什么事，都尽可能不要过分干涉他。有些事情明知宝宝不可能做得好，也不要在旁边指手画脚。

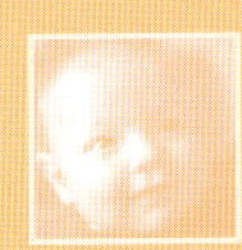

141 提高宝宝视觉、认知能力的游戏

对于2岁左右的宝宝，要想提高他们的视觉能力和认知能力，最有效也是宝宝最乐于接受的办法当然就是游戏了。

刺激宝宝视觉的游戏

认性别。结合家庭成员教宝宝认识性别，如“爸爸是男的，你也是男的”，逐渐让宝宝能回答“我是男孩”。也可以用图画书上的人物问“谁是哥哥”？“谁是姐姐”？以认识性别。

分清长短、多少。用两支长度不同的铅笔让宝宝分辨哪支长，哪支短；也可以结合生活实际，如分苹果，让宝宝知道多少，和大人比个儿知道高矮，翻书知道厚薄等。

指出前后和上下。让宝宝将两手放在身体前面或后面或把物品放在身前和身后，使宝宝明白“前、后”。然后，将物品分别放在桌子上面或下面，练习分辨“上”和“下”。

认识环境。培养宝宝认识居住的环境。先让他认识家门，再让他熟悉能通向家门的几条道路，逐渐学会认门认路，并顺利找到家。

提高宝宝认知能力的游戏

我的手指真能干。准备一个镶嵌的几何板，让宝宝先观察，然后妈妈示范抠出和镶嵌几何图形，接着引导宝宝进行抠出和镶嵌活动。让宝宝初步感知几何形块和镶嵌的底穴的相配关系，初步训练宝宝观察力和推断能力。

豆乖乖回家。准备红豆和黄豆，贴有红色和黄色标志的瓶子每人两个，篮子每人一只。妈妈以“公鸡头，母鸡头，红豆红豆在哪头”引出红豆和黄豆，告诉宝宝红豆住在红瓶子里，黄豆住在黄瓶子里，由于它们在一起做游戏找不到自己的家了，请宝宝帮助它们找到自己的家。妈妈示范装豆豆，也可让宝宝一起帮助装豆豆。让宝宝感知红色和黄色并进行分类活动。

142 如何应对腹泻的宝宝

造成宝宝腹泻的原因很多，比如感染引起肠胃炎、吃入不洁的食物和水、奶瓶消毒不当、牛奶浓度不对、饮食过量或精神紧张等都可以导致宝宝腹泻。不管哪一种，父母都会很紧张，那么，你对宝宝腹泻究竟了解多少呢？

怎样才算是腹泻？

宝宝到了2岁左右，大便都已成形，如果没有吃入其他带有颜色的食物，大便的颜色应为黄色或黄褐色。而腹泻则是指粪便中水分增加，且大便成分变质。一般来说，腹泻时大便的次数、水分都会增加，大便的颜色会变成绿色，而且气味酸臭。

宝宝腹泻时的症状

1. 轻度腹泻：每天大便5～8次，同时可能伴有轻微的发烧或呕吐。

2. 中度腹泻：每天大便8～15次，稀水便、气味酸臭，可能有中度发烧。

3. 重度腹泻：每天大便15次以上，为血丝黏液便，并有前囟门凹陷，烦躁不安，皮肤及嘴唇干燥等症状。

宝宝腹泻怎么办?

宝宝腹泻除按医生的处方正确服药外，还要注意宝宝的饮食调养。在急性腹泻时，宝宝肠胃的消化吸收功能未完全丧失，对营养物质的吸收仍可达正常时的2/3左右，原则上可继续进食，但伴有严重呕吐者则应暂时禁食。4～6小时后，以稀粥、面条、米汤等喂食，少量多餐逐渐过渡到正常饮食。此外，还要注意以下问题：

对感染性腹泻者要控制感染，如果宝宝出现脱水要合理补充液体、纠正脱水。腹泻宝宝大便次数增多，应勤换尿布，每次大便后用温水清洗臀部，然后用软布吸干，同时可涂以鞣酸软膏或复方硫酸铜锌软膏，以防止红臀；如果腹泻宝宝较长时间使用抗生素，可能会引起口腔真菌生长而发生鹅口疮，因此，要多喂开水以清洁口腔。

143 宝宝秋季腹泻的预防和治疗

秋季是肠道传染的高发季节，特别是宝宝们，由于其体温调节中枢和血液循环系统发育尚不完善，不能及时调节体内和外界的急剧变化，因此，很容易导致腹泻。

秋季患的腹泻就是“秋季腹泻”吗?

不是所有秋季的腹泻就是“秋季腹泻”，只有轮状病毒引起的腹泻才是所谓的秋季腹泻（因为轮状病毒多在秋季发作），约占秋冬季腹泻患儿的40%～70%。患秋季腹泻的宝宝在临床上有三大特征，即“感冒、呕吐、腹泻”。秋季腹泻往往起病急，开始宝宝会有发烧（常在38～39.5℃之

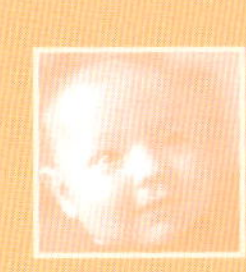

间）、咳嗽、流清涕等“感冒”症状，同时还伴有频繁呕吐；随后24小时内开始腹泻，少则1天数次，多则数10次，大便稀薄，呈清水样或蛋花汤样，有时还可为白色米汤样，但多数没有特殊的腥臭味。

宝宝因何感染轮状病毒？

小儿秋季腹泻的传染源主要来自病人、隐性感染者以及带病毒者，这是因为在急性期，患者头2~4天内的大便中含有大量轮状病毒，如果宝宝不慎接触并进入消化道内，就会引起急性肠炎，这就是我们常说的“病从口入”。由于6个月至1岁半的婴幼儿胃肠功能较弱，抵抗轮状病毒的抗体水平较低，免疫功能又不甚完善，最容易感染这种病毒而发病，而6个月以内的婴儿由于有来自母体和母乳中的抗体，所以不易发病。

得了秋季腹泻怎么办？

如果宝宝患有秋季腹泻比较严重，如伴有高烧、吐泻频繁、脱水时，应及时到医院治疗，并在医生的指导下通过口服补液或者是静脉输液给孩子补充身体内的水分和电解质，以防病情进一步加重；如果宝宝的病情不重，爸爸妈妈可遵医嘱给宝宝服用止泻药、肠黏膜保护药（如斯密达）以及恢复肠道生态平衡药，如双歧杆菌、培菲康、丽珠肠药等。

轮状病毒引起的小儿秋季腹泻一般为5~8天，届时多数可自行好转，父母只要遵照医嘱给宝宝吃药，多饮水，并给宝宝补充高营养、高维生素、好消化的食物，都可逐渐治愈。

如何护理腹泻的宝宝？

补水——补水是为了防止宝宝脱水。可以给宝宝喝葡萄糖盐水，1升水里加3汤匙（约50克）葡萄糖、半茶匙（约2克）盐。如果没有葡萄糖，也可以用普通白糖代替；或服用新配方的口服补液盐，按规定比例调配即可。

饮食——腹泻的宝宝不必禁食，只要宝宝想吃就可鼓励他进食。急性期可减少哺乳次数，缩短哺乳时间或喝牛奶加等量米汤等。伴脱水者应到医院及时就诊。等宝宝身体好转后，可逐步恢复饮食，但必须由少到多，由稀到稠逐渐过渡。

保暖——宝宝由于受病毒侵犯，其肠蠕动有所增快，如腹部再受凉则肠蠕动更快，而加重腹泻。父母可适当地用热水袋对宝宝腹部进行热敷或帮宝宝揉揉肚子，

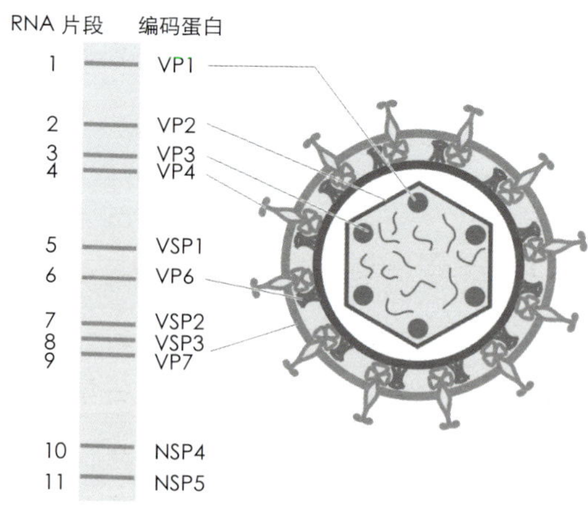

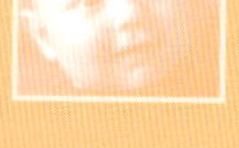

以缓解其疼痛。

护臀——因便次增多，肛门周围的皮肤及黏膜都会有不同程度的损伤，宝宝便后要用细软的纱布蘸水轻洗，并涂些油脂类的药膏，同时要勤换尿布，以免粪便尿液浸渍的尿布与皮肤摩擦而发生破溃。宝宝用过的东西要及时洗涤并消毒，以免反复交叉感染。

秋季腹泻可以预防吗?

预防秋季腹泻最主要的是把好“病从口入”这一关，为此，爸爸妈妈应做到:

1. 引导宝宝养成饭前便后洗手的好习惯，不喝生水，不吃不洁净的食物。

2. 不给宝宝吃隔夜的或不新鲜的食物。

3. 宝宝的饮食用具，如奶瓶、汤勺等，每次用前和使用后都应该用开水洗烫，最好每天煮沸消毒一次。

4. 仍处于哺乳期的母亲应注意自己乳房的清洁，勤换内衣，以减少宝宝感染病毒的机会。

5. 保持居家环境的清洁，不留卫生死角，同时宝宝的玩具也应经常消毒。

6. 让宝宝远离有急性腹泻的患者。

144 培养宝宝做事的积极性

穿衣、睡觉、吃饭……这些看似平常的事情，父母也不要不以为然，日常生活的每一件事都是锻炼宝宝的好机会，而宝宝积极性的培养也正是从生活而来。

宝宝做事因何不积极

要求过高，宝宝无从应付

父母往往不自觉地以成人的标准要求宝宝，有时一个指令出去，就要求宝宝马上响应。但宝宝毕竟还小，而且每个宝宝的发展也是不一样的，当父母的要求超出宝宝的动作能力时，爸妈就会感觉宝宝总是慢吞吞的，好像做事不积极一样。

宝宝根本没有兴趣

面对自己感兴趣的事，宝宝的动作当然会很快，而遇到不感兴趣的事时，他就失去做事的积极性，显得兴致不高。

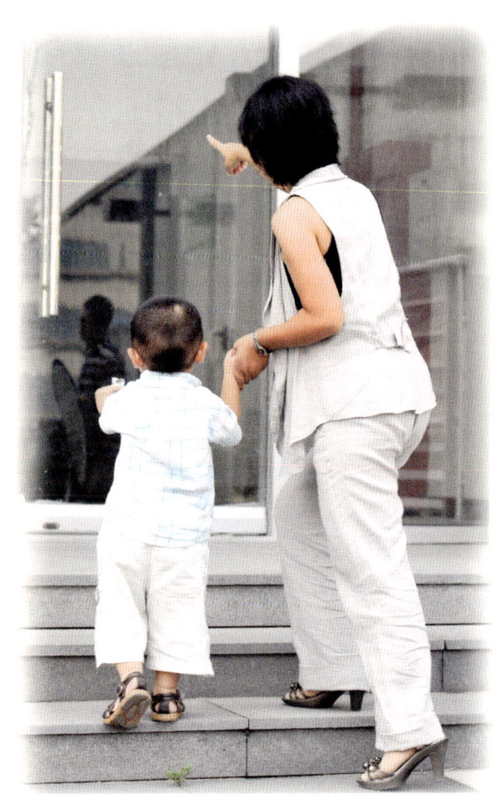

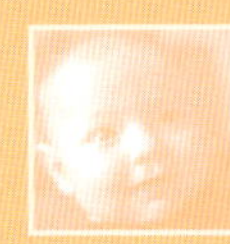

缺乏信心

当宝宝没有完成爸妈交给的任务而受到批评时，宝宝就会因为被否定而失去信心，所以导致做事没有积极性。

依赖性过强

有些家长看不得孩子受一点儿委屈，总是想方设法溺爱。这会使宝宝养成依赖心理，降低做事的积极性。

这样可以让宝宝更积极

1. 家长应体谅孩子，多站在他们的角度考虑事情，循序渐进地提高孩子的能力。在交谈时，父母要以亲切、活泼、愉快的语气与宝宝交流，在他做得很好时肯定他的成绩，受到鼓励的孩子会很满足。这样在你提出新要求的时候，他仍旧会兴致高涨地去做。宝宝做事的积极性就会很自然地被激发出来。

2. 在日常生活中，家长要仔细观察孩子的喜好。知道他对什么感兴趣，这样不仅可以提高孩子做事的积极性，还可以从小培养宝宝的兴趣爱好。在宝宝游戏或活动时，父母也要积极参与其中。通过父母的参与，宝宝可以从中得到快乐、获得满足，为“下一次”打下坚实基础。

3. 总是受到批评的童年是灰暗的，父母要适时鼓励宝宝做事，即使他做得不令人满意，也应先肯定孩子的成绩，只有自信心没有受到抨击，才有可能完成接下来的事情。受到鼓励的宝宝会产生一种“做事真好”的想法，进而更加积极地完成下面的事情。讽刺和训斥只会挫伤宝宝的自尊心和自信心，扼杀他的积极性。

4. 不经历风雨怎么见彩虹，没有哪个孩子能在蜜罐里健康地成长。溺爱不是爱孩子，是一种间接的伤害，宝宝总是有“撑腰”的后台，就会养成一种“反正我不做也有人替我做”的想法。这不仅扼杀了宝宝做事的积极性，而且也会养成任性、骄纵的不良性格。

145 宝宝同步喂养方案

宝宝到了快 2 岁时，20 颗乳牙已经基本长全了，咀嚼能力得到了进一步加强。但宝宝在这个阶段仍处于生长发育较快的时期，为了能满足其生长发育所需的均衡营养，必须为他科学地安排饮食。

如何安排宝宝的饮食？

2 岁的幼儿，主食应以米、面等谷类为主，因为此时宝宝活动量大，而谷类是能量的主要来源；蛋白质主要来自肉、蛋、乳类、鱼等食物；钙、铁和其他矿物质主要来自蔬菜，部分来自动物类食物；维生素主要来自水果、蔬菜。通常，宝宝每天主食 100 克，肉、鱼、蛋、奶 100 克，青菜 50～100 克，两餐之间加些点心、水果 (50 克左右) 即可满足宝宝一天的营养需求了。当然，这个食物量不是固定不变的，如鱼、肉、蛋类吃得多些，便可少吃些豆制品；蔬菜吃得多些，就可以适当减些水果；副食吃得多些，就可以少吃点儿主食。

因为2岁孩子的自身胃容量为200~300毫升，这就限定了他每次的进食量，所以，宝宝每天的进餐次数要在4~5次。

宝宝能和成人吃一样的食物吗?

别看宝宝的乳牙已经长全了，但宝宝的消化器官却尚未发育成熟，咀嚼肌也远不如成人，所以咀嚼能力还很差。所以此时的宝宝还不能完全和大人同食，在给宝宝烹调时还要多下工夫。

1. 饭菜要碎、软、烂，面片汤、馄饨都是比较适合宝宝的食物，面食最好是发面；鱼要剔除骨刺；肉要加工切碎，切断其纤维；蔬菜要切小段或切碎、切丁；不要给宝宝吃刺激性食物。

2. 烹饪方法要讲究，如挑选蔬菜要新鲜，不要泡在水里时间太长，应先洗后切，防止维生素的流失；胡萝卜要用油炒后食用，以利于脂溶性维生素A的吸收等。

3. 宝宝的食物要小巧精致、花样翻新，因为通过视觉、嗅觉、味觉等感官传导到大脑皮质的食物神经中枢，并产生反射性刺激，使宝宝想吃、爱吃，从而保证足够的营养摄入。

22~24个月宝宝食谱

鲜虾沙拉球

材料：苹果、马铃薯各1个，胡萝卜半根，鲜虾仁5~6只，沙拉酱、盐各适量。

做法：苹果洗净去皮切小丁，放入白开水中加少许盐调匀，浸泡一会儿，捞出沥干；马铃薯、胡萝卜煮熟，切小丁；虾仁入沸水煮熟，切小丁；把所有材料和沙拉酱拌匀呈泥状，按照口量大小捏成球形即可。

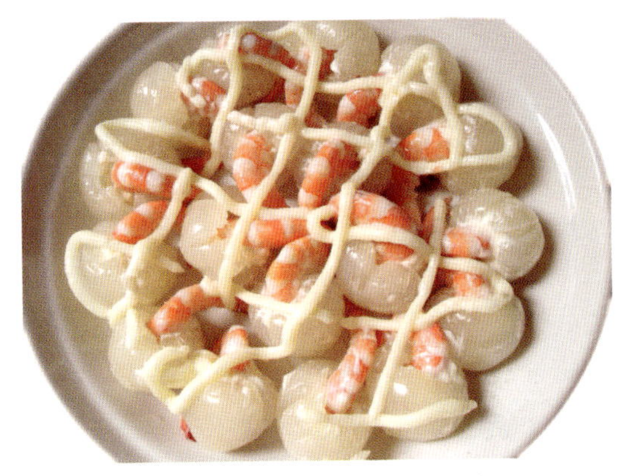

香酥海苔卷

材料：海苔、胡萝卜、香菇、肉馅、盐、酱油、胡椒粉、香油、面粉、植物油各适量。

做法：胡萝卜擦细丝，香菇泡软切细丝；肉馅加酱油、盐、胡椒粉和香油(也可加些植物油)搅拌均匀；在肉馅中加入胡萝卜丝、香菇丝搅拌均匀；面粉和水按1:1的比例做成面糊备用；取一片海苔，在一端抹上一点儿调好的馅料，卷成卷，蘸满面糊放入热油中炸至金黄色即可。

鸡蛋三文治

材料：煮熟的鸡蛋1个，全麦面包2片，黄瓜1小段，沙拉酱、盐、糖、醋各适量。

做法：鸡蛋去壳切碎，加入1勺沙拉酱拌匀；黄瓜切薄片，放入碗中，加少许

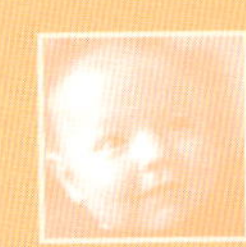

盐、糖、醋腌10分钟，沥干水分；全麦面包放入热锅中烤至两面微黄，取出；把拌好的鸡蛋放在上面抹平，再摆上黄瓜片，盖上另一片面包即可。

软煎鱼排

材料：鳕鱼1片，鸡蛋1个，胡萝卜1根，盐、糖、料酒各适量。

做法：鳕鱼洗净，去皮，去大骨，把肉取下，撒少许酒和盐腌10分钟；鸡蛋打散，先把鳕鱼裹上1层面粉后，再蘸上1层蛋液，然后放入平底锅内煎至两面金黄；胡萝卜洗净，切小段，锅中放水、盐、糖少许，加入胡萝卜段煮熟当配菜。

146 亲子 online

资优教育

有兴趣才有动力，如果望子成龙的父母们能够准确地发现宝宝的兴趣，那么孩子成功的路也就近了。

一般来讲，对于自己喜欢的事情，即使家长不催促，多数宝宝也会主动去做。而对于宝宝不喜欢的事，就算时刻看着，也无济于事。另外，如果宝宝做一件事能够持续较长的时间，并且孩子还常常有愉快的表现，这就可以证明他在这方面有较高的兴趣。父母也就可以适当地加以“利用”宝宝的兴趣，让他在这方面有更长远的发展。

如果你的宝宝还没有相应的表现，也不用着急，让他多接触一些事物，相信兴趣爱好迟早都会表现出来的。但父母一定不能给宝宝施压，也不要让宝宝接触过于复杂的知识，以免给宝宝心理造成负担，磨灭了他的兴趣。

适合孩子的玩具推荐

1. 可骑的玩具：宝宝现在仍然喜欢那些自己能推的、带轱辘的玩具，这可以锻炼宝宝的运动和身体协调能力。

2. 打击乐器：音乐能够激发这个年龄段的孩子跳舞、拍手、旋转、单脚跳、甚至喊叫等，所以给宝宝一面手鼓、小鼓或两根鼓槌来增添乐趣吧！

3. 过家家用的玩具：可以给宝宝买一套玩具锅碗瓢盆和塑料食品。摆上一张小桌子和几把小椅子，让宝宝做主人，招待客人喝茶或吃饭。激发宝宝想像力的同时

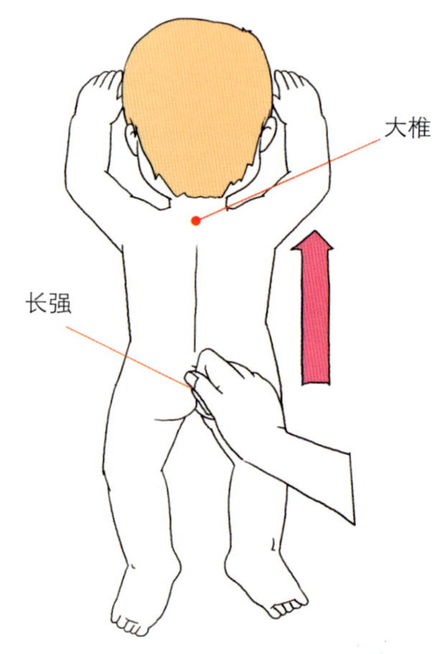

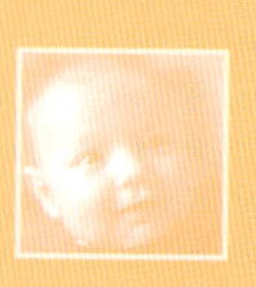

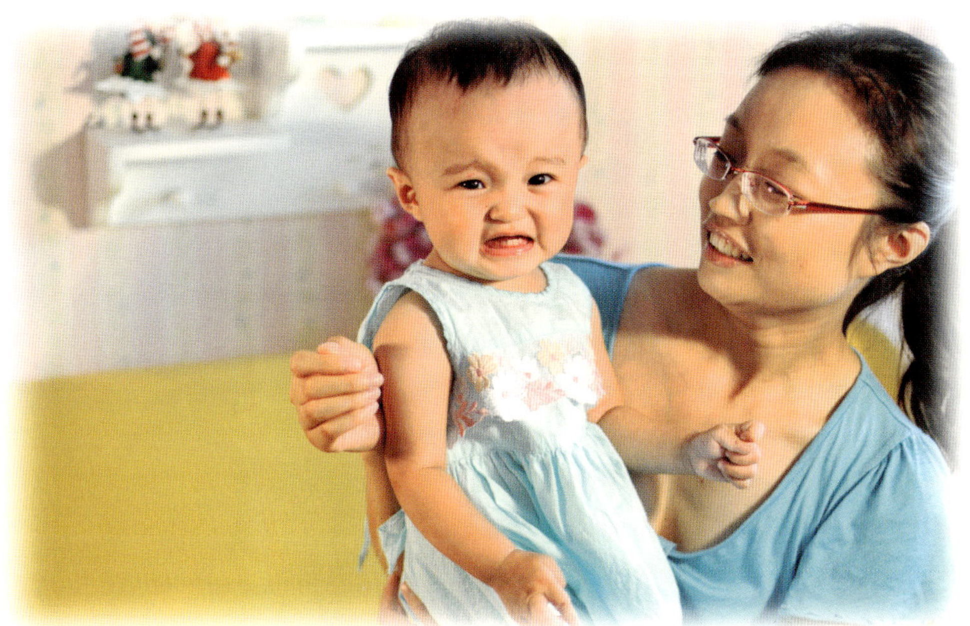

还增加他的社交能力。

4. 建筑玩具：宝宝可能现在变得对建筑很感兴趣了，给宝宝一些建筑玩具，他或许能创造出奇妙的、晃晃当当的公共汽车、火车、农场、房子等许多东西。

给宝宝按摩的方式方法

宝宝容易出现的胃肠疾病、反复感冒、咳嗽、睡眠不安等都可用捏脊疗法治疗。方法是：让宝宝俯卧，背部保持平直、放松；大人两手的中指、无名指和小指握成半拳状；食指半屈，用双手食指中节靠拇指的侧面抵在孩子的尾骨处；大拇指与食指相对，向上捏起皮肤，同时向上捻动；沿脊柱两侧自长强穴向上边推边捏边放，一直推到大椎穴为一遍，共 6 遍。其中，第 2、第 3、第 4 遍除按前法捏脊，每捏 3 下需将背部皮肤向上提一次；最后用两拇指分别自上而下揉按脊柱两侧 3~5 次。

专题：常见问题及处理办法

体重偏低

尽管每个妈妈都知道肥胖对宝宝的身体十分不利，但还是忍不住想让自己的宝宝又胖又结实。如果哪天宝宝两手上举时，看到了胁下的肋骨，妈妈就会觉得宝宝太瘦了，都皮包骨了。于是，开始想尽办法让他长胖。

但实际上，幼儿期是锻炼运动能力的

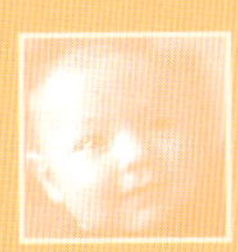

时期，宝宝瘦一些是非常正常的。很多宝宝甚至在一年里体重只增加2千克，而身高却增长了10厘米，这样的孩子如何能够胖起来呢？妈妈只是由于看到宝宝不太爱吃饭而过于心急了。其实，如果宝宝按照母亲的意愿来增长体重，那就不能充分锻炼了。

不敢说话

原本以为宝宝到了2岁，可以很自然地和别人打招呼了，可让父母没想到的是宝宝却变得认生了。除了父母，别人谁都不让抱，甚至有生人到家里来，他还会大哭大闹。其中一个重要的原因可能是宝宝每天只跟母亲在一起生活，另外，如果宝宝本来就很敏感的话，这种认生就会特别严重。

对于2岁宝宝的认生，母亲不必把责任都归咎于自己没有教育好，也不要急着批评宝宝或刻意锻炼宝宝。即便你理会这些，宝宝也常能很快加入到其他孩子中间去玩的。实际上，从宝宝自身来讲，他怕生、不合群，多数只是为了保护自己，所以母亲要尽量让宝宝多接触其他小朋友和生人（但要注意不要让宝宝因此受到伤害），让宝宝感觉到生人和小朋友并不可怕，慢慢的他就能够接纳生人，甚至可以主动与生人打招呼了。需要和母亲说一点，那就是这样的宝宝其实很多，不要以为只有自己的宝宝才这么认生，甚至因此而背上心理包袱。

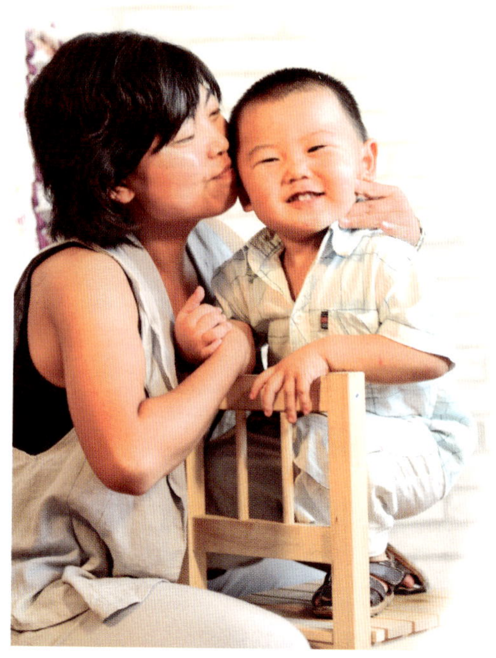

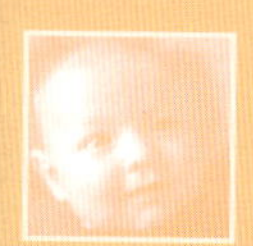

Part 18 25~30个月

塑造宝宝的健康个性

“个性是人生的根基，它关系着宝宝将来的成功、幸福和健康。但不是所有开朗、活泼的就是好性格，而沉静、内向的就是坏性格。所以，爸妈也不要一味要求宝宝是什么样的性格，你要做的只是根据宝宝自身的特质进行正确引导。”

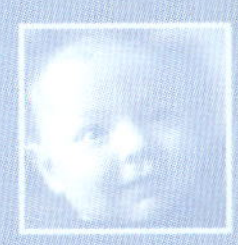

147 宝宝的发育特征

宝宝过了2周岁，身高、体重等身心发育指标就开始以半年计了，那么，在这半年里，宝宝会有怎样的变化呢?

身体发育特征

宝宝到了30个月，即2岁半时，如果是男宝宝，则平均身高可达94.44厘米，平均体重为13.87千克，平均头围为49.31厘米，平均胸围为50.80厘米；如果是女宝宝，平均身高为92.93厘米，平均体重为13.41千克，平均头围和平均胸围分别为48.25厘米和49.67厘米。

此时，宝宝的20颗乳牙已全部出齐，咀嚼能力大大提高。

在这半年里，宝宝不仅能后退、侧着走和奔跑，还能轻松地立定蹲下，会迈过低矮的障碍物，能交替双脚走楼梯，能独脚站2～5秒，能举起手臂投掷，也学会了骑三轮车和其他大轮的玩具车。

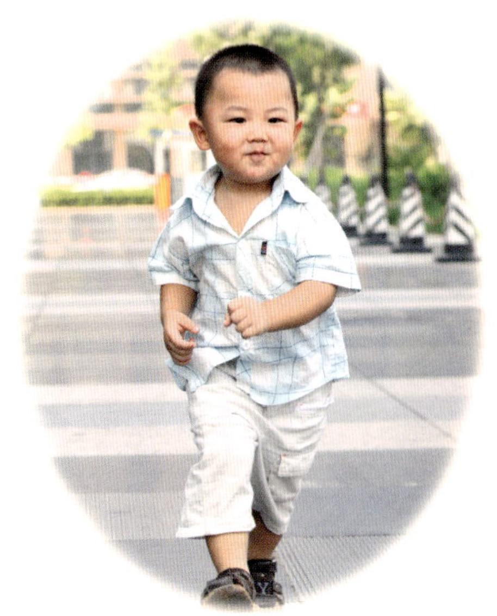

智能发育特征

这一年龄段的前半部分，宝宝的词汇量会急剧增加，有些宝宝甚至每周能增加40个单词，而有些宝宝则是稳定增加一些。许多2岁的宝宝现在能够综合运用词汇，所以他们常常并不仅仅满足于你说“这是一辆卡车”，你要充分利用孩子的好奇心，多和宝宝做填词和命名游戏、唱歌，描述做过的和看到的每件事。

这一年龄段的宝宝还喜欢随着音乐摇动，并能记住一些简单且歌词重复的歌曲，如“一闪，一闪，亮晶晶”；能数到10，大致理解数量——知道2个比1个多；在玩假装游戏时，能用物体或自己的身体部位代表其他物体（如手指当牙刷）。

宝宝开始按正确的事情发生顺序组织记忆，并开始形成更为持久的记忆，注意力集中的时间也更长了，如坐着听故事或看电视的时间可长达20分钟。此外，宝宝还能同时灵活地思考一个以上的问题，能对2～3样食物、服饰或活动作出选择，也能基于形状、大小、颜色等对事物做简单的分类。

148 如何防治宝宝的磨牙

宝宝天生聪明可爱，发育上与同龄儿童也无不同，但每晚睡觉时宝宝“格格”

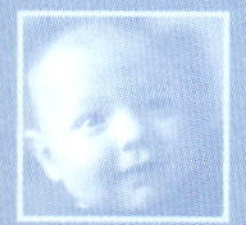

的磨牙声总不免让爸妈担忧：宝宝为什么老磨牙？这样会不会影响宝宝的发育？该怎么防治宝宝磨牙呢？

宝宝因何磨牙？

精神过度紧张：如果宝宝在晚间看了惊险刺激的电视或者入睡前玩耍过度、精神紧张均可引起磨牙。另外，长期受到爸妈的责骂，而引起压抑、不安和焦虑，也是宝宝夜间磨牙的重要原因。

消化功能紊乱：宝宝的胃肠功能还不是很完善，如果他晚间吃得过饱，睡时胃肠道负担过重，也可引起睡觉时磨牙。

营养不均衡：有些宝宝爱挑食，尤其不爱吃蔬菜，结果导致各种维生素和微量元素缺乏，引起晚间面部咀嚼肌不自主地收缩，使得牙齿来回磨动。

牙齿本身发育不良：如果宝宝患有营养不良或先天性个别牙齿缺失等，会使得牙齿发育不良，上下牙接触时咬合面不平，而引起夜间磨牙。

防治宝宝磨牙从何入手？

当宝宝有磨牙现象时，大人不要固执地认为一定是肠道寄生虫在作怪，因为在未作大便化验之前就使用驱虫剂是盲目而不科学的，多次使用驱虫剂还可能影响宝宝的肝肾功能。如果已经确诊有肠道寄生虫，则要及早驱虫。对于患有佝偻病的宝宝，则要补充适量的钙及维生素 D。还可以请口腔科医生仔细检查有无牙齿咬合不良，如有则需磨去牙齿的高点，并配制牙垫，睡前戴上，来减少磨牙。

另外，从预防的角度讲，父母要给宝宝营造一个舒适和谐的家庭环境，不要让宝宝生活在焦虑和惶恐之中；让宝宝晚间少看电视，避免过度兴奋；饮食要荤素搭配，营养全面，改掉挑食、偏食的坏习惯，晚餐要清淡，且不要过量。父母还要注意纠正宝宝的一些不良习惯，如单侧咀嚼、啃咬铅笔等。

中医如何对付宝宝磨牙？

中医认为，夜间磨牙多与“胃热”有关，可用芦根 10~20 克，黄连 1.5 克煎汤喝，有一定疗效。如果夜睡不安则加夜交藤 8~10 克，消化不良加炒谷芽 10 克，每日服 1 剂。

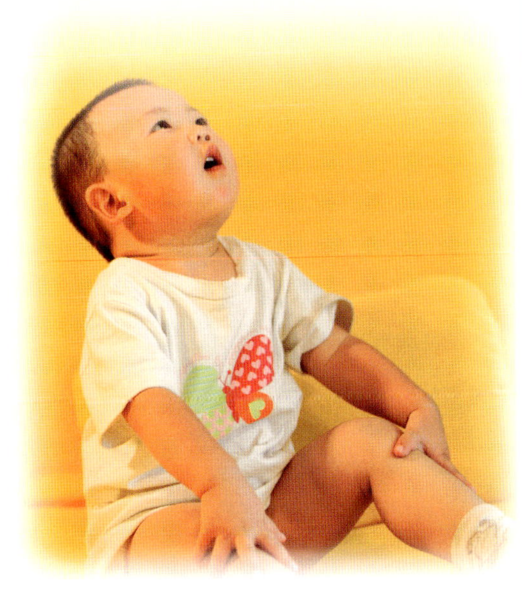

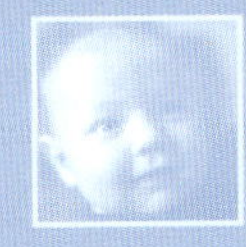

149 如何护理发烧的宝宝

宝宝从小到大或多或少都有发烧的症状发生，有的父母急得像热锅上的蚂蚁到处求医问诊；而有的父母则只求孩子迅速退烧，而马上就吃退烧药。事实上，过与不及对我们幼小的宝宝来说都是一种负荷，爸妈既不必过于紧张，也不能掉以轻心。

如何判断宝宝是否发烧？

妈妈用手一摸宝宝的额头和手心，感觉宝宝的皮肤发烫，妈妈就认定一定是发烧了，或者妈妈拿来体温计给宝宝测量体温，宝宝的体温超过了37℃，妈妈就认为宝宝生病了。仅仅这样是不足以判断宝宝是否发烧的。

正确的方法是，只有当宝宝的腋下体温超过37.4℃才可以认为是发热。一定记住，妈妈的手不是体温计，不能随便认定宝宝发烧，更不能随便服用退烧药。不过，宝宝的体温在某些因素的影响下，也常会有一些波动。例如傍晚时，宝宝的体温往往比清晨时要高一些；宝宝进食、哭闹、运动后，体温也会暂时升高；衣被过厚、室温过高等都可使宝宝的体温升高一些。如果宝宝是这种暂时的、幅度不大的体温波动，只要他精神活泼，没有其他症状，通常也不应该考虑是病态。

宝宝发烧时如何应急？

第一，少穿衣服，给孩子散热。认为

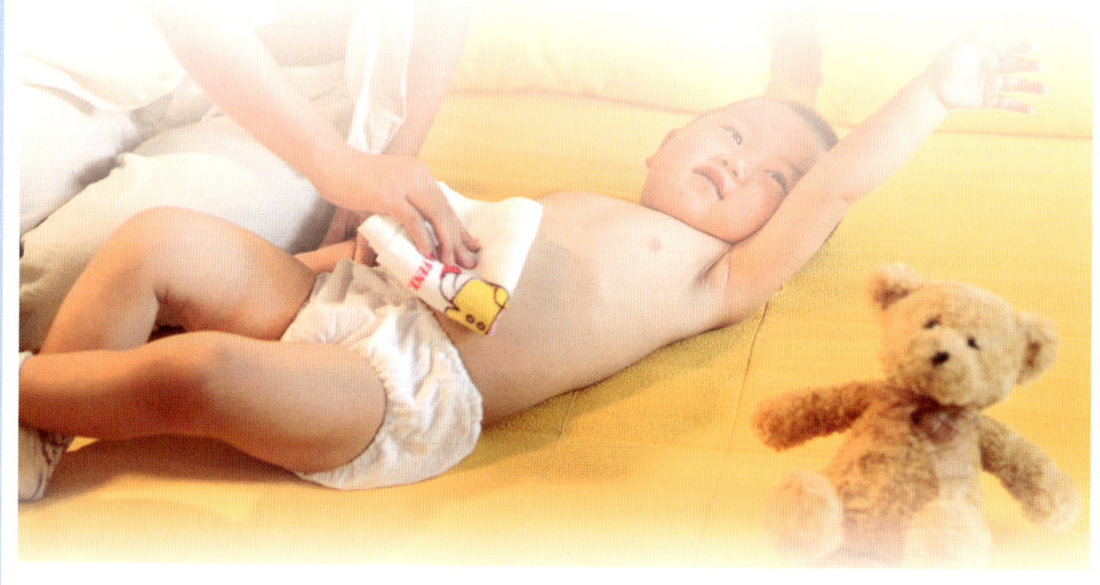

要用衣服和被子把宝宝裹严，把汗“逼”出来的做法是不对的。宝宝在发烧时出现发抖，不是宝宝发冷，而是因为他们体温上升导致的痉挛。

第二，物理降温，家庭常用的方法有：①头部冷湿敷，用 20～30℃冷水浸湿软毛巾后挤至不滴水，折好置于宝宝前额，每 3～5 分钟更换 1 次；②温水擦拭或温水浴，用温湿毛巾擦拭孩子的头、腋下、四肢或洗个温水澡，多擦洗皮肤，促进散热；③酒精擦浴，适用于高热降温，用 20%~35% 的酒精擦浴四肢和背部。

第三，补充水分，高热时宝宝呼吸增快，出汗使机体丧失大量水分，所以应给宝宝充足的水分，增加尿量，促进体内毒素排出。

宝宝发烧该吃什么退烧药？

眼看小宝贝就要烧到 39℃了，正准备给孩子用药退烧，却发现药箱中竟有好几种退烧药，于是一下懵了，该吃哪一种呢？

一般来说，宝宝发烧不超过 38.5℃，建议只用物理降温，如果超过 38.5℃或有惊厥史，要及时用退烧药。父母最好选用对乙酰氨基酚（百服宁、泰诺林等）、布洛芬（美林等）这两款儿科医生使用最广，临床安全性较高的药物；而阿司匹林、扑热息痛等退烧药，对患儿刺激性和副反应较大，吲哚美辛（消炎痛）类药对胃部刺激较大，不建议使用。此外，家长要注意给宝宝服用一类退烧药的时间不要太长，发烧超过两天最好换用另一类药，并且服用泰诺林和百服宁，一天不能超过 4 次，每次间隔最少 4 小时。

警惕宝宝发烧 4 大误区

误区一：发烧是一种小儿常见病

发烧在婴幼儿身上的确很常见，但发烧本身不是病，而是一种症状，也就是说，在发烧的背后往往是疾病在作祟，轻的如感冒，重的则包括脑炎、脑膜炎等。

误区二：烧得太久，会烧坏脑子

实际上，发烧本身对人体并没有危害，只有因脑炎等疾病使脑质受病毒侵害才可能影响智力。而宝宝发烧后，如果立即采取吃退烧药等激烈的干预措施，可能因为热度已退而忽略引起发热的真正元凶。如果宝宝只是烧到 38℃左右，一般情况下不必服用退烧药。自行退烧反而更能够增强宝宝的抵抗力。

误区三：要捂汗

通常，发烧要经过三个阶段，即发冷、发热、发汗。只有在发冷的阶段才应该为宝宝添加衣物，在发热的阶段应该减除衣物才对，而在发汗的时候则可以穿一件比较宽松的衣服，以利于排汗。

误区四：最好打针、输液，这样退烧快

由于发烧通常是由病毒或者细菌入侵造成的，而抗生素类药物对病毒没有作用，而输液还有其他副作用。所以退烧应遵循“避重就轻”的原则，能自己退烧最好，能吃药退烧的，不打针，能打针的，不输液。

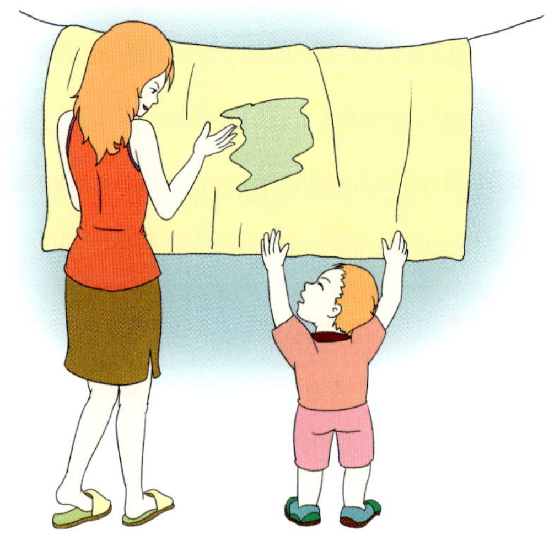

150 宝宝为何总是尿床

一般说来，宝宝在1岁或1岁半时，尿床现象就已大大减少，甚至基本上不会再尿床了。可是，自己的宝宝已经快3岁了，却仍旧整晚“画地图”……

宝宝为何总是尿床?

1. 宝宝睡前过度兴奋或玩得太累或者害怕因尿床而受到责骂，甚至因为尿床受过惊吓等。

2. 父母没有给宝宝进行及时的排尿训练，使得其对排尿的行为没有敏感反应，如长期使用一次性尿布等。

3. 突然换新环境、气候变化如寒冷等。

4. 睡前饮水过多或吃了西瓜等含水量多又有利尿的水果；父母在宝宝夜间有便意时没有及时把尿等。

5. 蛲虫症、肾脏疾患、尿路感染、尿道口局部炎症、脊髓损伤、脊柱裂、大脑发育不全、骶部神经功能障碍、癫痫、膀胱容积过小等疾病也可引起尿床，但比例很小。

宝宝尿床怎么办?

1. 与宝宝多沟通，轻松地和宝宝谈心，看看他是否为什么事感到焦虑不安，并尽可能地帮助他解决。

2. 宝宝自己对尿床也很尴尬，所以不要过多地指责宝宝，以免加重宝宝的心理负担。

3. 在宝宝睡觉之前，多注意提醒他先小便。但不要限制宝宝睡前喝水，更不要总是讲有关尿床的事，一旦宝宝形成了紧张心理，问题会变得更糟。

4. 睡前，可以在孩子的床上铺一张“尿不湿”床垫，以防将被褥弄脏。但宝宝起床后，一定要将“尿不湿”床垫收起来，以免宝宝担心被其他人知道。

5. 如果宝宝的尿液有特殊的腥味，应当去医院检查是否有尿道感染或尿路畸形等疾病。

151 宝宝龋齿怎么办

你每天督促孩子刷牙；你经常提醒他少吃甜食，饭后漱口；你为他准备最漂亮的儿童牙刷，买你认为最适合他的儿童牙膏……可是，宝宝还是长蛀牙了，怎么办呢?

什么是龋齿

龋齿也叫蛀牙，是儿童最常患的疾病之

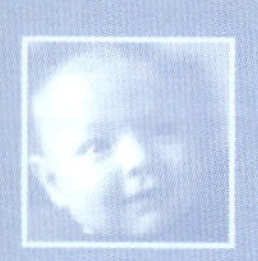

一。其症状主要包括：牙齿对冷、热食或甜食有过敏现象；在蛀蚀严重的情况下，牙齿可能会变成棕色，牙齿表面可能会出现清晰的孔洞，而且可能出现严重的疼痛。

龋齿的产生是由于口腔内的细菌菌斑侵蚀作用和牙齿本身的缺陷造成的。平时口腔内有许多细菌，在适宜条件下，滞留牙齿表面的食物残渣会被乳酸杆菌、链球菌等发酵分解生成酸。而牙齿的主要成分是钙，钙遇到一定浓度的酸后，便可逐渐溶解、软化、脱钙、破坏，最后出现龋洞。宝宝的乳牙钙化程度低，更容易发生龋齿。

年龄不同，龋齿位置不同

不同年龄宝宝易患龋齿的位置也不同，如 1 岁宝宝易患龋齿的部位是上门牙，尤其是半夜喂奶的宝宝，门牙之间尤其容易长蛀牙，不过，下门牙因为唾液的杀菌作用，不易被蛀。2 岁宝宝由于槽牙的沟磨牙的咬面凹凸不平，食物残渣容易堆积，因此易患龋齿。此外，新生牙齿的牙釉质尚未成熟，对酸性物质的抵抗力较弱，较易被蛀。宝宝到了 3～7 岁时，窝沟龋齿开始增多，这是因为刷牙时未能将食物残渣彻底清除的缘故。

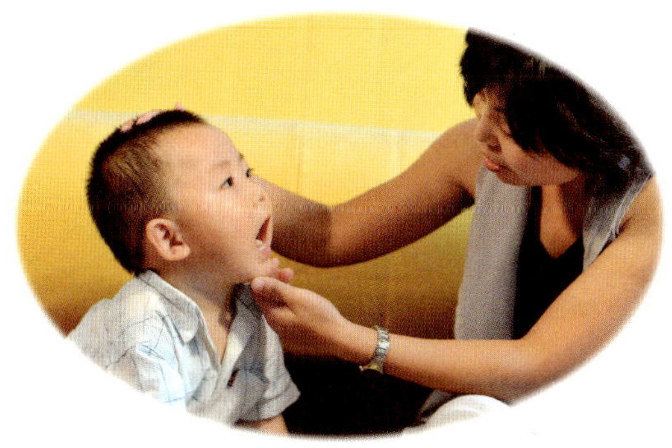

不同阶段龋齿的处理方法：

1. 最初期的龋齿。表现为表面粗糙，有褐色斑点，牙釉质溶化。但这种龋齿妈妈很难发现，也无需特殊治疗，只要认真刷牙，把斑点仔细刷去，再加上唾液的修复作用，便可防止龋齿程度加深。但应让宝宝定期接受牙科检查。

2. 程度加深，牙釉质溶化，表面更加粗糙，斑点增多。此时，宝宝可能仍没有疼痛感，所以妈妈也很少注意到。这一阶段的龋齿只要把被蛀部分刮去后再补上即可。

3. 蛀牙深入到牙本质。这时妈妈可以清楚地看见牙洞，宝宝也会喊痛。处理方法就是麻醉后补牙，牙医刮去被蛀的牙本质，然后补上牙洞。

4. 龋齿深入牙髓。由于牙髓与神经、血管相通，宝宝会相当疼痛，而且牙龈可能会红肿化脓。此时，要先处理牙神经再镶牙套。另外，为了不影响将来恒齿的生长，要留下牙根部神经。

5. 龋齿只剩下根部，但炎症仍在齿龈中继续扩散。齿龈化脓后会有剧烈的疼痛，而脓一旦流出，疼痛感会消失，齿髓坏死后，就完全不疼了，这时需要拔牙。之后将旁边的牙齿固定住，以确保这颗被拔去的牙齿有足够的生长空间。

预防小儿龋齿 ABC

A. 宝宝从 2 岁半左右即可练习刷牙，

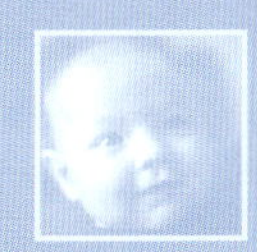

并养成早晚刷牙的好习惯，但妈妈要给宝宝选择适合年龄特点的牙刷和牙膏，要竖刷不要横刷。不能刷牙也要坚持漱口，喂奶后给宝宝喝清水。

B. 少给宝宝吃零食、甜食，尤其睡前不要吃东西。

C. 正确服用维生素 D 和钙制剂，增强牙齿强度。

D. 宝宝磨牙的表面窝沟较深，容易积聚细菌。所以，可将窝沟封闭起来以阻止细菌侵入，可有效预防龋齿发生。

E. 父母咳嗽、打喷嚏时应避开宝宝，并且不要将食物经自己咀嚼后再喂给宝宝。

F. 发现宝宝有龋齿，应及时带宝宝看牙医。有条件的家庭，最好定期带宝宝做牙齿检查。

152 异物进入耳朵怎么办

随着宝宝不断长大，小家伙会有越来越多的奇怪的想法，比如将豆子、石头等小东西放入耳朵，有时一些小昆虫也可能会闯入宝宝的耳朵。如果处理不好，很可能在宝宝的耳部产生噪音或难以忍受的疼痛。

异物进入耳朵如何处理?

耳朵进入异物后，切不可用耳勺等尖锐物品伸入耳内掏挖，以免异物越陷越深，刺伤耳膜。

1. 如果是小虫进入耳内，可用手电筒靠近耳朵照射外耳道，因虫子喜光，多半会顺着光线爬出来；也可将卫生香的烟徐徐吹入耳内，虫子会自动爬出。

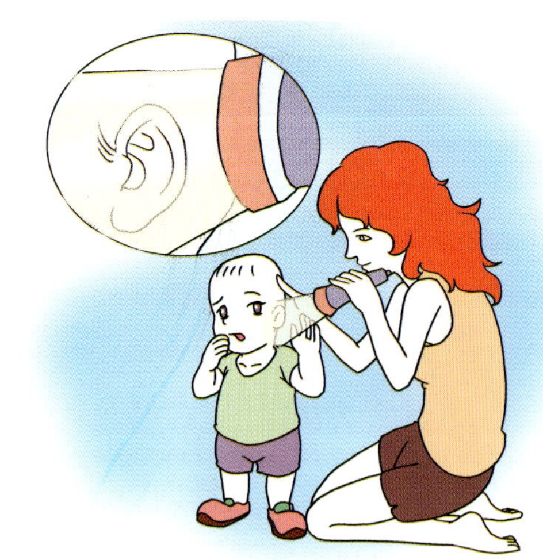

2. 如果是水进入耳内，可用脱脂棉球把耳内水液吸出；也可让进水一侧的耳道向下，单脚跳跃，水也可能会流出。

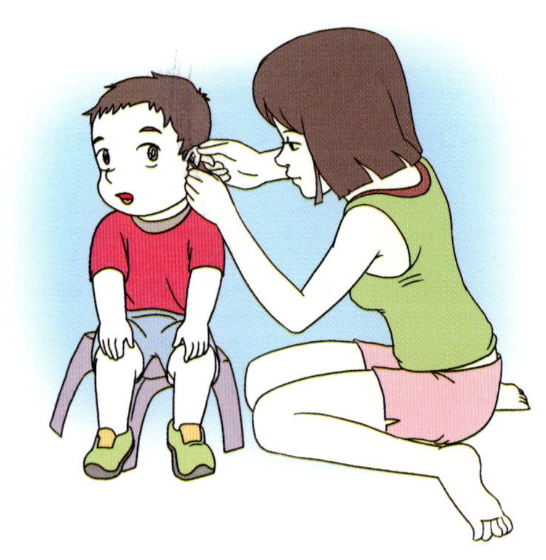

3. 小豆粒、小弹丸之类的东西进入耳内，可将进入异物的一侧耳朵向下，单脚跳跃，直至异物掉出。

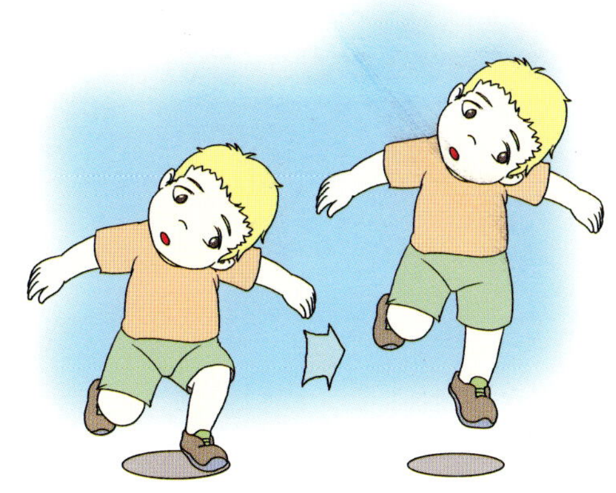

4. 如果上述办法不能奏效或耳朵内因有异物而致疼痛、发炎，应速去医院诊治。

另外，需要提醒一点，如果没有充分的照明和器械或者宝宝由于疼痛、恐惧、哭闹而不合作，则最好请医生帮助，以免自己操作失误损伤耳道，甚至穿破鼓膜。

如何保护宝宝的耳朵？

要想保护宝宝的耳朵，首先就要防止异物进入耳内，尤其是洗头水或洗澡水。另外，要告诉宝宝不要把小东西放入耳朵。其次，不要让宝宝掏耳垢，以防划破耳道、鼓膜。再次，要防止噪音刺激宝宝耳朵，宝宝听音乐或看电视时音量不可过大，放鞭炮、敲锣或雨天打雷时教宝宝捂住耳朵或张开嘴。

153 宝宝同步喂养方案

宝宝到了 2 岁半左右，所有 20 颗乳牙已经全部长出，咀嚼能力也大大提高。同时，宝宝的活动量和大脑的活动量都急剧增加，所以这一时期宝宝的营养供给也应更为丰富和合理。

2 岁的宝宝吃什么

幼儿期的宝宝，可以吃更为丰富的食物，但这些食物如何吃也要落实四项任务：

1. 落实食物多样化。每天的家庭食谱要包括粮食、蔬菜、水果、动物性食品以及奶（奶制品）、大豆（豆制品），每天的食物要保持在 15～20 种，每周还要提供特殊营养的食品。

2. 落实食物均衡性。要按比例地吃各类食品，2 岁半的宝宝每天主食、荤菜、蔬菜、水果的比例大约是 8：4：6：3，另外，还要适量的牛奶和鸡蛋。

3. 落实拒绝垃圾食品。主要是充气饮料、洋快餐、膨化食品、方便面、冷饮和甜食，都要注意尽量少吃。

4. 落实食物个体化。每个宝宝的体质是不同的，家长要区别对待，不要与其他孩子比较；要合理提供 3 餐能量比例，要让孩子吃好早饭、吃饱中饭、晚饭不要吃得太多。

“小皇帝”、“小公主”的饮食对策

现在的孩子都是“小皇帝”、“小公主”，连吃饭也惯出了许多毛病。

1. 零食过多：妈妈总想让宝宝多吃，只要他爱吃，什么时候都让他吃，这样一来正餐自然也就吃不下了。所以，妈妈一定要了解幼儿营养的知识，适时、适量地给宝宝一些适合的零食，同时，也要让宝宝知道零食吃得过多对身体是有害的。

2. 玩玩吃吃：为了让宝宝吃饭，妈妈不惜在饭桌前讲故事、做游戏，让宝宝边玩边吃。结果却进一步分散了宝宝进餐的注意力。当宝宝不好好吃饭时你干脆不理他，但当他拿起勺子好好吃时，立刻告诉他他吃饭的样子很可爱。这种鼓励常常可以让宝宝觉得吃饭是件很幸福的事。

3. 食物品种过于单调：妈妈总担心宝宝消化吸收不好，于是只给他吃某几种“安全”食品，结果使孩子产生了厌恶情绪。实际上，同样的食物，不同的烹调就可以给宝宝不同的味觉享受，比如鸡蛋，也可以做成鸡蛋饼、鸡蛋羹、鸡蛋汤，千万不要总让宝宝吃煮鸡蛋哦。

4. 讨厌某种食物的颜色：多数孩子都喜欢鲜艳的颜色，而对暗色调却没有兴趣，因此不爱吃黑芝麻、茄子等深颜色食物。妈妈在做这些菜的时候要讲究技巧，譬如，可以设计成造型独特的餐点或混合在他喜欢的食物中。

25～30个月宝宝食谱

雪菜豆腐

材料：瘦猪肉、雪里蕻各25克，豆腐150克，植物油、盐、葱、姜各适量。

做法：瘦猪肉洗净，在热水中烫一下，去掉血水，剁成肉泥；雪里蕻洗净，切碎；葱、姜切碎；豆腐切小块，用油略煎，取出；锅中放油烧热，放入肉泥、葱、姜煸炒；再放入豆腐块、雪里蕻末、少量清水、盐，一起炖烂即成。

肉炒茄丝

材料：茄子200克，瘦猪肉50克，植物油、酱油、葱、姜、盐、蒜、味精各适量。

做法：将瘦猪肉洗净，切成丝；茄子洗净，去皮，切成丝；葱、姜切末，蒜拍碎；锅置火上，放油烧热，下葱、姜末煸炒，然后放肉丝煸炒，盛出；锅中再倒油，烧热，倒入茄子丝，加盐，倒入肉丝一起炒至将熟，加酱油、碎蒜、味精，炒匀即成。

豌豆炒虾仁

材料：豌豆、虾仁各50克，植物油、盐、鸡汤各适量。

做法：豌豆洗净，备用；虾仁用温水泡发；炒锅置火上，放油，烧至四成热，加豌豆煸炒片刻，加入虾仁煸炒2分钟左右，倒入鸡汤；待煨至汤汁浓稠时，放盐即成。

鸽蛋益智汤

材料：枸杞子50克，龙眼肉100克，鸽蛋20个，葱末、姜片、盐、胡椒粉、香菜末、清汤各适量。

做法：枸杞子、龙眼肉用温水洗净，均切成细末；鸽蛋用小锅加清水煮熟，剥去壳；将枸杞子、龙眼肉末放入锅中加清汤煮10分钟，加盐、胡椒粉、葱末、姜片稍煮；将去壳的鸽蛋加入汤内，烧沸、出锅，撒上香菜末即成。

154 亲子online

资优教育

一个人小时候养成的品性，会伴随他

一生。而在宝宝品质的培养上，家长需要抓住以下几点：

诚实：宝宝最容易因做错事而撒谎，所以家长要让宝宝知道，做错事并不可怕，只要勇敢地承认错误，他是不会被责怪的。孩子明白后，内心就会有安全感，也就不会编造谎话了。

有始有终：家长要告诉孩子做事要有始有终，不能做到一半就不做了。但家长在教导时，不能呵斥或恐吓孩子，以免增加宝宝内心的恐惧。此外，家长以身作则也是非常重要的。

懂得谦让：谦让会使小朋友之间的关系更加融洽，相处起来也更和谐。因此，日常父母可以给孩子讲讲孔融 4 岁让梨的故事，让他知道懂得谦让的孩子有多招人喜爱。

自立：培养孩子自立，家长要先“绑住”自己的手脚，不要事事都包办。家长也可以给孩子一个自己处理事情的空间，如让他自己整理自己的小床，让他自己选择跟哪个小朋友玩等。

除此，还有许多良好品质家长都需要一一交给孩子，如自信、开朗、坚持等，让孩子成为一个拥有高尚品质、人见人爱的孩子。

适合孩子的玩具推荐

1. 彩带飘飘：用干净的废布条为宝宝做手指彩带，迎风举起手，看彩带和风儿一起跳舞。

2. 蓝天的风筝：让风儿把风筝送上天，让风筝和小鸟一起飞翔，让宝宝和它们一起愉悦。

3. 小风车呼呼转：一张纸，一个小棒，便做成了一个小小的风车，当它在风中呼呼地转起时，宝宝一定会对它着迷。

4. 听雨儿说话：雨打在玻璃上，听，“咚咚咚”它在说什么？小雨敲在雨伞上，“砰砰砰”它在说什么？

5. 蒲公英和它的宝宝们：轻轻地向蒲公英吹一下，让我们把蒲公英宝宝们送去旅行吧。

6. 一起来做树叶画：把地上的树叶捡起来，拿回家做幅树叶画，看一看不同的树叶像什么？

看到了吧，大自然才是宝宝们最好的玩具箱。

给宝宝按摩的方式方法

下面的捏脊法可以提高宝宝的抵抗力，操作也很简单：

方法是：宝宝俯卧，妈妈以食指抵于

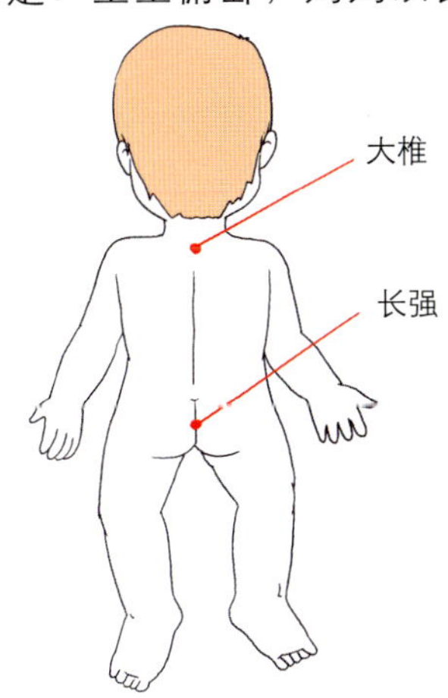

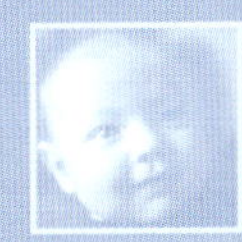

宝宝背脊之上，拇指与食指挟住小儿背脊皮肤，拇指后退，食指向前，作翻卷动作，自小儿臀部的长强穴开始，左右手交替自下向上翻卷移动，直至背颈交界处的大椎穴，每捏3把，将皮肤提一提。如此，反复5遍，每天1次。

专题：常见问题及处理办法

爱嫉妒

有些宝宝看到别人有好东西就要抢，感到自己不如别人就大发脾气，如果妈妈对别的小朋友好一点儿，他更是气得要命。其实，这些都是宝宝嫉妒情绪的表现，也是孩子的一种正常情绪反应，但如果家长引导不利，则会影响宝宝的愉快成长和身心健康。

宝宝的嫉妒心强，也说明他的自尊心和虚荣心也强。家长可以利用宝宝的自尊心和虚荣心，激励他的竞争意识，告诉他只有通过自己的努力才能超过别人。另外，爸妈还要帮助宝宝找出自身的不足，并帮助他努力提高。比如宝宝看到别的小朋友画画比自己好而产生嫉妒，爸妈可以帮助他提高绘画能力。这样他就会有足够的自信，同时嫉妒心也就相对减弱了。

当然，宝宝的嫉妒与爸妈的影响也是分不开的，如果爸妈总为一些琐事在宝宝的面前说一些嫉妒的怨言，他就会在潜移默化中形成嫉妒心理；而如果爸妈豁达开朗，宝宝的嫉妒情绪也就自然会减少些。

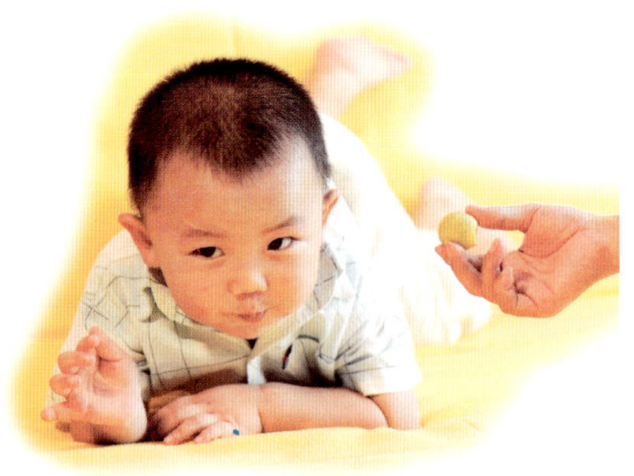

一边吃一边玩

随着宝宝逐渐长大，人也变得越来越淘气，就连好好吃顿饭都成了一件难事。每次吃饭都要妈妈在后面追着，有时吃到一半就要走了，或者手里要摆弄着玩具。那么，为此而苦恼的爸妈看看下面的建议吧！

1. 一定要让宝宝养成在固定的时间、固定的地点进食的规律，不让他玩，更不要让他做游戏或边看电视边吃饭，而是要他专注于食物。

2. 吃饭时，爸妈不要过多地和宝宝讲话、逗弄，并要避免其他新鲜事物分散孩子的注意力，影响他专心进食。

3. 如果宝宝不想吃了，不要勉强，可以让宝宝自己去玩，不要让他坐在饭桌前玩耍。

这个年龄段的宝宝的进食过程是一个复杂的行为，家长不能怕麻烦，草率从事，也不能觉得宝宝太小，就听之任之。纠正不良习惯比起培养好习惯要困难得多。

Part 19 30～36个月

宝宝开始问“十万个为什么”

“‘宝宝，这块积木是三角形的。’‘为什么呀?’是不是被小家伙问得哑口无言?从此，你说什么他都问‘为什么’，别觉得烦，这是因为宝宝长大了，妈妈应该高兴才对！”

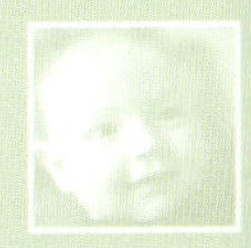

155 宝宝的发育特征

时间飞逝，转眼间小宝宝就已经进入幼儿期的最后一个阶段了。那么，在这个幼儿期的最后阶段，可爱的小家伙将会有什么样的进步呢？

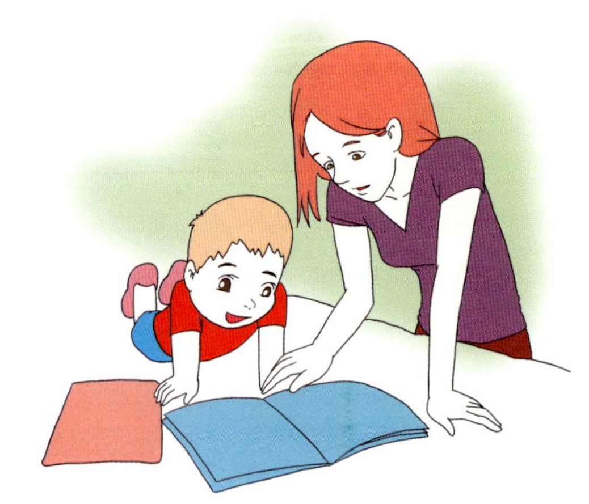

身体发育特征

在幼儿期的最后半年里，宝宝们的身体仍旧在迅速增长。如果是男宝宝，身高平均为 95.1 厘米，体重平均为 14.0 千克，胸围和头围的平均值则分别为 50.9 厘米和 49.1 厘米；如果是女宝宝，身高平均为 94.2 厘米，体重平均为 13.4 千克，胸围和头围的平均值则分别为 49.8 厘米和 48.1 厘米。

另外，这半年里，宝宝的运动能力也有不小的进步，比如会踮着脚尖走；能姿势正确、动作协调地按指定方向跑；能双脚向前跳，并可从 15～20 厘米的高处跳下；能一步一阶上下楼梯，能跨过 15 厘米高或宽的障碍物；有些宝宝还能在宽 20 厘米、高 15 厘米、长 2 米的平衡木或斜坡上走了。

智能发育特征

在智能上宝宝也给爸妈带来很多惊喜。比如，他能说出自己画的画的名称，但画得不一定正规；能在画中找出人体缺少的部分；懂得“冷了”、“累了”、“饿了”的含义，当问到怎么办时，也知道需要“穿衣”、“歇会儿”、“吃饭”等；宝宝还学会了初步观察的方法，能认识周围的环境，知道家庭住址和托儿所的名称，还认识天、地、日、月、星及风、雨、雪等自然现象；认识并会区别红、绿、黄、黑、白等颜色；有了初步的时间和方位概念，知道早晨、中午、晚上，知道上下、前后、里外等。

在语言能力上，宝宝能说普通话，能口齿清楚地背诵 8～10 首儿歌，能复述 3～5 个简单的故事；能初步正确地运用各类词，能说出 6～10 个字的句子，能大胆回答问题和提问，词汇总量达到 1000 个左右。更令人惊奇的是，他学会了用“和”、“或者”、“但是”等连词来连接句子。

156 决定宝宝身高的六大因素

你可以对苦难“认命”，但作为父母，绝对不可以对身高“认命”，要知道孩子的

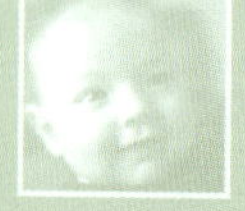

身高与很多因素有关，把握好这些，你的宝宝将来一样可以身材高大或亭亭玉立。

决定宝宝身高的六大因素

1. 遗传。宝宝的身高在很大程度上会受遗传的影响，所以通过父母的身高可以一定程度上预测宝宝未来所能达到的身高。计算公式为：男孩未来身高（厘米）=（父亲身高 + 母亲身高）×1.078÷2；女孩未来身高（厘米）=（父亲身高×0.923+ 母亲身高）÷2。

2. 性别。从足月新生儿的平均身长来看，男孩比女孩平均要高 2 厘米左右。这种性别差距可持续整个儿童时期，直至青春早期会有所变化。

3. 营养。当宝宝各种营养供给都充足时，宝宝长得就快。相反，当宝宝营养不能满足骨骼生长需要时，身高增长的速度就会减慢。

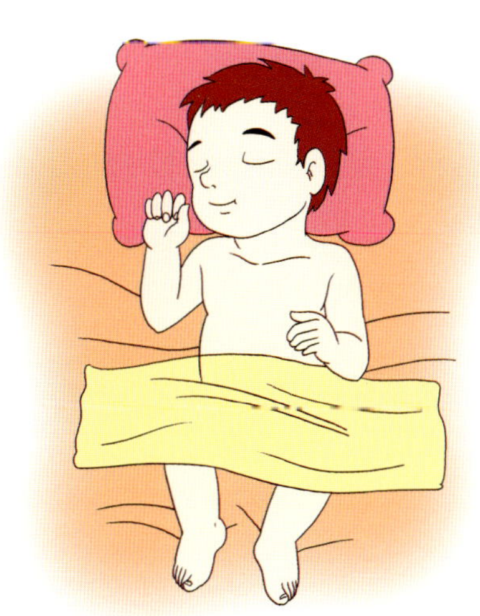

4. 睡眠。因为宝宝的生长受到脑垂体分泌的生长激素的调节，而人体生长激素的分泌在睡眠时质量最高，所以睡眠充足的宝宝长得快。

5. 运动。运动可以促进宝宝的血液循环，改善骨骼营养，使骨骼加速生长，并可使骨质致密，促进身高的增长。

6. 疾病。一般来说，急性病常会影响体重，而慢性病由于会使得身体各种机能长期受到影响，常会影响身高。

如何测量宝宝的身高

身高是指从头顶到足底的全身长度，是衡量宝宝体格发育的一个非常重要的指标。3 岁以下的宝宝由于不会站立或者不能好好配合，测量身高（又称身长）应取仰卧位测量。测量时，让宝宝仰卧在桌面上，两下肢并拢并伸直，用书本固定头部并与桌面垂直，用笔作直线标记，然后用书抵住宝宝脚板并与桌面垂直用笔画线标记，用皮尺测量两线之间的长度，即为宝宝的身高。

157 宝宝的智能发育特征

也许你日夜都在为宝宝操劳，怕他吃不好、睡不好，怕他冻着、热着；你也可能四处为宝宝选择合适的幼儿园，希望给他最好的教育。可是，操劳的父母啊，你有没有注意宝宝的心理呢？

十万个为什么

孩子快 3 岁时开始对周围的一切事物

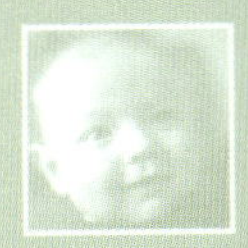

都变得关心起来，而且兴趣空前浓厚。对所有事物都要刨根究底地问个没完。这是由于孩子对事物怀有极大的兴趣，才会努力观察、学习、询问和尽力想理解。可以说，宝宝的智力发达与否全在于兴趣如何。3 岁左右正是对什么都有极浓厚兴趣的时期。因此，爸妈要尽一切力量培养宝宝的各种兴趣，这对宝宝的智力发育可是非常重要的。

宝宝也害怕

宝宝在 1、2 岁时最害怕巨大的声响，但是到了快 3 岁时，最害怕的是那些看得见的东西，比如某些动物、假面具、黑暗等。妈妈一定疑惑，他懂得越来越多了，为什么倒害怕起这些来了呢？这主要是因为宝宝虽然眼界开阔了，看得、听得都多了，但 3 岁左右的宝宝仍旧不能真正理解这一切。比如说，1 岁的宝宝看见狗不会害

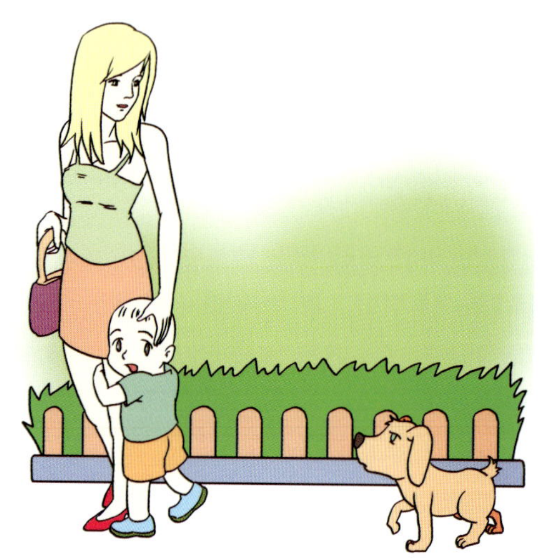

怕，这是因为他根本不了解狗是什么，会对自己有什么危害。但到了 2、3 岁时，他某次看见狗咬人，人们都怕狗，于是感觉狗是可怕的动物，就开始怕狗了。等到再大些时，宝宝又会慢慢知道只要喜欢狗，狗就不咬人，于是又不怕狗了。

情感更加丰富了

3 岁左右的宝宝已经能用语言表达自己的感受了，也很少像前一阶段那样一发火就躺在地上打滚了。再加上宝宝的自制能力也多少强了些，那种攻击型的态度也就少了起来了。到 3 岁时，宝宝的喜悦已经不只是一般物质性的，他会因为做了使爸爸妈妈高兴的事而高兴了，也就是他开始能够与你一同分享快乐了。3 岁，也被人叫做“捧人的年龄”，因为无论做什么事，只要妈妈高兴，他就会神气十足，兴致勃勃地去干。另外，宝宝也能懂得一些幽默的话了，妈妈也可以和宝宝开个小小的玩笑，两人一同快乐一下了。

158 开启宝宝的启蒙教育

当宝宝到 3 岁时，大脑发育已达到高峰。可以说此时这部“计算机”已经配备完成，正等待外来知识的灌输。毫无疑问，在孩子的教育上，父母们能做的都做了，能给的都给了，但是，是不是给对了呢？

锻炼思维力和想像力

首先要锻炼孩子的分析能力和归类能力。可以让孩子从一些玩具或家具中认出

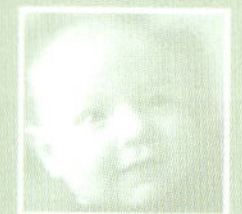

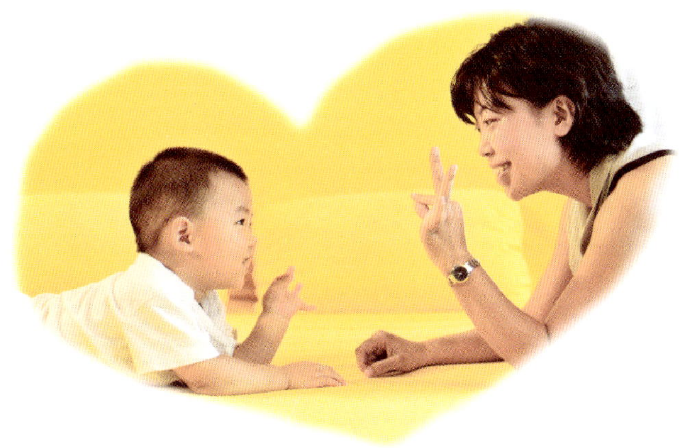

某种东西来，然后锻炼孩子从一大堆积木中挑出颜色和形状一样的积木，逐渐提高他们的分析能力和辨别能力。3岁后可以让孩子做简单的积木拼凑游戏，来培养孩子的想像力。父母也可徒手或利用小玩具做模仿游戏，如用手做小狐狸、小鸡的样子，问孩子像不像。还可以让孩子哄布娃娃睡觉，用勺子给它喂饭等。这些都可以使孩子展开想象的翅膀。多给孩子讲童话或小故事，也是丰富他们想像力、培养创造力的好办法。

培养记忆力。

3岁左右的宝宝都已经能够独立说话了，所以可以教他背诵儿歌或简短的诗歌和小故事，同时还可以锻炼孩子把自己的玩具或小衣服放在一定的地方，有目的让孩子自己去找，这是培养孩子记忆力的好方法。此外，认字、数数也是锻炼记忆力的方法，可以交替进行。

抓感觉、知觉的训练

这项训练早在婴儿时期就应该进行了，并贯穿整个幼儿时期。因为感、知觉是婴幼儿智力启蒙的第一步，可以让他们及早地认识周围的世界。具体做法是，创造条件让孩子广泛接触各种颜色、形状的物品。除了看之外，应该让孩子用手去摸、去摆弄，从而体验、认识它们。孩子一般都喜欢装盒子、盖盖子、敲打东西，这是他们认识世界的特殊方法。通过多看、多摸、多摆弄，他们会懂得一些粗浅的知识，使感觉和知觉变得更敏锐，智力也自然相应得到提高。

159 加强宝宝记忆力的训练

记忆是人的心理仓库，也是一切智力活动的基础。所以许多父母都想培养自己孩子良好的记忆力，下面是几种有效的方法：

培养孩子有意记忆

带孩子上街或者去公园时，事先可以对孩子提要求，要求他们把看到或听到的回家后通过回忆说出来。但家长在要求孩子记忆某事物之前，一定要明确提出识记目的、任务，这样孩子的积极性会很高，他们会兴致勃勃地把所见所闻告诉你。

培养孩子在理解基础上记忆

宝宝的记忆方式是机械识记多于意义识记。但实际上，意义识记却比机械识记的效果好，因此，更应注意培养孩子的意义识记。如教孩子背儿歌时，应先让孩子了解儿歌的内容，可以把儿歌串起来编成一个故事讲给孩子听；再通过提问和讲解让孩子理解儿歌中的关键词语，把要求孩

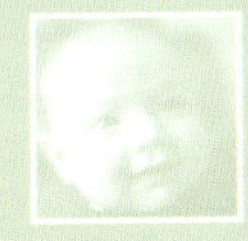

子记忆的内容同他们自己的知识经验尽量联系起来。这样，孩子就能很快记住了。

让孩子记忆的材料要具体形象

孩子感兴趣的事物，能自然而然地记住，记忆也比较牢固。另外，幼儿的语言还处于初级阶段，还不善于运用语词记忆，所以在帮助孩子记忆的活动中，家长除了要使记忆材料具有直观性、鲜明性外，还要配以适当的语词说明。在关键的地方，更要在语调上加以强调，提高记忆效果。

运用重复巩固记忆力

重复是记忆的基本方法，对幼儿尤其适用。家长不厌其烦地反复做某些事，不断让孩子看、听、摸、闻，可以巩固孩子的记忆。另外，人遗忘的规律是先快后慢，即短时间内一下子遗忘很多，往后则越来越少，因此，在孩子刚学了新的知识之后，要抓住记忆还比较清晰的时候，及时加以巩固，不能等遗忘了再巩固，而且重复的间隔时间也要由近逐渐拉长。

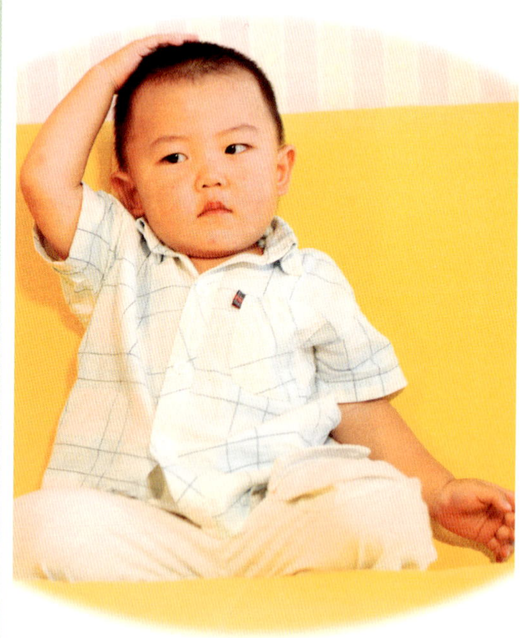

160 了解宝宝性情的发育特点

2~3 岁的宝宝，在心智上已经有了很大的发展。在这一阶段，你可能会发现，宝宝有很多令人费解的“怪异现象”，感觉宝宝的性情似乎与以前不同了。比如：

喜欢自言自语

有些宝宝不再缠着妈妈问为什么了，而是喜欢自言自语，无论是躺在床上或是坐在椅子上，总是叽叽咕咕对自己说着什么。但当你靠近他，他又不说了。其实，这是宝宝的语言能力迅猛增长的标志！一般来说，在 3 岁左右，宝宝开始在心里思考问题，不用把事情的整个过程都说出来。而宝宝的自言自语就是从外部语言向内部语言转化的一个过渡阶段，此时，宝宝还需要把自己心里想的内容用外部语言表达出来，但这些都是内心的想法，所以有人的时候就不说了。

特别怕生

有些宝宝在家里天不怕地不怕，可看见陌生人或者和爸爸妈妈出去却不肯叫人，也不肯跟别的小朋友玩。这可能与宝宝的生活环境有关，如果宝宝一直很少有和小

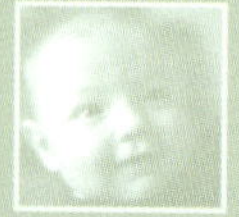

伙伴交往的机会或者很少跟陌生人来往，那就怪不得宝宝怕生了。如果宝宝怕生，父母就要经常带宝宝到社区里或其他陌生环境增加宝宝和陌生人的接触，或者采取奖励的手段鼓励宝宝在陌生环境中控制自己的情绪；在宝宝害怕时，要及时给予支持，而不嘲笑。一段时间之后，宝宝就会有所好转的。

变成“反对派”

原本乖巧的宝宝突然变成了“反对派”，无论什么事他都不肯听话。这是因为3岁左右的宝宝自我意识有了很大发展，他们认为自己能做很多事情，也很愿意参与。如果你总是拒绝宝宝的“好意”，他就会觉得爸爸妈妈根本没发现自己已经能做许多事了，久而久之，这种不满情绪就会变成对抗情绪，认为只有和爸爸妈妈对着干才会表现出“我能够做很多事情”。

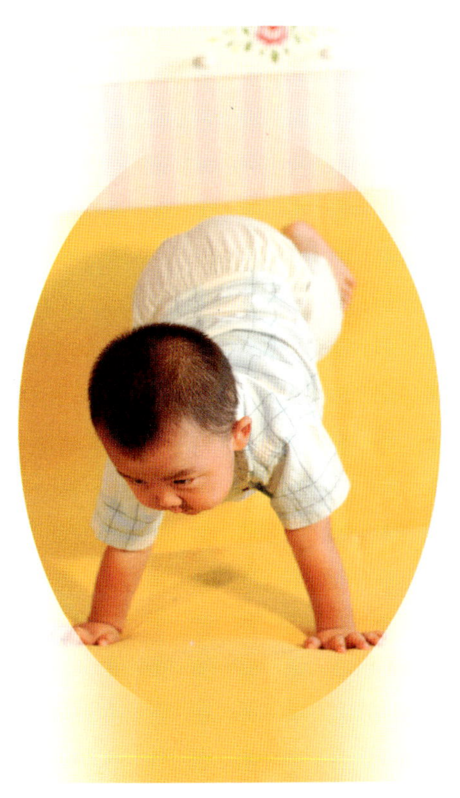

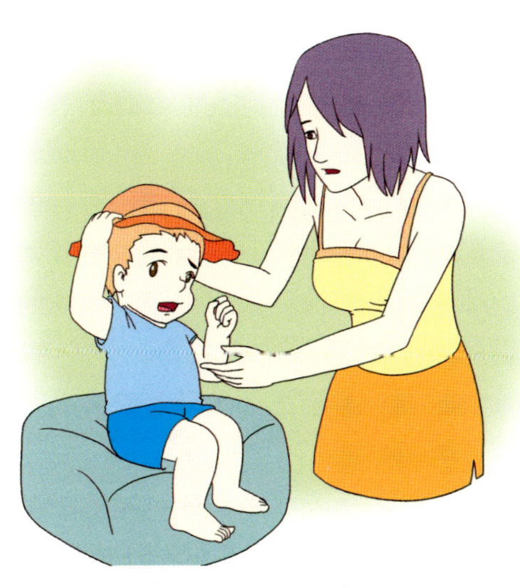

161 正确对待宝宝的说谎现象

宝宝到了两三岁时，你会发现，宝宝会“说谎”了。但你不能就这样轻易给孩子扣上“撒谎”的帽子。也许他只是为了讨你高兴，也许他实在不知道怎样表达。但如果你一笑置之，不分析、不教育，宝宝便得到了不断强化与练习说谎的机会，甚至积习难返，贻误终生。

宝宝谎言真真假假

1. 天真幼稚，无意说谎。由于宝宝的认知水平和语言能力有限，对于事情表达

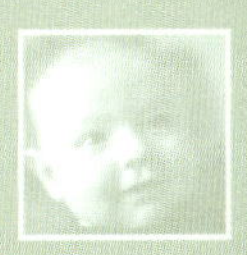

不准确，他出于无意会造成许多说谎的假象。比如，看到小朋友的玩具，如果他喜欢，他可能会说成“这是我的”。此外，宝宝对于事实和虚构的界线还分不清楚，头脑中经常产生出许多极其生动、逼真的想象。他喜欢夸大其词，有时会用虚构的言辞来抬高自己，在大人看来也是在说谎。

2. 想实现某种愿望时，有意说谎。宝宝的愿望大体可以分为两种，一种是物质的，如玩具和零食等；另一种是精神的，如希望得到表扬。宝宝有时会因此而说谎。

3. 逃避惩罚时，有意说谎。宝宝做错事后，因为害怕遭受责骂甚至殴打，也会出现说谎的行为。尤其是面对一些性格粗暴、态度严厉的父母，宝宝往往不敢承认自己的错误而说谎。

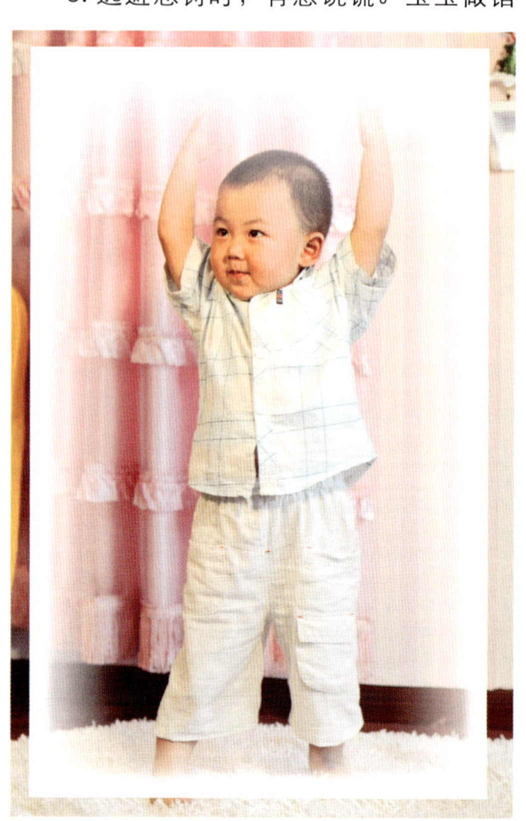

4. 模仿行为，有意说谎。如果作为父母的你经常在宝宝面前说谎，那么，宝宝很快就学会。

5点纠正宝宝说谎

1. 了解宝宝心智的发展。2~3岁的宝宝，正确描述客观事件的能力有限，离开了具体的物体与实际的操作，将无法正确认识这个世界。另外，宝宝刚刚形成自我意识，开始具有自尊倾向，因而会用想象中的事物来满足自己无法实现的愿望。父母们了解了这些特点，也就不会轻易给他扣上一顶“说谎”的帽子。

2. 对宝宝的错误行为处罚要得当。宝宝所做的错事，如果你对他大发雷霆，其结果只能促使他下次做错事时对你说谎。所以你应该先分析一下错误的性质，如果他是出于好奇、顽皮、不当心而无意做了错事，应耐心指导教育。但如果是损人利己的行为或旧错重犯则一定要惩罚。如果他主动诚实地告诉你自己所犯的错误，那么一定要对他的诚实做出肯定。如果他犯了错误还说谎，则要加重处罚，并告诉他，加重处罚的原因是他在做错事的情况下还说了谎。

3. 建立良好的亲子关系。父母与宝宝间的相互信任和理解是他诚实的前提条件。

当他说谎时要与他一起商量，下一次遇到类似情况该怎么办。另外，要让宝宝知道，即使说了谎，你还是爱他的。

4. 父母要以身作则。父母一句漫不经心的谎话会给一旁的宝宝非常不好的影响，所以作为宝宝的第一任启蒙老师，你应该尽量少说这种漫不经心的谎言。

162 本年龄段宝宝的智力开发游戏

不知不觉中襁褓里的小毛头已经变成了一个精灵古怪的小鬼头，初通人事的宝宝脑子里藏着无数鬼点子，让你应接不暇。如果此时能够让宝宝多做一些益智游戏，一定会让宝宝的智力锦上添花。

猜广告牌游戏

3 岁左右的孩子，注意力与认知力都在逐渐加强，所以当你带着孩子一起逛街时，可以问他刚看过的招牌有什么字，字什么颜色，上面的图画是什么形状的等问题。这样不仅能够锻炼孩子的注意力、观察力，也能锻炼他的记忆力。

积木组合游戏

孩子在 2 岁以后，多数喜欢用积木来搭建物体，比如，最简单的物体就是把积木依次排列，不分形状和颜色，最后封闭起来，并给起个好听的名字叫做“城堡”。此时，妈妈要鼓励孩子去搭建房子、跷跷板、滑梯、飞机、坦克、大炮、小亭子、高楼等。通过让孩子搭建各种物体，不仅可以锻炼宝宝的想像力，还可以锻炼宝宝的专注力。

走迷宫游戏

父母可以给孩子找一些不太复杂的迷宫图（图画要尽量大一些），让宝宝试着走出来。在这个游戏中，让孩子慢慢地观察地板图形的变化，来寻找出口，既让孩子体会到路途中的艰辛，锻炼了孩子的耐力，又提升了孩子的注意力。如果孩子总是走不出来，父母要提示一下，以免打消孩子的积极性。

视觉描述游戏

妈妈将一些物体以不同的距离放在孩子的周围，妈妈描述其中一个物体的特征，如形状、颜色、气味、用途等，然后让孩子指出刚才所描述的是哪个物体。妈妈也可以让孩子常常观察外面的景物，并将所看到的景物都描述出来。这些简单的游戏可以很好地增加孩子的观察力。

记忆力游戏

1. 找物品。当着孩子的面把几种小物品分别藏好后，再让孩子将这些物品一一找出来。

2. 看橱窗。这个游戏适合在带孩子外出时进行。路过商店橱窗时，先让孩子仔细观察一下橱窗里陈列的东西，离开以后，要求孩子说出刚才所看到的东西。

3. 记玩具。把 6 样玩具按先后次序排列在桌上，让孩子看上几十秒钟，然后遮起来，要求孩子凭记忆依次说出这 6 样东西的名称。

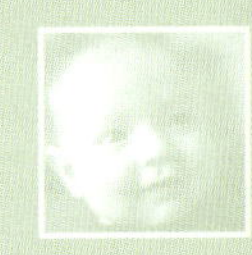

4. 辨颜色。让孩子闭上眼睛，说出你穿戴的衣帽鞋袜是什么颜色的；如果你也闭上眼睛说出他穿戴的衣帽鞋袜的颜色，将会引起孩子对这种游戏的更大兴趣。

吹一吹，猜一猜

妈妈将光滑的桌子擦干净，拿一杯清水。然后，倒少量清水在上面，让孩子观察像什么。之后，一边吹桌子上的水，一边问孩子像什么。也可以用手指弹水，变出各种各样的图形来。妈妈要注意倒水时不要过多，避免洒在地上。吹和弹都可以让孩子自己做，这个材料简单、毫不费力的游戏可以发挥孩子丰富的想像力。

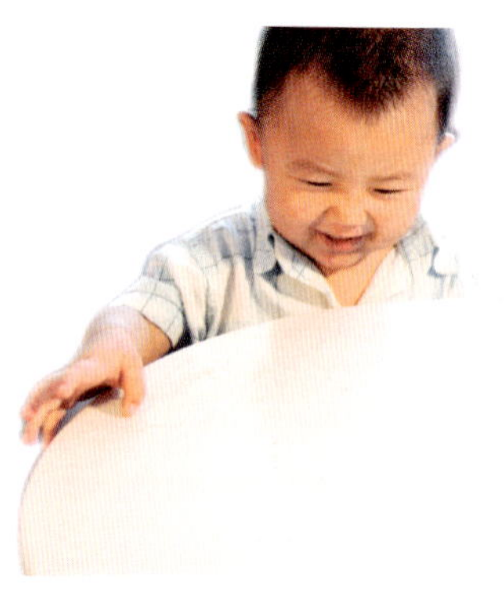

按颜色分类

准备两套彩色卡片，一套是 8 张正方形彩色卡片，红、绿、黄、蓝各 2 张。另一套 （12～20 张左右） 也是由红、蓝、黄、绿 4 种颜色组成的图片，但形状上要有正方形、三角形、圆形。妈妈先出示第一套形状相同、颜色不同的卡片。把它们乱摆在桌面上，然后让孩子按颜色分别摆开。当孩子能顺利完成第一套卡片的分类任务后，出示第二套颜色和形状都不同的卡片，并将颜色和形状打乱，然后让孩子找出所有同一颜色的卡片。这种分类游戏可以很好地锻炼孩子的思维能力。你也可以让孩子按形状、大小、功用等进行分类。

163 宝宝同步喂养方案

科学研究证明，人的脑细胞 70%～80%是在 3 岁前发育完全的。所以在宝宝大脑发育的关键时期，饮食一定不能“掉链子”。

粗粮，吃你没商量

所谓粗粮，是指除精白米、富强粉或标准粉以外的谷类食物，如小米、玉米、高粱米等。快 3 岁的时候，宝宝的消化吸收能力已相当完善，乳牙也基本长齐，所以粗粮也应正式进入宝宝的餐谱，因粗粮中含有丰富的营养物质，如 B 族维生素、膳食纤维、不同种类的氨基酸及铁、钙、镁、磷等，能满足宝宝的营养需求。除此，宝宝常吃粗粮还可预防多种疾病，如便秘、肥胖、小儿糖尿病等。

当然，吃粗粮也要有所讲究。一要适量，对正处于生长发育期的宝宝，每天摄入量推荐为年龄加上 5～10 克，小胖墩或经常便秘的宝宝可适当增加，而患有胃肠道疾病的宝宝则应适当减少；二要粗粮细作，把粗粮磨成面粉、压成泥、熬成粥或与其他食物混合加工成花样翻新的美味食

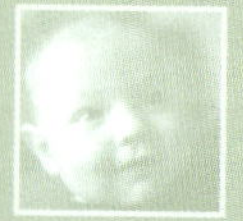

品，使粗粮变得可口；三是均衡多样，任何营养素发挥的都是和多种营养素一起的综合作用，所以粗粮、细粮、蔬菜和水果都要均衡摄入，才能保证营养的全面。

3 岁未满，远离巧克力

巧克力是一种高热量食品，但其中蛋白质含量偏低，脂肪含量偏高，营养成分的比例不符合儿童生长发育的需要。如果宝宝在饭前吃巧克力，很容易产生饱腹感而影响食欲，但很快又感到肚子饿，从而使得正常的进餐习惯被打乱，影响身体健康。另外，巧克力中含有使神经系统兴奋的物质，会使儿童不易入睡和哭闹不安。

因此，3 岁以下的孩子不宜吃巧克力，稍大一点儿的孩子吃巧克力也要适量。还要注意一点，就是牛奶与巧克力不宜同食。因为牛奶中的钙与巧克力中的草酸结合以后，可形成草酸钙，草酸钙不溶于水，如果长期食用，可导致孩子缺钙和发育缓慢。

30～36 个月宝宝食谱

草鱼烧豆腐

材料：净草鱼肉、豆腐各 100 克，豌豆苗、竹笋各 10 克，猪油、盐、味精、葱末、姜末、料酒、鸡汤各适量。

做法：鱼肉去刺，切小丁；豆腐切小丁；竹笋洗净，切薄片；豌豆苗洗净，切段；炒锅放猪油，旺火烧至八成热，下鱼丁煎至黄色，烹料酒，下葱末、姜末、盐煸炒；将鸡汤倒入锅中，加竹笋片、豆腐丁，加盖小火焖烧 3 分钟左右，转大火收汁；下豌豆苗段，放味精，拌匀即成。

三色鱼丸

材料：净青鱼肉 100 克，胡萝卜、青椒各 10 克，鸡蛋 1 个（取蛋清），肉汤 150 克，水发木耳 5 克。香油、葱末、姜末、盐、淀粉各适量。

做法：鱼肉洗净，去刺，剁成泥，加蛋清、盐、淀粉、少量肉汤，顺时针搅拌成馅，做成丸子，入将要开的热水中，旺火烧熟后，捞出；胡萝卜、青椒、水发木耳洗净，切成丁；炒锅倒油烧热，下葱末、姜末煸香，加青椒丁、木耳丁、胡萝卜丁，略炒，加汤；待胡萝卜丁熟时，用湿淀粉勾芡，下入鱼丸，搅拌，淋香油即成。

咸蛋黄炒南瓜

材料：南瓜 400 克，咸鸭蛋黄 4 个，黄酒、盐、葱段、鸡精各适量。

做法：咸蛋黄和黄酒放入小碗中，隔水大火蒸 8 分钟，取出趁热用小勺碾呈细糊状；南瓜去皮，去子，切 4 毫米厚的薄片；炒锅置旺火上，倒油烧热，下葱段爆

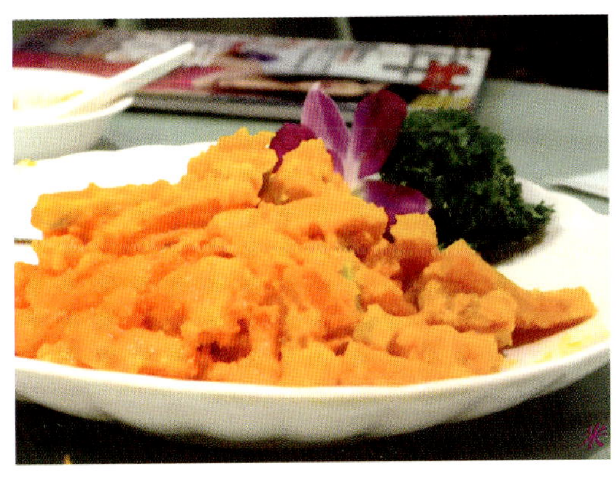

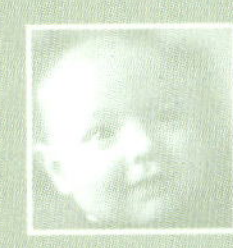

香，加南瓜片煸炒约 2 分钟；倒入蒸好的咸鸭蛋黄泥，调入盐和鸡精，翻炒均匀即成。

164 亲子 online

资优教育

宝宝马上要入园了，给宝宝选一个合适的幼儿园是当务之急，父母可注意以下几点：

1. 路程远近。最好离家近一些。否则，孩子睡眠不足，再经舟车劳顿，会没有精神学习。

2. 是否注意培养孩子的创意。留意幼儿园的教室里是否挂满孩子们的杰作，是否设有家庭角、美劳角及其他启发孩子创意的因素。

3. 教师的素质。教师除了要有一定的资历外，最重要的是对孩子尽责和有爱心。

4. 环境及活动空间。幼儿园的环境应宽敞明亮，活动空间应足够大，孩子才能愉快地学习，并能尽情地抒发情绪及精力。

5. 饮食和卫生。注意园方是否将每周的饮食安排提供给父母，是否定期对玩具、餐具和其他用品进行消毒，孩子是否有自己专用的茶杯、毛巾等。

6. 安全情况。重点考察门卫把关是否严格，接送孩子的交接班是否完善。

适合孩子的玩具推荐

1. 装扮玩具，如衣服和道具等。此时的宝宝开始学会编故事、人物、情节、奇遇等，这有助于鼓励宝宝发挥想像力。

2. 拼图。宝宝正在发展解决问题的技术和手眼协调能力，而拼图最能检测他的新本领了。

3. 艺术用品。宝宝即将可以，并且也愿意尝试各种艺术创作了，准备些蜡笔、彩泥、黏土、拼贴画、闪光纸等，让宝宝尽情发挥。

4. 户外玩具。宝宝或许已经爱上了那些能够测试自己新本领的玩具，比如球棒、足球、玩具高尔夫球具等，都是这个年龄段宝宝理想的玩具。

给宝宝按摩的方式方法

父母可以教 3 岁的宝宝一套自我按摩操，让宝宝在睡前做一遍，对提高宝宝的睡眠十分有益。方法是：浴面：将两手上

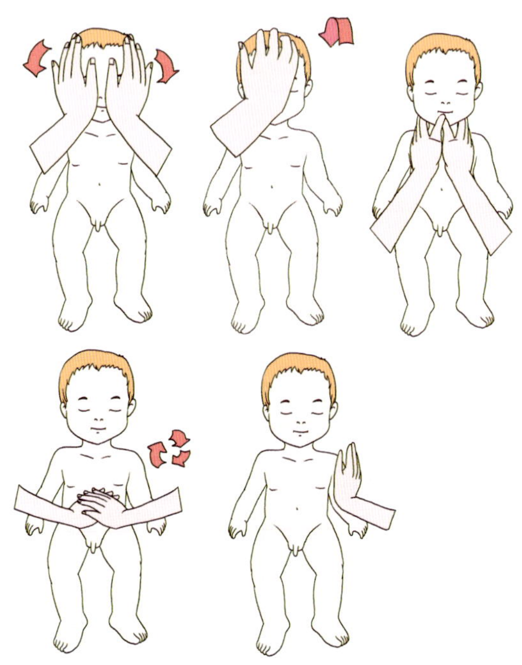

下搓热，掌心贴于脸上，上下按摩3次；梳头，用两手十指从前发际插入头发中，向后梳理至后发际3次；颈部，一手四指并拢，用指腹和掌面反复斜擦颈部3遍，两手交替进行；摩腹：一手掌心紧贴腹部，另一手掌心按于手背上，以肚脐为中心，由顺时针按揉3周，再逆时针按揉3周；拍四肢，用虚掌平稳而有节奏地拍打四肢，左手拍右上肢、右手拍左上肢，从肩至手指各3次，左手掌拍左下肢、右手拍右下肢，从腿至脚腕各3次。

专题：常见问题及处理办法

人来疯

“人来疯”的孩子平时表现很正常，但是有客人来时则像换了一个人似的，表现得异常活跃、顽皮，不是上蹿下跳，就是大喊大叫。让父母很是尴尬，不过以下几点可以帮助父母走出这个窘境：

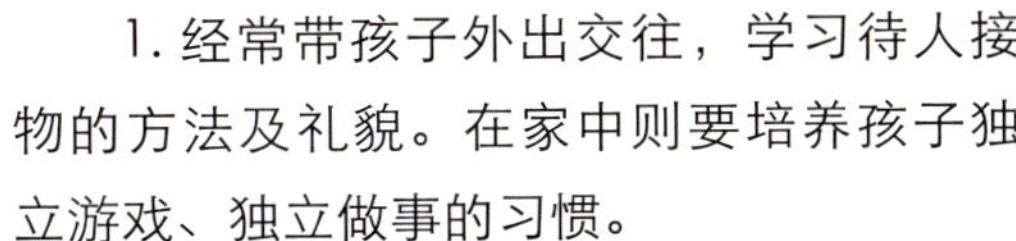

1. 经常带孩子外出交往，学习待人接物的方法及礼貌。在家中则要培养孩子独立游戏、独立做事的习惯。

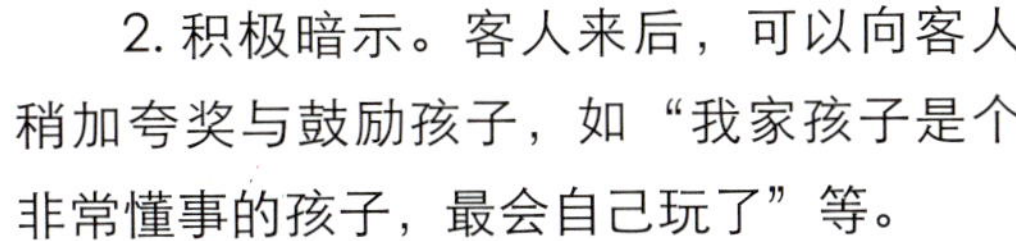

2. 积极暗示。客人来后，可以向客人稍加夸奖与鼓励孩子，如“我家孩子是个非常懂事的孩子，最会自己玩了”等。

3. 对于表现欲强的孩子，客人来后，可以让他在客人面前表演一些小节目。

4. 充当助手。让孩子作为小主人参与到招待中来，如让孩子端水果、拿擦手巾等。

5. 转移兴奋点。如“你喜欢的动画片开始了”！“你今天还没有浇花呢！”让孩子的注意力恰当地转移。

6. 与小伙伴交往。如果客人中有小伙伴，就让孩子负责招待他的小客人，他可以在同伴中找到童真的乐趣。

7. 奖惩法。客人离开后，和孩子认真谈谈他刚才的表现，好的应及时奖励，差

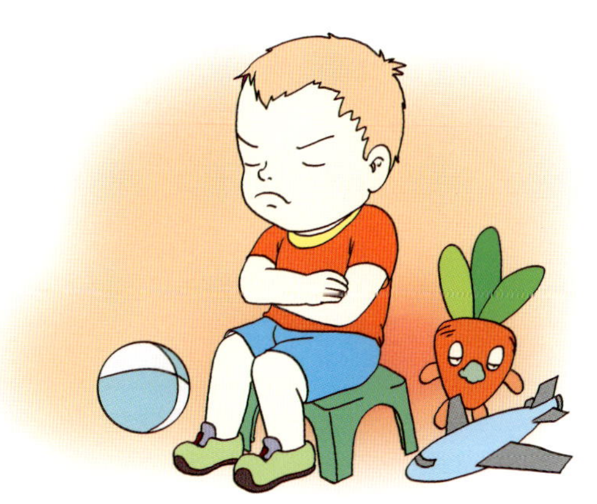

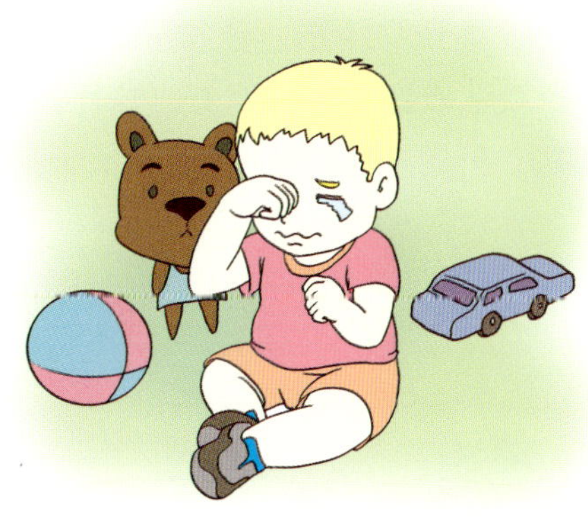

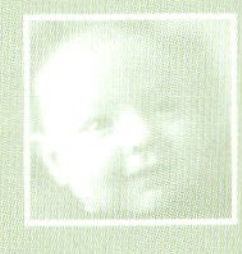

的要批评或取消本来要带他去公园的约定等，给他一个教训。

恋物

你是否注意到，孩子经常将自己的宝贝洋娃娃等紧紧地抱在怀里？一旦你拿走这些东西，他就会烦躁不安、哭闹不休，即使到了床上也迟迟无法入睡？这是孩子恋物了。孩子的“恋物瘾”其实是由于缺乏安全感引起的，所以防治孩子的“恋物瘾”也要从此入手。具体方法是：

1. 多拥抱孩子，多拍抚孩子的背部和头顶，以解其“皮肤饥饿”。注意拥抱应该是日常的、无条件的，就算孩子做错了事感到不安，也可以拥抱他。

2. 准备一些更具吸引力的玩具或其他物品来逐步分散孩子的注意力。

3. 在睡觉之前，放点舒缓的音乐使孩子获得心灵的安抚，从而减少对特定物品的依恋。

4. 睡觉时，妈妈可以讲讲故事，在房间里点一盏小灯，减少孩子的不安。

5. 设置一个情节，让孩子把所“恋”之物送给他最喜欢的小朋友，这比硬生生地拿走让孩子更易接受。

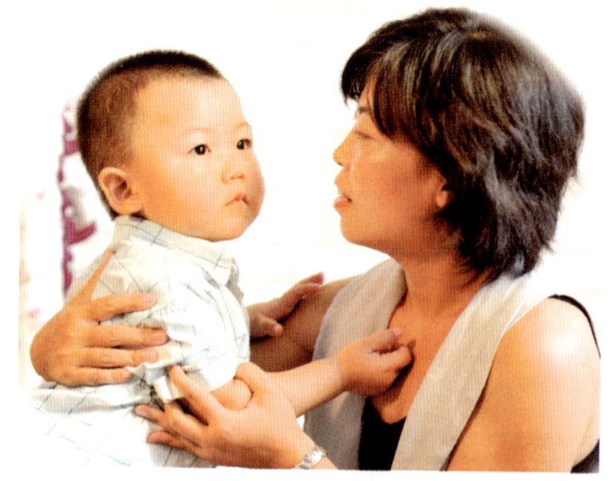

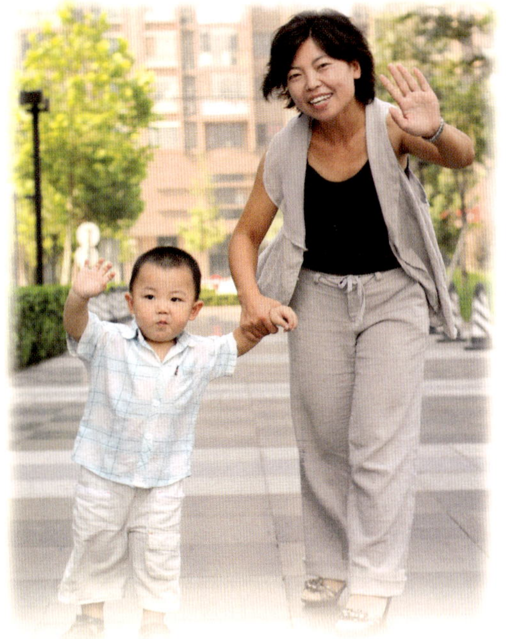

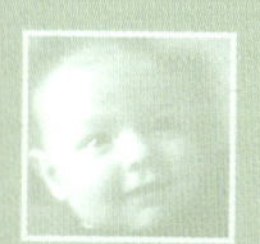